AF474368

FACULTÉ DE MÉDECINE DE LYON

TRAVAUX

DU

LABORATOIRE D'ANATOMIE GÉNÉRALE ET D'HISTOLOGIE

(ANNÉE 1880-1881)

Publiés sous la direction

DE

J. RENAUT

Professeur d'anatomie générale

AVEC LA COLLABORATION DE M. LE DOCTEUR

A. CHANDELUX

Chef des travaux d'histologie, maître de conférences à la Faculté, secrétaire de la rédaction.

AVEC SEPT PLANCHES LITHOGRAPHIÉES ET NEUF GRAVURES DANS LE TEXTE

PARIS

G. MASSON, ÉDITEUR

LIBRAIRE DE L'ACADÉMIE DE MÉDECINE

120, Boulevard Saint-Germain et rue de l'Éperon

EN FACE DE L'ÉCOLE DE MÉDECINE

MDCCCLXXXI

TRAVAUX

DU

LABORATOIRE D'ANATOMIE GÉNÉRALE

ET D'HISTOLOGIE

Paris. — Société d'imprimerie PAUL DUPONT, 41, rue Jean-Jacques-Rousseau.

FACULTÉ DE MÉDECINE DE LYON

TRAVAUX

DU

LABORATOIRE D'ANATOMIE GÉNÉRALE ET D'HISTOLOGIE

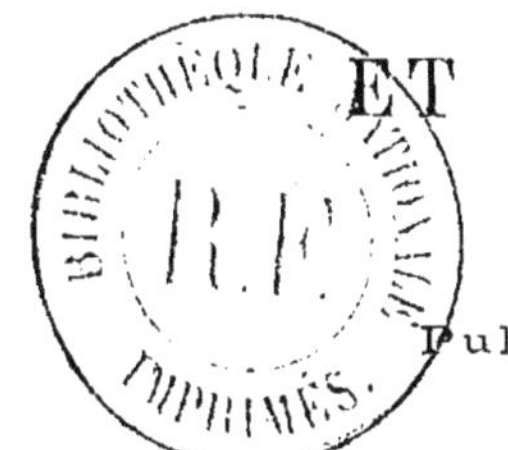

(ANNÉE 1880-1881)

Publiés sous la direction

DE

J. RENAUT

Professeur d'anatomie générale

AVEC LA COLLABORATION DE M. LE DOCTEUR

A. CHANDELUX

Chef des travaux d'histologie, maître de conférences à la Faculté, secrétaire de la rédaction.

AVEC SEPT PLANCHES LITHOGRAPHIÉES ET NEUF GRAVURES DANS LE TEXTE

PARIS

G. MASSON, ÉDITEUR

LIBRAIRE DE L'ACADÉMIE DE MÉDECINE

120, Boulevard Saint-Germain et rue de l'Éperon

EN FACE DE L'ÉCOLE DE MÉDECINE

1882

Ce volume est dédié au Professeur **LOUIS RANVIER**

Par ses compatriotes étudiant au Laboratoire d'anatomie générale de la Faculté de médecine de Lyon,

Et par son élève :

J. RENAUT.

AVANT-PROPOS

Je présente au public scientifique les travaux faits sous ma direction au laboratoire d'anatomie générale de la Faculté de médecine de Lyon pendant l'année scolaire qui vient de s'écouler. J'ai l'espoir de continuer, tous les ans et dans la même forme, la publication des recherches originales que nous poursuivons, mes élèves et moi, en nous efforçant de nous conformer aux principes introduits en anatomie générale par l'éminent histologiste auquel ce volume est dédié et qui fut dix ans mon maître.

En inaugurant à Lyon l'enseignement pratique de l'anatomie générale, et en cherchant à développer, dans ce grand centre intellectuel et selon la mesure de mes forces, le goût des travaux d'analyse et de technique histologiques, j'ai cru répondre à l'intention des fondateurs de la Faculté.

Bien qu'en effet les Facultés de médecine soient sans exception et avant tout des Écoles professionnelles, où les résultats acquis des sciences doivent être exposés et vulgarisés pour servir à l'instruction sommaire du plus grand nombre, il n'en est pas moins vrai qu'elles doivent aussi, sous peine de mentir à leur tradition séculaire, constituer, pour tous ceux qui désirent élever leurs études au-dessus du simple niveau scolaire, des centres scientifiques de l'ordre le plus élevé.

C'est pourquoi, après avoir cherché à rendre les rudiments de l'histologie faciles par un enseignement aussi élémentaire qu'il m'a été possible de le rendre, je me suis efforcé de retenir près de moi ceux de mes élèves chez lesquels s'était développé le goût des recherches originales. J'ai dirigé de mon mieux leurs travaux ; je les ai contrôlés avec tout le soin dont je suis capable, avec la bonne foi traditionnelle de l'école à laquelle j'ai l'honneur d'appartenir ; et je les livre aujourd'hui avec confiance à l'appréciation des histologistes.

La publication de ce recueil m'a été facilitée par la bienveillance de MM. les Directeurs des *Archives de Physiologie*, et de leur éditeur M. G. Masson. Ces excellents maîtres et amis m'ont ainsi donné le droit de leur exprimer ici ma vive gratitude.

J. RENAUT.

1er novembre 1881.

I

OBSERVATION POUR SERVIR A L'HISTOIRE DE L'EXOMPHALE

(EXOMPHALE FUSIFORME DIVERTICULAIRE INVERSÉ),

par **A. CHANDELUX.**

Sommaire. — Appendice ombilical de 6 centimètres, existant depuis la naissance, chez un enfant de deux ans et demi. — Son origine rapportée à tort à la persistance du cordon. — Abondant suintement muqueux fourni par sa surface. — *Examen histologique*. Les trois zones que l'on peut observer sur les préparations : — Muqueuse. — Celluleuse. — Musculeuse. — Démonstration de la nature de cet appendice : c'est un diverticule intestinal inversé. — Dénomination rappelant son origine, sa forme et son mode de production.

I

Au mois de mai dernier, M. Fochier, chirurgien-major de la Charité et professeur agrégé à la Faculté de médecine, présenta à la Société des sciences médicales un petit malade atteint d'une affection singulière de la région ombilicale. Dans cette région on apercevait, en effet, un petit appendice ayant la forme et le volume du cordon ombilical, d'une longueur de 6 centimètres environ, existant depuis la naissance.

Les renseignements fournis par les parents sont les suivants :

L'enfant, aujourd'hui âgé de deux ans et demi, ne présenta au moment de la naissance aucune particularité digne d'être mentionnée du côté du cordon ombilical. Celui-ci était absolument normal, aussi bien dans sa longueur et ses dimensions transversales que dans son aspect extérieur tout entier. La ligature en fut faite à quelques centimètres de l'ombilic et, fait important, l'on ne constata dans les jours qui suivirent aucun signe d'obstruction intestinale. L'enfant prenait, au contraire, le sein avec avidité, avait des selles très régulières et très normales, et n'offrit, ni à cette époque ni plus tard, de troubles graves du côté du tube digestif. Lorsque la ligature du cordon se détacha, il n'y eut pas non plus d'écoulement de matières stercorales par l'ombilic.

Par contre, la portion du cordon restée adhérente à l'ombilic, à l'inverse de ce que l'on doit observer, ne subit ni flétrissure, ni sphacèle. Elle continua à vivre en se modifiant insensiblement dans son aspect, et arriva à présenter les caractères qu'elle possède aujourd'hui. En outre, sa longueur augmenta peu à peu, en même temps que son diamètre transversal subissait à son tour un léger accroissement.

Au moment où le petit malade est amené à la Charité, l'appendice ombilical est long de 6 centimètres environ. Son extrémité libre, légèrement renflée, offre à son centre une faible dépression dans laquelle on peut insinuer un stylet, lequel s'arrête bientôt après un court trajet. L'appendice a les plus grandes analogies avec le cordon ombilical ; de plus, en raison de son extrémité libre renflée et de la dépression qui existe à son centre, il a beaucoup de ressemblance avec un pénis, comparaison souvent faite par les parents ou par la nourrice, et qu'ils n'ont pas manqué de rappeler en montrant l'enfant au chirurgien.

La surface de l'appendice n'est point lisse, comme doit l'être celle du cordon : elle a un aspect granuleux, ponctué, et une coloration générale rosée. De distance en distance, on aperçoit de petits îlots blanchâtres, d'apparence sèche, qui peuvent faire croire à des zones d'épidermisation.

La peau vient affleurer la base ou portion adhérente de l'appendice ; elle recouvre l'ombilic, qui offre des dimensions à peine différentes de celles qu'on observe à l'état normal. Un stylet promené tout autour du point d'implantation met en évidence un léger sillon dans lequel il s'engage, mais sans parvenir toutefois à glisser au-dessous de la paroi abdominale et à pénétrer à une profondeur de plus de 2 millimètres. La traction sur l'appendice ne détermine point son augmentation de longueur par l'issue d'une portion qui serait située au delà de l'ombilic, à l'intérieur de la cavité abdominale; la pression, aussi bien que les tentatives de taxis, ne peuvent arriver à le réduire. On voit par cette exploration qu'il adhère solidement au pourtour de l'anneau ombilical.

La surface de cet appendice a toujours donné lieu à un écoulement extrêmement abondant d'un liquide visqueux, filant entre les doigts, limpide, pouvant présenter de temps à autre de petits amas ou grumeaux semblables à de la gelée de pomme. Jamais le suintement n'a présenté de coloration jaune; jamais il n'a eu l'odeur de matières fécales. D'ailleurs, comme nous l'avons déjà dit, le cours des matières s'est de tout temps effectué avec la plus grande régularité. La miction est également normale; aucune goutte d'urine ne vient suinter à la région ombilicale lorsque le petit malade vide son réservoir urinaire.

La santé générale est excellente, la constitution robuste. Aucune difformité, aucune malformation n'existe sur les membres ou sur le tronc, en dehors de celle que nous signalons à l'ombilic.

En présence des signes qui viennent d'être énumérés, il était naturel de penser à une persistance de la portion du cordon ombilical attenante à la paroi abdominale. La non flétrissure de cette portion, à la suite de la ligature du cordon au moment de la naissance, devait encore fortifier cette opinion, et ce fut, en effet, celle à laquelle on s'arrêta. L'indication était nette : il fallait débarrasser l'enfant de cette sorte de pédicule ombilical, ce qui n'offrit, d'ailleurs, aucune difficulté. La section faite au bistouri, au ras de la paroi abdominale, n'entraîna qu'une hémorragie insignifiante. Aucun accident ne se montra du côté du tube digestif après cette intervention; les matières eurent leur cours régulier et l'enfant ne parut même pas ressentir quelques coliques. Six jours après la section de l'appendice, l'état local était des plus satisfaisants. La plaie, par laquelle ne s'était produit aucun suintement de matières fécales, se trouvait en pleine voie de cicatrisation et l'enfant, considéré comme guéri, put être renvoyé dans sa famille.

Il était intéressant de rechercher quelle pouvait être la nature et la structure du prolongement cylindroïde ombilical enlevé à l'aide du bistouri. Dans ce but, il fut déposé dans de l'alcool à 90° et apporté au laboratoire d'anatomie générale.

II

Examen histologique. — Après avoir fait convenablement durcir la pièce, successivement dans l'acide picrique, la gomme et l'alcool, des coupes régulières ont été pratiquées suivant l'axe longitudinal de l'appendice, c'est-à-dire en allant de l'extrémité libre vers l'extrémité adhérente. Ces coupes, colorées au picro-carmin et montées dans la glycérine, ont été examinées à des grossissements différents : elles ont ainsi fourni une vue d'ensemble et une analyse des détails.

A. Vue d'ensemble (*Pl. I*, *fig.* 1). — A un très faible grossissement (oc. 1, obj. 00 de Verick), les préparations d'ensemble montrent trois couches bien distinctes : 1° une zone ou couche corticale; 2° une zone moyenne; 3° une zone profonde ou centrale.

1° *Zone ou couche corticale*. Cette zone est remarquable par la présence d'un très grand nombre de stries radiées (*fig.* 1, *a*) qui pénètrent dans la substance de l'appendice à une profondeur variable. Ces stries ont une partie centrale claire, limitée de chaque côté par une bande rose vif, parsemée de distance en distance de petits points blanchâtres; quelques-unes de ces stries arrivent jusqu'à la surface libre de la coupe; d'autres s'arrêtent à une distance plus ou moins grande de cette surface. D'ailleurs, à côté de stries longitudinales dirigées normalement à la surface, et sectionnées suivant leur grand axe, on découvre de petits cercles ou de petits ovales (*fig.* 1, *a'*) à partie centrale claire, à limite périphérique de coloration rose vif, qui correspondent à des stries plus ou moins obliques, par rapport à la surface, et qui ont été sectionnées dans une direction se rapprochant de leur axe transversal, parfois même coïncidant avec lui. Ces diverses stries, ainsi sectionnées sous des incidences diverses, correspondent à des glandes de Lieberkühn, ainsi que pourra nous en convaincre l'examen à un grossissement plus élevé.

Dans l'intervalle des glandes, on aperçoit une légère fibrillation due à la présence de tissu conjonctif, et au milieu de celui-ci un assez grand nombre de points rouges, représentant des éléments cellulaires.

Au-dessous des glandes se montrent quelques éléments fusiformes, de coloration orangée. Quelques-uns s'insinuent entre les glandes en tube.

2° *Zone ou couche moyenne.* Cette zone est caractérisée par un feutrage de fibres (*fig.* 1, *c*) laissant entre elles des espaces, ou mailles, de largeur variable, irrégulièrement répartis. On observe, en outre, de nombreux îlots arrondis ou ovalaires, de coloration bistrée verdâtre, entourés par une paroi propre, correspondant à des sections de vaisseaux.

Dans cette même zone on peut encore apercevoir deux surfaces ovalaires (*fig.* 1, *ee*), l'une à contours nettement limités par des faisceaux concentriques, de coloration jaune orangée; la seconde noyée, pour ainsi dire, au milieu des éléments conjonctifs de la région et n'offrant pas, comme la précédente, une sorte de gaine ou de membrane d'enveloppe. — L'aire de ces surfaces est remplie par de petits cercles rougeâtres à leur périphérie, clairs au centre, tout à fait semblables, en un mot, aux glandes de Lieberkühn qui, dans la couche ou zone corticale, ont été sectionnées perpendiculairement à leur grand axe. Ces deux îlots correspondent à des dépressions en doigt de gant, à de véritables culs-de-sac, existant à la surface de l'appendice et pénétrant dans son épaisseur. — La coupe les a atteints transversalement, de même que les glandes qui les tapissent.

Dans la zone moyenne, on distingue encore un faisceau triangulaire (*fig.* 1, *f*), constitué par la réunion de nombreux éléments fusiformes, colorés en jaune orangé par le carmin. Ce faisceau représente des fibres musculaires lisses.

3° *Zone profonde ou centrale.* Cette zone est remarquable par l'uniformité de coloration des éléments qui la constituent : tous possèdent la coloration jaune orangée, déjà plusieurs fois signalée. Leur groupement différent permet cependant d'en reconnaître deux couches parfaitement distinctes : l'une, immédiatement adjacente à la zone moyenne, offrant une série de hachures, réunies en faisceaux, que séparent des intervalles libres (*fig.* 1, *h*).

Les hachures correspondent à des faisceaux de fibres musculaires lisses, dirigés perpendiculairement au grand axe de l'appendice et sectionnés transversalement. Une deuxième couche, plus profonde, montre des fibres musculaires lisses, dirigées suivant le grand axe de l'appendice (*fig.* 1, *g*), et offrant l'apparence fusiforme propre à ces fibres, examinées dans le sens de leur plus grand diamètre.

La zone profonde ou centrale est donc essentiellement de nature musculaire ; de plus, les éléments qui la constituent sont disposés en deux plans : l'un transversal, l'autre longitudinal.

Par les notions que nous a permis d'acquérir l'examen à un faible grossissement, nous pouvons déjà apprécier que la structure de l'appendice ombilical enlevé est la même que celle des parois de l'intestin. — Ici, de même que dans l'intestin, nous trouvons : 1° une muqueuse, représentée par la zone corticale ; 2° une tunique celluleuse, représentée par la zone moyenne ; 3° une tunique musculeuse, représentée par la zone profonde. — L'étude à un grossissement plus fort nous montrera, d'ailleurs, que l'analogie est complète et qu'il s'agit ici d'un diverticule de l'intestin grêle hernié à travers l'ombilic.

B. Vue de détail (*Pl.* I, *fig.* 2). — Pour arriver à saisir toutes les particularités de structure et de texture de l'appendice dont nos préparations avaient pour but d'établir la nature, il est nécessaire de les examiner à un fort grossissement, tel que nous le donne, par exemple, l'oc. 1 et l'obj. 7 de Vérick. A ce grossissement il nous est, en effet, possible de découvrir, dans les diverses zones, certains détails jusque-là passés inaperçus.

1° *Zone ou couche corticale*. Dans cette zone, les glandes en tube, ou de Lieberkühn, sont tapissées par un revêtement épithélial, comprenant deux espèces d'éléments cellulaires : les uns appartiennent à la variété d'épithélium dit *caliciforme*. Ils sont représentés par des cellules en forme d'urne ou de gobelet, ayant une cavité centrale et un orifice ou goulot s'ouvrant dans l'intérieur du tube glandulaire. Leur partie basale ou adhérente, dans laquelle on peut distinguer le noyau, généralement effilée, se recourbe souvent pour se fixer à la paroi propre en s'insinuant au-dessous des prolongements des cellules voisines, et amenant ainsi une disposition imbriquée. — La cavité centrale, qui ne se colore point par le carmin, peut aisément être distinguée par sa nuance claire qui tranche sur celle des cellules voisines (*fig.* 2, *d*). Cette cavité est remplie par un globe de mucus élaboré par l'élément cellulaire et destiné à être versé dans la glande en tube d'abord, puis, ultérieurement, dans la cavité de l'intestin.

Les cellules caliciformes, en nombre variable, sont séparées les unes des autres par les éléments cellulaires de la deuxième catégorie. Ce sont des *cellules à plateau strié*. Elles ont une forme cylindrique, un noyau situé au voisinage de leur portion adhérente et se colorent assez fortement sous l'influence du carmin. Ce qui les caractérise, c'est la présence d'une cuticule limitant la portion qui correspond à la lumière du tube glandulaire. Cette cuticule, colorée par le carmin en jaune rosé, offre, à intervalles réguliers, de petits bâtonnets ou stries obscures, lesquels ont fait donner à cet épithélium le nom sous lequel il est connu (*fig.* 2, *ee*). — Les plateaux striés des cellules voisines sont soudés les uns aux autres par un ciment qui les fusionne, pour ainsi dire, et les unit solidement. — De distance en distance, aux points où se montrent les cellules caliciformes, on voit le goulot de ces dernières s'évaser et venir se continuer en se soudant intimement à la cuticule des cellules à plateau strié qui leur sont adjacentes.

Il n'existe pas de mode régulier de distribution des cellules caliciformes. — Tantôt on trouvera entre deux cellules caliciformes ou à mucus voisines une ou deux cellules à plateau strié ; tantôt, au contraire, on en apercevra cinq, six ou même davantage.

Les diverses cellules de revêtement des tubes glandulaires reposent sur une paroi propre, mince, homogène, d'apparence conjonctive.

La surface libre de la zone corticale offre, entre les orifices d'abouchement des glandes de Lieberkühn, un revêtement épithélial absolument semblable, dans sa forme et dans sa disposition, à celui qui tapisse les parois des tubes glandulaires. Nous y trouvons donc (*fig.* 2, *ee*) les cellules à plateau strié et les cellules caliciformes intercalaires, unies les unes aux autres en une couche continue par le ciment interposé entre elles. De distance en distance, cependant, ce revêtement épithélial s'est détaché plus ou moins complètement. Il est remplacé par une accumulation d'éléments embryonnaires, plongés dans un mucus plus ou moins concret, commençant parfois à se dessécher. — Quelques débris de cellules caliciformes ou à plateau strié peuvent aussi être distingués au milieu des éléments embryonnaires. Les îlots où cette disposition peut être notée correspondent aux îlots blanchâtres que l'on pouvait découvrir à l'œil nu à la surface libre de l'appendice. Ils ne représentent nullement, comme on avait pu le croire, des points où se produirait un commencement d'épidermisation, mais sont le résultat de l'irritation chronique ou des frottements dont cette partie a été le siège.

Les glandes de Lieberkühn sont séparées les unes des autres par un stroma conjonctif à fibres délicates entrecroisées dans tous les sens (*fig.* 2, *c*). — Ces fibres, en se condensant et se fusionnant les unes avec les autres, arrivent à former la paroi propre homogène des tubes glandulaires, de même que la mince lame homogène sur laquelle s'implantent les cellules de revêtement de la surface libre. — De très nombreuses cellules embryonnaires (*fig.* 2, *hh*) sont disséminées au milieu de ce tissu : l'irritation incessante à laquelle était soumise la surface libre de l'appendice nous explique aisément pourquoi elles s'y trouvent en nombre aussi considérable. Le tissu conjonctif interglandulaire est parcouru par les vaisseaux capillaires.

Immédiatement au-dessous de la partie profonde des glandes de Lieberkühn, apparaissent des éléments fusiformes, de coloration jaune orangée, pourvus d'un noyau en bâtonnet et disposés en couche mince. Ce sont les fibres musculaires lisses (*fig.* 2, *b*) dont l'ensemble constitue la muscularis mucosœ. — Les fibres musculaires s'insinuent entre deux glandes de Lieberkühn voisines et forment ainsi des sortes d'éperons, atteignant parfois une hauteur assez grande.

Contrairement à ce que l'on observe dans la muqueuse normale de l'intestin, quelques glandes de Lieberkühn, sur nos préparations, se bifurquaient à leur partie profonde : deux culs-de-sac glandulaires venaient ainsi déboucher dans un orifice commun.

Nulle part nous n'avons pu découvrir de villosités. — Ont-elles fait défaut dès l'origine ? Ont-elles disparu, au contraire, à la suite des frottements répétés qui se produisaient incessamment sur cette surface muqueuse ? Il nous est impossible, on le comprend, de formuler une opinion à cet égard.

2° *Zone ou couche moyenne.* Le tissu conjonctif constitue à lui seul cette zone presque tout entière, qui représente, d'ailleurs, la tunique celluleuse ou couche sous-muqueuse de l'intestin. — Les fibres conjonctives, réunies en faisceaux, s'entrecroisent et s'anastomosent dans tous les sens en formant des mailles plus ou moins larges, où cheminent les cellules lymphatiques. — Des cellules fixes du tissu conjonctif sont interposées et comprises entre les fibres. — Des vaisseaux volumineux, sectionnés sous diverses incidences (*fig.* 2, *v*) apparaissent dans cette couche ; leur lumière est remplie par des globules sanguins.

En quelques points, on distingue des amas de cellules lymphatiques formant des îlots arrondis, limités par une condensation du tissu conjonctif à leur périphérie. Ils sont ainsi entourés par une sorte de membrane d'enveloppe. Si l'on vient à chasser au pinceau les cellules lymphatiques, on voit qu'elles sont comprises dans les mailles d'un tissu réticulé, délicat, qui émane du tissu conjonctif disposé à la périphérie en membrane d'enveloppe, ainsi que des parois des vaisseaux cheminant dans l'intérieur de l'îlot. — Cette structure caractérise un follicule lymphatique. Nous avons pu, sur nos préparations, en observer un assez grand nombre semblables à celui que représente la figure 2, *f*.

3° *Zone profonde ou centrale*. Les détails de cette zone n'ont pas été dessinés sur la figure 2. Il suffit, en effet, d'avoir examiné la préparation à un faible grossissement pour être pleinement édifié sur sa structure, et, comme nous l'avons déjà dit, elle comprend deux plans de fibres musculaires lisses : l'un, adjacent à la zone moyenne, est composé de fibres circulaires ; l'autre, plus éloigné, de fibres longitudinales.

De ce qui précède, on peut voir que l'appendice ombilical, sectionné, offre absolument la même structure que l'intestin. Or, on sait que le tube intestinal se développe aux dépens du feuillet interne du blastoderme, lequel s'incurve d'abord en gouttière, puis arrive, par le rapprochement et la soudure de ses bords, à former un tube fermé, étendu du cardia à l'orifice anal. Dans le cas qui nous occupe ici, le travail de soudure des bords du feuillet interne du blastoderme a été incomplet. Il est resté, ainsi que cela arrive assez fréquemment, un diverticule intestinal faisant hernie à travers l'ombilic, et s'engageant dans l'intérieur du cordon à une hauteur que nous ne pouvons connaître. — En raison de la liberté du cours des matières et de l'absence de leur issue par l'ombilic, il est naturel de penser que ce diverticule communiquait avec l'intestin par un pédicule très étroit ; peut-être même ce pédicule était-il oblitéré, ainsi qu'on l'observe parfois. A ce pédicule faisait suite une dilatation, ou poche située au centre du cordon ombilical. — Lors de la ligature du cordon, la paroi antérieure de la poche a été sectionnée et enlevée ; la paroi postérieure, au contraire, a été épargnée et est restée intacte. — C'est cette paroi postérieure qui, ultérieurement, a dû faire hernie en se retournant comme un doigt de gant, de façon que sa surface muqueuse devint superficielle et sa tunique musculeuse, centrale, ainsi que le montre la figure 1. — Ce retournement d'une paroi d'un diverticule intestinal nous semble, en effet, nécessaire pour expliquer comment la muqueuse a pu arriver à former la surface externe d'un appendice cylindroïde dont la tunique musculeuse occupait le centre.

L'écoulement visqueux et abondant provenant de la surface de l'appendice était incessamment fourni par les cellules caliciformes dont le rôle, on le sait, est de sécréter du mucus. La qualité du liquide sécrété pourrait peut-être, dans un cas analogue, mettre sur la voie du diagnostic et permettre de rapporter à sa véritable origine un appendice ombilical ayant la forme et l'aspect du cordon.

Ce cas nous a paru assez intéressant et assez rare pour mériter d'être décrit avec détails, et de trouver sa place dans l'histoire de l'exomphale.

Nous avons pensé aussi qu'il pouvait être utile de le caractériser par une dénomination rappelant à la fois son origine et sa forme, ainsi que le retournement ou inversion qui a rendu externe la surface muqueuse.

C'est dans ce but que nous lui donnons le nom d'exomphale fusiforme diverticulaire inversé.

EXPLICATION DES FIGURES DE LA PLANCHE I.

Fig. 1. — (Oc. 1, obj. 00 de Verick.)

aa'. Glandes de Lieberkühn.
bb. Fibres lisses de la muscularis mucosæ.
c. Faisceaux conjonctifs de la zone moyenne ou couche sous-muqueuse.
ee. Diverticules, en doigt de gant de la surface de l'appendice, sectionnés transversalement.
f. Faisceaux de fibres musculaires lisses.
g. Fibres lisses longitudinales.
h. Fibres lisses circulaires.
vv. Vaisseaux sanguins.

Fig. 2. — (Oc. 1, obj. 7 de Verick.)

a. Glande de Lieberkühn.
b. Fibres lisses de la muscularis mucosæ.
c. Faisceaux conjonctifs du tissu interglandulaire.
d. Cellules caliciformes.
cee. Cellules à plateau strié.
f. Follicule lymphatique.
g. Faisceaux conjonctifs de la zone moyenne ou couche sous-muqueuse.
hh. Cellules lymphatiques infiltrant le tissu conjonctif interglandulaire
v. Vaisseau sanguin.

II

OBSERVATION POUR SERVIR A L'HISTOIRE DE LA NÉPHRITE ET DE L'ÉCLAMPSIE TYPHOIDES,

par M. **J. RENAUT.**

SOMMAIRE : — L'épiphénomène albuminurie dans la fièvre typhoïde, cas où il est l'expression d'une néphrite avec lésion matérielle du rein. — Observation d'éclampsie mortelle dans le troisième septénaire d'une typhoïde vraie. — Technique. — Les reins sont le siège d'une néphrite : caractères de cette néphrite ; 1° œdème périlobulaire du rein, *sécrétion de l'exsudat albumineux par le glomérule;* 2° tuméfaction trouble et mort de l'épithélium sécréteur; 3° îlots de néphrite interstitielle ; 4° catarrhe simple des tubes excréteurs. — Nature de la maladie et causes de l'éclampsie.

I

L'albuminurie constitue un épiphénomène intéressant de la fièvre typhoïde, et que je considère, avec mon maître Gubler [1] comme constant au cours de cette affection. Je ne veux pas revenir ici, à propos d'un fait particulier, sur la façon dont évolue ce symptôme pendant la période active de la dothiénentérie; cette étude clinique a été faite, par mon ami le Dr A. Robin, d'une façon trop précise dans sa thèse inaugurale pour autoriser des redites [2]. Je ferai seulement

[1] GUBLER, article ALBUMINURIE, *in Dict. encyclop. des sciences médicales*, t. II, 1re série, page 478.
[2] ALBERT ROBIN, *Thèse de doctorat*, 1877.

remarquer que dans certains cas, de moyenne gravité même, on voit subitement le précipité albumineux, d'opalescent et homogène qu'il était, devenir, à un moment quelconque de la maladie, plus souvent au cours du 2e ou du 3e septénaire, caillebotté ou granuleux. L'albumine, une fois précipitée par la chaleur ou l'acide nitrique, se rétracte et se concrète en flocons qui tombent lentement au fond du verre ou du tube d'essai. Ces caractères du précipité albumineux sont considérés par mon ami, le professeur Ch. Bouchard, comme indiquant assez généralement l'existence d'une lésion matérielle du rein, d'une néphrite vraie. En effet, si on laisse déposer les urines albumineuses dont le précipité se contracte, et si l'on examine le sédiment au microscope après l'avoir coloré à l'aide du picro-carminate d'ammoniaque [1], on constate ordinairement l'existence de cylindres granuleux, granulo-graisseux, épithéliaux, ou enfin colloïdes. Dans la fièvre typhoïde, l'urine qui donne un précipité granuleux m'a toujours montré des sédiments renfermant :

1° Des cylindres colloïdes plus ou moins nombreux, se colorant en rose vif par le carmin, cassants, translucides ;

2° Des cylindres muqueux, pâles ou semés de granulations ambrées, et ne se colorant pas par le carmin ;

3° Des cylindres formés du revêtement épithélial caractéristique des tubes excréteurs (rayons médullaires) à cellules polyédriques dont le noyau se teint vivement. Ces cylindres répondent à une desquamation catarrhale des tubes précités ;

4° Des cylindres granuleux, que l'osmium ne teint pas en noir, mais en jaune brun, et qui sont le résultat de la destruction des épithéliums striés des tubes contournés ou d'union à la suite de la *tuméfaction trouble* ou désintégration moléculaire simple ;

[1] On peut faire aisément des préparations persistantes de ces urines albumineuses : dans un centimètre cube environ de sédiment, on verse un demi-centimètre cube de picro-carminate d'ammoniaque, on agite pour mêler, puis, au bout de 10 minutes, on ajoute au mélange 1 centimètre cube de glycérine neutre. On agite encore, et, quand le liquide est homogène, on en prend une goutte avec un agitateur, on porte cette goutte sur la lame de verre, on recouvre d'une lamelle et on lute *au baume de Canada.* La préparation est persistante.

5° Des cellules libres répondant toutes à l'épithélium des tubes excréteurs (rayons médullaires, tubes de Bellini) et de nombreuses granulations ambrées provenant de l'épithélium sécréteur réduit en une fine poussière de grains protéiques.

Il est assez naturel de conclure, sur ces données, à l'existence d'une lésion matérielle du rein, d'une néphrite qui constitue, à un moment donné, l'une des déterminations viscérales de la dothiénentérie. Le plus souvent aussi cette néphrite est éphémère. L'urine renferme pendant trois ou quatre jours une proportion considérable d'albumine, donne avec l'acide nitrique un précipité caillebotté, puis ce précipité devient de moins en moins granuleux ; en même temps les dépouilles épithéliales et les tubes colloïdes deviennent rares, deux, trois jours se passent et l'acide azotique ne détermine plus, dans l'urine, qu'un nuage incertain qui disparaît bientôt. L'inflammation rénale a passé comme un épiphénomène, sans influencer visiblement la maladie [1].

Il n'en est pas toujours ainsi. L'on sait par les recherches de Alb. Robin que la dothiénentérie peut revêtir la forme *rénale*, redoutable et souvent mortelle, dans laquelle l'albumine, le sang, passent dans l'urine pendant presque tout le cours de la maladie, marquée par une adynamie profonde. Mais en dehors de cette forme très accusée, et assez distincte pour avoir permis de dégager une variété morbide, on voit parfois coïncider avec la néphrite typhoïde persistante des accidents insolites.

Dans un cas suivi soigneusement par moi, j'ai observé, au summum des signes de néphrite, un accès comateux de plus de six heures survenu au 22° jour d'une typhoïde en apparence bénigne, et qui guérit.

Tout récemment enfin, j'ai pu observer à l'Hôtel-Dieu de Lyon, dans le service du Dr Meynet, que j'avais l'honneur de suppléer, un cas de mort par éclampsie au cours d'une

[1] Dans un cas actuellement sous mes yeux, cinq jours après l'apparition du précipité rétractile, l'urine ne renfermait plus ni tubes hyalins, ni traces de desquamation. (La guérison a eu lieu sans accidents.)

typhoïde dont l'existence a été vérifiée à l'autopsie. Ce fait m'a permis d'étudier, dans ses détails histologiques, la néphrite typhoïde particulière à ce cas, et qui a vraisemblablement déterminé les accidents épileptiformes devenus rapidement mortels.

II

Observation [1]. Guillout (Benoît), âgé de 23 ans, boulanger, entre le 19 août 1880 à l'Hôtel-Dieu, salle Saint-Jean, n° 4, dans le service de M. le Dr Meynet.

C'est un homme robuste dont la santé a été antérieurement parfaite.

Il n'y a rien à noter dans ses antécédents héréditaires ni personnels.

Il n'a éprouvé aucune fatigue exagérée, ni subi l'action brusque du froid dans ces derniers temps. Il raconte, à son entrée, qu'il y a neuf jours il fut pris de malaise et de fièvre assez intense, accompagnée de céphalalgie frontale et de douleurs de reins. La région occipitale devint ensuite douloureuse, la gorge fut le siège d'une angine légère, puis survinrent des bourdonnements d'oreille, et le malade vint à l'hôpital dans un état qui ne laissait pas de doute sur l'existence d'une *dothiénentérie*.

La langue était chargée d'enduits, râpeuse, le ventre peu développé, sans gargouillement iliaque ni taches rosées ; celles-ci ne se montrèrent que le 24 août, au 14e jour calculé de la maladie, elles étaient nombreuses et typiques, disséminées sur la peau du ventre. En même temps, le gargouillement devenait évident dans la fosse iliaque droite. (Infusion de tilleul et de violettes, potion avec acétate d'ammoniaque 2 grammes, sirop d'aconit 1 gramme. — A partir de la constatation des taches rosées, le malade prend 4 lavements froids par jour.)

Dans la nuit du 29 au 30 août, G... qui avait conservé et conserva toujours depuis sa pleine raison, et qui affirme n'avoir jamais été sujet à des crises épileptiques, prend une attaque nocturne d'épilepsie typique, qui dure près de vingt minutes.

Le 30 août, M. le professeur Renaut, suppléant M. le Dr Meynet, prend le service; il n'y a rien d'anomal en apparence chez le malade sauf la tendance légère à la sécheresse de la langue. G... parle avec facilité, répond aux questions, peut s'asseoir aisément ; il n'est pas, comme la plupart des typhoïques, constamment dans le décubitus dorsal ; il n'y a pas de tendance aux eschares. Les urines, n'ayant pas été conservées, ne peuvent être examinées. (Prescription *ut suprà*; lait à discrétion avec 125 grammes d'infusion de coca.)

[1] Recueillie par M. Brizard, interne du service.

Jusqu'au 2 septembre, on ne note rien de particulier dans l'état de ce malade, en dehors de courtes crises que les gens de service qualifient d'épileptiformes et qui reviennent une fois par jour. Il a été impossible d'obtenir des urines pour l'examen.

Le matin du 2 septembre, à la visite, et pendant qu'on examine le malade, ses réponses sont subitement interrompues par un soubresaut général; il pâlit, ses globes oculaires se convulsent en haut et sont agités pendant quelques secondes par des mouvements de nystagmus; puis survient du mâchonnement, l'écume vient à la bouche et couvre les lèvres de mousse. La face de pâle devient cyanosée, des convulsions cloniques générales et brèves se produisent. Nous assistons à une crise épileptiforme manifeste qui dure une minute environ; à la suite de cette crise, et après quelques ronflements stertoreux, le malade revient à lui, reste comme hébété pendant quelques minutes, puis reprend sa raison et sa mémoire. Il affirme n'avoir jamais eu avant sa maladie aucune crise pareille, déclare ne se souvenir de rien de ce qui s'est passé tout à l'heure, et demande à boire.

Cette attaque se produisit vers dix heures du matin; à midi, il en vint une seconde à la suite de laquelle, brusquement, le malade de congestionné et rouge qu'il était, devint cyanosé, bientôt la face fut bleuâtre, puis presque noire. Quand on vint pour secourir G... il était mort.

Autopsie faite le 3 septembre, à 3 heures du soir. L'appareil pulmonaire est dans un remarquable état d'intégrité : il n'y a ni tubercules, ni même aucune adhérence pleuro-pulmonaire. Le parenchyme du poumon est pâle, crépitant, presque exsangue. Le myocarde et les valvules sont absolument sains.

Le canal intestinal est ouvert, du pylore au colon transverse : les trois premiers mètres d'intestin grêle sont injectés vivement, sans plaques de Peyer, ni psorentérie. Le dernier mètre, jusqu'à la valvule de Bauhin, est pâle; la muqueuse œdématiée est sur ce point notablement épaissie. L'on compte, dans les 30 premiers centimètres de cette zone, 3 plaques de Peyer tuméfiées, présentant à leur surface les follicules clos bien délimités par un petit cercle d'injection. Ces plaques sont situées au même niveau que des ganglions mésentériques, gros comme une noisette. Dans les 30 centimètres suivants, il y a 5 plaques de Peyer altérées; la cinquième, examinée sous l'eau, montre une série de petites ulcérations pouvant loger une tête d'épingle et répondant chacune à un follicule lymphatique éclaté; ces plaques sont en regard de ganglions mésentériques de plus en plus volumineux, dont le dernier a le volume d'une noix et montre ses follicules lymphatiques d'un blanc mat, cerclés chacun par une injection veineuse nette. Dans les 30 centimètres adjacents à la valvule de Bauhin, il n'y a que 3 plaques de Peyer, la plus voisine de la valvule iléo-cœcale est ulcérée; l'ulcère est ovalaire, et son fond montre, sous l'eau, l'empreinte des follicules qui se sont éliminés avec la lame superficielle escharifiée; un groupe de gros ganglions tuméfiés, à follicules blancs et distincts, occupe le bord adhérent du mésentère en face de cette ulcération. Enfin, dans le cœcum, sont deux ulcérations serpigineuses, à bords décollés répondant à deux groupes de plaques de Peyer confluentes. L'appendice iléo-cœcal montre deux de ses points lymphatiques ulcérés; sa lumière est pleine de muco-pus. Les ganglions péri-cœcaux sont énormes. Le mésentère est semé de glandes volumineuses. En regard des ulcères intestinaux, sous le péritoine, il n'y a pas de lymphangite visible à l'œil nu, le foie est gros, sans dégénération graisseuse appréciable. Le volume de la rate égale celui des deux poings; le parenchyme splénique est ramolli, et le raclage détermine la production d'une boue de couleur lie de vin. *Le diagnostic dothiénentérie est pleinement vérifié par l'exanthème intestinal, la tuméfaction splénique, l'adénite mésentérique.* Le cas est d'autant moins douteux qu'il n'y a point de tubercules dans le poumon, ni nulle part ailleurs.

Le cerveau, la moelle allongée, soigneusement examinés, ne présentent ni injection, ni teinte hortensia, ni tubercules, Le seul point où les méninges soient congestionnées est le pont de Varole. La substance grise est pâle, exsangue, de même que la substance blanche; les ventricules latéraux renferment une demi-cuillerée de sérosité légèrement sanguinolente.

Les reins n'adhèrent pas au tissu cellulaire ambiant ni à leur capsule. Ils sont volumineux, lobulés. L'examen macroscopique indique déjà qu'ils sont très malades : à la coupe, les pyramides ressortent en violet sur la substance corticale pâle, semée de glomérules brillants; les artères interlobulaires sont mal marquées; la substance corticale est de couleur feuille morte, son épaisseur paraît un peu exagérée; de distance en distance, elle présente des zones bleuâtres de congestion passive, disposées en pyramides à base tournée vers la surface du rein, comme dans les infarctus. Les bassinets ne contiennent pas de pus. L'existence d'une néphrite est affirmée sur ces données, et le rein droit est réservé pour l'examen histologique. Il était absolument identique au rein gauche.

III

Technique : Les fragments du rein droit destinés à l'analyse histologique ont été durcis dans la gomme et l'alcool, après un séjour de 48 heures dans le liquide de Müller. On doit en effet éviter, pour le rein, l'immersion directe dans l'alcool fort qui rend granuleux et méconnaissable l'épithélium strié des tubes contournés, même sur l'organe absolument sain plongé vivant dans le réactif,

Les organes durcis dans les bichromates alcalins, ou les solutions chromiques faibles, ne se colorent plus régulièrement sous l'influence du picro-carminate d'ammoniaque[1]; il faut donc recourir soit à la purpurine, soit aux préparations d'hématoxyline, qui les teignent énergiquement avec élection sur les noyaux.

Pour cela, voici comment je procède : les coupes, soit parallèles à la surface naturelle du rein, soit perpendiculaires à cette dernière, sont reçues dans l'alcool, placées sur la lame porte-objet, et, dès qu'elles ont commencé à adhérer au verre, on dépose à leur surface une goutte d'eau distillée. Ces précautions sont nécessaires pour éviter le départ brusque de la majorité des glomérules, départ qui s'opère au moment où une coupe du rein, mince et étendue, faite avec un rasoir mouillé d'alcool, tourbillonne au contact de l'eau quand on l'y plonge d'emblée. Les coupes, traitées par l'eau de cette façon, sont ensuite abandonnées pendant quelques heures dans la chambre humide, afin de permettre de se dissoudre à la gomme qui les imprègne, et qui pourrait, sans cela, simuler des coagulums dans les espaces vides des tissus.

La coloration doit être faite de la façon suivante : sur chaque coupe je dépose une goutte d'éosine primerose à 1 0/0, puis, après avoir enlevé l'excès de liquide coloré, je verse 5 ou 6 gouttes de glycérine saturée d'hématoxyline[2].

[1] On peut cependant employer ce réactif à condition de le laisser agir 24 heures dans la chambre humide (c'est ainsi que j'ai obtenu la préparation qui m'a fourni la figure 1), mais la coloration des noyaux laisse toujours à désirer, et l'on a des colorations dites *négatives*.

[2] Pour préparer la *glycérine hématoxylique*, on prend 100 grammes de glycérine saturée d'alun de potasse, et l'on y verse un excès de solution alcoolique d'hématoxyline cristallisée. Au bout de quelques jours, le liquide est devenu d'un beau violet. On filtre, puis on évapore lentement l'alcool du mélange au bain-marie, ou dans une étuve à 80 degrés. On filtre de nouveau. Le liquide ne contient plus aucun grain et ne détermine aucun précipité, ni nuage à la surface des préparations.

Cette solution colore lentement; souvent il faut 24 heures pour que le degré convenable soit atteint. On hâte considérablement la coloration et l'on obtient, au bout de 4 ou 5 minutes, une imprégnation parfaite et la double coloration en faisant agir l'*éosine hématoxylique* (dont j'ai donné la formule) sur les préparations immergées depuis quelques instants dans la glycérine hématoxylique.

La préparation, abandonnée sous un globe pendant quelques heures, se colore vivement en violet avec élection. Elle est alors recouverte d'une lamelle, lutée à l'aide du baume de Canada dissous dans le chloroforme, et reste persistante avec la double coloration. La glycérine hématoxylique, employée comme liquide additionnel, après avoir produit son effet colorant, joue ici le rôle de la glycérine picro-carminée dans les préparations au carmin. L'hématoxyline, fixée sur les éléments anatomiques, ne peut diffuser autour de la préparation, puisque le liquide additionnel en est déjà saturé. Les pièces, ainsi préparées, s'améliorent avec le temps au lieu de se décolorer.

J'ai donné avec soin les détails qui précèdent, parce qu'ils sont indispensables pour faire des préparations démonstratives du rein, sain ou malade; préparations qu'il est souvent impossible d'obtenir à l'aide des méthodes de technique actuellement usitées et pour ainsi dire classiques.

Je vais maintenant passer à l'étude de la forme particulière de néphrite observée chez le malade éclamptique qui fait l'objet de ce mémoire.

IV

Sur une coupe du rein, perpendiculaire à la surface naturelle de cet organe, et colorée simplement pendant 24 heures par la glycérine hématoxylique (sans addition d'éosine), on reconnaît déjà, à un très faible grossissement, que la substance corticale du rein renferme deux ordres du tubuli qui se sont comportés d'une manière toute différente en présence du réactif colorant.

Les noyaux des vaisseaux artériels et glomérulaires, ceux des épithéliums des rayons médullaires collecteurs, des tubes de Henle et de ceux de Bellini, sont vivement imprégnés par l'hématoxyline et colorés en violet pur. Les noyaux de tous les tubes contournés à épithélium strié ne sont pas teints par le réactif; de telle sorte que les rayons médullaires, les tubes de Henle, les artères interlobulaires et les glomérules se détachent en violet sur une masse grise, aussi nets que si on les avait injectés.

A. Modifications des épithéliums striés des tubuli contorti. — Sur aucun point du rein examiné, l'épithélium strié des tubes contournés d'une part, de l'autre celui des canaux d'union, intermédiaires à la portion ascendante de l'anse de Henle et aux tubes collecteurs, ne présente l'état normal. Les noyaux de cet épithélium ne se colorent nullement sous l'influence de l'hématoxyline. Cependant, çà et et là, on trouve, à de rares intervalles, un noyau ou deux colorés en violet pâle ou pur ; mais sur la grande majorité des tubes, sectionnés en tous sens, l'imprégnation a fait absolument défaut. Les corps protoplasmiques des cellules épithéliales sont dépourvus de limites distinctes ; ils sont privés de toute striation et absolument granuleux. Les granulations sont brillantes, rondes, à peu près toutes égales en diamètre et d'une finesse extrême ; l'acide osmique en solution à 1 p. 300 ne les colore pas en noir, mais en jaune-bistre très clair ; elles restent incolores et grises sous l'influence de la glycérine hématoxylique et se teignent vivement en rose en présence de l'éosine. Ce ne sont donc point là des granulations graisseuses. Le protoplasma a simplement subi la tuméfaction trouble et s'est résolu en granules protéiques.

De pareilles cellules épithéliales, réduites à l'état de blocs granuleux, plus ou moins gonflés et fragmentés, et renfermant un noyau réfractaire à l'action colorante du carmin et de l'hématoxyline, sont des éléments anatomiques absolument privés de vie. *Dans la néphrite typhoïde qui nous occupe, on peut donc considérer l'épithélium des tubes contournés et des tubes intermédiaires comme ayant été frappé de mort dans sa presque totalité*[1].

La lumière des tubes contournés est oblitérée, sur nombre de points, par les cellules épithéliales granuleuses, fragmen-

[1] Comme l'épithélium strié du rein est parfois trouvé granuleux, même dans l'organe sain recueilli sur le cadavre, on ne peut attacher à la disparition des bâtonnets une grande importance anatomo-pathologique ; mais le défaut de coloration des noyaux a une autre valeur, et montre que *depuis un certain temps déjà* l'élément anatomique a cessé de vivre.

tées ou desquamées. De distance en distance, on trouve, au sein du magma granuleux qui remplit l'aire de section du tube, un fragment plus ou moins long de cylindre colloïde, coloré en violet pâle et rosé par l'éosine hématoxylique, et entouré par un manchon de granulations protéiques fines provenant de la désintégration de l'épithélium strié. J'ai déjà dit qu'on retrouve ces cylindres dans les urines dothiénentériques qui donnent, par l'acide nitrique, un précipité rétractile ou caillebotė. Quand on rencontre de pareils cylindres, on doit conséquemment rapporter leur origine à la lésion des tubes contournés que je viens de décrire.

B. État des canalicules de Henle à épithélium plat. — Tandis que, dans une coupe du lobule rénal faite parallèlement à la surface naturelle du rein, les tubes contournés situés à la partie moyenne de ce lobule présentent un épithélium dégénéré, réduit en granulations protéiques fines, et dont les noyaux ne se colorent plus, les tubes de Henle, occupant la marge du lobule, en dedans de la ligne des glomérules, montrent un épithélium à peu près normal, dont les noyaux se teignent vivement en violet, et dont les cellules, quand elles ont desquamé, forment un cercle homogène, concentrique à la lumière du tubule. Ceci montre que le soulèvement épithélial est de nature cadavérique, ou s'est produit sous l'influence de réactifs coagulants et durcissants. Le système intermédiaire à ces tubes et à ceux de Bellini, et dont l'épithélium est strié, est au contraire fortement lésé. Il a subi, comme les tubes à bâtonnets de la partie moyenne du lobule, la désintégration granuleuse, ainsi qu'il est facile de le voir par ce qui suit.

C. Modifications des canalicules composant les faisceaux ou irradiations médullaires. — On sait que les pyramides de Malpighi, formées de tubes collecteurs disposés en faisceaux rapprochés à direction parallèle, se dissocient plus ou moins en entrant dans la substance corticale et envoient dans la portion centrale de chaque lobule rénal un pinceau de tubes collecteurs. Ces tubes sont groupés en fascicules, qui forment une série de bandelettes distinctes, situées en dedans du cercle décrit par la ligne des glomérules et des vaisseaux interlobulaires, et auxquelles Ludwig a donné le nom de *faisceaux* ou *irradiations médullaires*. J'appelle *rayon médullaire* chacun des tubes collecteurs qui forment, par leur réunion, l'irradiation tout entière.

Les rayons médullaires comprennent des tubes de deux sortes : 1° des tubes collecteurs proprement dits, qui sont la prolongation de ceux de Bellini, 2° des tubes intermédiaires, à épithélium strié, faisant suite à la portion ascendante de l'anse de Henle et les reliant aux tubes collecteurs. On conçoit facilement qu'une série de ces derniers tubes, se jetant à diverses hauteurs dans le tube collecteur, aboutissant, prennent pour le gagner la voie de l'irradiation médullaire et deviennent, sur un certain point de leur parcours, adjacents et parallèles aux rayons médullaires proprement dits.

Dans le rein que nous décrivons, les tubes collecteurs ne présentent qu'un état catarrhal simple ; de nombreuses cellules épithéliales polygonales ont desquamé et remplissent la lumière des tubes. Tous les noyaux de cet épithélium se teignent vivement par l'hématoxyline, tandis que le protoplasma est coloré en rose homogène, à peine granuleux, par l'éosine-primerose. Il existe donc ici une simple inflammation catarrhale. Beaucoup de ces tubes, au niveau de leur passage dans la substance corticale, contiennent un cylindre colloïde autour duquel l'épithélium forme une couronne de cellules aplaties, mais bien vivantes. Cette lésion répond évidemment à la présence, dans les urines des typhoïques albuminuriques, de cylindres formés d'une tige centrale colloïde revêtue extérieurement d'une couche de cellules polygonales soudées entre elles, à noyau vivement teint par le carmin, et à protoplasma clair, rendu translucide par l'immersion prolongée dans le liquide urinaire.

Inversement, les canaux d'union à épithélium strié, qui entrent dans la composition du faisceau ou irradiation médullaire, sont revêtus de cellules ayant subi la tuméfaction trouble, et dont les noyaux, enfouis sous la masse des granulations protéiques, ne se colorent plus par les réactifs.

Ce qui précède nous autorise, je crois, à conclure que,

dans le rein examiné, il existait une néphrite parenchymateuse généralisée, montrant son premier stade d'évolution. C'est à savoir : 1° la tuméfaction trouble et la mort de tout l'épithélium strié ; 2° une inflammation catarrhale des premières voies collectrices [1].

Ce catarrhe ne se poursuivait pas dans la pyramide proprement dite, où l'épithélium des tubes des divers ordres avait conservé ses caractères normaux.

D. Infiltration albumineuse des glomérules et de la marge du lobule rénal. — Entre les capillaires du bouquet glomérulaire et la capsule de Bowmann, on observe partout l'existence d'un exsudat granuleux que l'éosine teint en rose pâle, et sur lequel l'hématoxyline n'a pas d'action. Mais, de distance en distance, on rencontre une particularité intéressante, et qui, je crois, jette un grand jour sur la question, si controversée jusqu'ici, de l'*origine réelle* de l'albumine des urines.

Sur nombre de points, entre le glomérule et la capsule, existe un croissant de matière translucide, homogène ou finement granuleuse, et qui distend la capsule en refoulant le bouquet vasculaire en sens opposé (*Fig.* 1, *Pl.* II). Le picrocarminate colore ce croissant en jaune orangé, l'hématoxyline le teint en bleu pâle. L'endothélium pariétal de la capsule, proliféré ou seulement granuleux, limite en dehors la calotte albumineuse; à la surface du bouquet, on voit les capillaires nus, sans trace de revêtement endothélial extérieur. Ce fait ne m'a pas surpris, car je considère depuis longtemps la masse des capillaires glomérulaires des adultes comme dépourvue, à sa surface, d'une couche endothéliale vraie [2]. L'exsudat albumineux intracapsulaire a du reste une existence incontestable, car les coupes du rein, qui me l'ont montré, ont été dégommées

[1] Mon collègue et ami le professeur Pierret a signalé dans ses cours d'anatomie pathologique l'existence de l'état catarrhal des tubes collecteurs du rein dans la néphrite qui accompagne certaines fièvres graves, et notamment la dothiénentérie.

[2] Cours d'anatomie générale de la Faculté de Lyon; *leçons inédites*, juin 1878.

pendant plus de 24 heures dans la chambre humide ; et, de plus, cet exsudat se poursuit, en conservant les mêmes caractères optiques et histochimiques, dans les tubes contournés commandés par le glomérule et voisins de ce dernier. Il gonfle ces canaux jusqu'à les quadrupler de volume, rendre leur épithélium semblable à un revêtement endothélial plat, et enfin à les rompre sur certains points. Dans ce dernier cas, les anses distendues et voisines les unes des autres s'ouvrent les unes dans les autres. Il en résulte un espace caverneux, gorgé d'un exsudat qui présente les réactions de la substance qui forme les cylindres hyalins. Autour de ces points de rupture, il n'est pas rare de voir s'accumuler, dans les espaces intertubulaires, de nombreuses cellules lymphatiques qui déterminent l'apparition d'un îlot embryonnaire. L'espace caverneux lui-même se montre souvent rempli de cellules épithéliales redevenues indifférentes, nageant dans l'exsudat épais et y conservant la forme ronde ; ou bien ces cellules, ramenées à l'état actif, poussent des prolongements protoplasmiques grêles dans tous les sens ; ces prolongements tendent à s'anastomoser avec leurs similaires émanés de cellules voisines. Le petit kyste semble alors traversé par un réticulum cellulaire délicat analogue à celui du tissu muqueux embryonnaire. Je propose d'appeler ces îlots, *points myxoïdes* (*Fig.* 3, *Pl.* II). Ils se reproduisent toutes les fois que des cellules indifférentes continuent à vivre dans un exsudat visqueux ; je les ai signalés pour la première fois, il y a déjà plusieurs années, dans une tumeur acnéiforme du col utérin [1], et mon ami, M. Malassez, les a retrouvés depuis dans les kystes ovariques. Il est difficile de déterminer, dès à présent, quel est le rôle de ces productions singulières dans l'évolution des lésions rénales ultérieures. Mais un point qui est nettement établi par ce qui précède, c'est que l'infiltration albumineuse du rein peut partir des glomérules. *La production du liquide albumineux*

[1] C. R. de la Société de Biologie, *in Progrès médical* 1878. Cette tumeur rentre évidemment dans le cadre des épithésismes mucoïdes, si bien décrits depuis par M. le Dr Malassez.

par le bouquet glomérulaire, son accumulation dans la capsule de Bowmann, son passage sous haute pression dans les tubes contournés, sont des faits positivement constatés; sur mes préparations, ils prennent même le caractère d'une démonstration grossière.

Les cylindres hyalins *injectés par les glomérules dans les tubes contournés* se poursuivent dans les voies urinaires jusqu'aux canaux d'union et aux rayons médullaires au travers de l'anse de Henle. Je conserve une préparation persistante d'urine qui confirme sur ce point particulier les notions fournies par l'analyse histologique du rein. Dans cette préparation, un cylindre colloïde volumineux s'effile, sur une longueur de près d'un millimètre, de la façon la plus régulière. Il s'agit évidemment ici du moule d'une anse de Henle entraîné par celui qui remplissait le tube contourné intermédiaire [1]. Enfin l'exsudat albumineux passe dans les rayons médullaires où on le trouve sur les coupes; cependant la région la plus évidemment gorgée d'albumine d'origine vasculaire est la marge du lobule rénal, puisque c'est à ce niveau qu'on trouve les glomérules, les premiers tubes contournés qui leur font suite, les tubes de Henle, et les canaux d'union. La portion moyenne du lobule, occupée par les *tubuli contorti*, est surtout envahie par la dégénération granuleuse; et ses tubes sinueux, tapissés d'épithélium dégénéré, forment une masse homogène dans laquelle on ne trouve pour ainsi dire aucun noyau épithélial coloré.

E. État des vaisseaux sanguins et lymphatiques du rein. — Tandis que, dans les pyramides de Malpighi, le système vasculaire sanguin et le tissu connectif sont dans l'état normal, il existe, au sein de la substance corticale, des modifications de circulation d'une importance considérable et qui même frappent l'observateur au premier coup d'œil.

Tandis que, dans la papille et sous la capsule du rein, l'in-

[1] Au moment où l'urine qui renfermait ce cylindre fut recueillie, le malade présentait les signes d'une néphrite au cours d'une dothiénenterie arrivée au milieu du second septénaire, néphrite qui s'est effacée depuis sans incident.

jection vasculaire sanguine montre les vaisseaux pleins de globules rouges que l'éosine teint en rouge brique caractéristique : dans la substance corticale presque tout entière, les capillaires intertubulaires, gorgés au point de dessiner de larges bandes entre les tubuli, sont remplis de globules rouges nombreux et serrés, mais qui semblent avoir perdu leur hémoglobine, car ils sont demeurés absolument incolores. Dans l'intervalle de ces globules, on voit une foule de petites boules rosées tout à fait analogues à celles qui nagent dans une préparation de sang d'abord traité par l'eau, puis fixé par l'acide osmique à 1 p. 100 et enfin coloré par l'éosine primerose [1]. Il semble donc qu'à un certain moment, le sang renfermé dans les vaisseaux corticaux du rein ait subi une influence sinon dissolvante, du moins capable de séparer l'hémoglobine du stroma.

Mais un fait encore plus intéressant, c'est que les premières radicules veineuses (situées entre les tubules, dans la région des glomérules), et que les veines interlobulaires satellites des artères, au lieu de contenir des globules rouges, sont gorgées par un exsudat translucide, homogène ou finement grenu, tout à fait analogue à la calotte albumineuse des capsules de Bowmann et aux cylindres hyalins injectés par les glomérules dans le système des tubes contournés (*Fig.* 4, *V*, *V*, *Pl.* II). Les sections transversales des veines paraissent comme des lacunes limitées par des arcs de cercle; le vaisseau, surabondamment rempli par l'exsudat, s'est développé au maximum dans l'intervalle des tubes contournés, et a pris l'aspect qu'il montre dans une coupe faite sur un rein bien injecté à la gélatine. L'éosine hématoxylique teint en rose violacé cette injection albumineuse qui a pris la place du sang ; la coloration, la rétractilité, les caractères optiques de ces masses coagulables, saisies par le réactif durcissant, sont exactement les mêmes que ceux des

[1] Lorsque l'on traite du sang par l'eau, l'hémoglobine se sépare du stroma et sort du disque globulaire sous forme de boules sarcodiques colorées; on peut fixer ce phénomène par l'acide osmique, et conserver des préparations persistantes qui montrent, à tous ses stades, l'action de l'eau sur les globules rouges du sang.

calottes albumineuses capsulaires et des exsudats gélatineux des tubes contournés. *L'albumine sécrétée par les glomérules a donc passé dans les veinules, puis dans les veines interlobulaires, et les injecte en les distendant au maximum jusqu'à la base des pyramides de Malpighi*, comme le mettent hors de doute les images fournies par les coupes perpendiculaires à la surface du rein et parallèles à la direction générale des rayons médullaires.

En outre, il est facile de constater que les lacunes lymphatiques de Ludwig sont remplies par un exsudat identique (*Fig.* 2, *L*, *Pl.* II). Ces lacunes, stellaires comme les veinules, et développées comme elles dans l'intervalle des tubuli, se distinguent des vaisseaux sanguins par leur bordure endothéliale plus mince, par leur absence de parois vraies, et surtout par ce fait que les capillaires sanguins les traversent en leur milieu. Les lacunes lymphatiques, gorgées de liquide albumineux coagulé, filent comme des fentes à bords festonnés entre les tubes contournés et souvent finissent d'une manière diffuse, comme si elles se perdaient dans le tissu connectif (*Fig.* 2, *l*, *l*, *Pl.* II). Ceci est surtout facile à voir au voisinage des points de sclérose que nous allons bientôt décrire.

Ainsi, le liquide albumineux sorti des vaisseaux glomérulaires a filé sous pression dans les tubes de la marge du lobule, les a injectés de façon à les rompre par places, a passé dans les lacunes lymphatiques qui représentent ici le tissu connectif. Soit par rupture, soit par résorption rapide et active, il a envahi en outre l'origine du système veineux, l'a gonflé en prenant la place du sang. Tout ceci montre l'existence d'un flux albumineux subit, intense, qui a abouti à la production d'un œdème brusque de la périphérie des lobules rénaux et dont le liquide anomal, imprégnant la substance corticale tout entière, n'a probablement pas été sans influence sur le départ de l'hémoglobine des globules rouges, départ qui s'est vraisemblablement opéré peu de temps après la mort du malade, survenue, comme nous le verrons, au moment où l'œdème rénal était théoriquement à son maximum.

F. Outre la série de lésions que nous venons de décrire, le rein présentait sur beaucoup de points celles de la néphrite interstitielle. Ces lésions étaient disposées par îlots à la périphérie des lobules, dans la zone des glomérules et à un moindre degré dans celle des rayons médullaires. Elles étaient de date récente et pouvaient parfaitement s'être produites pendant les vingt-trois jours que dura la maladie. Le tissu connectif néoformé était transparent et délicat, à peine fibrillaire. Sur plusieurs points, j'ai constaté que le tissu scléreux gélatiniforme, constituant l'origine d'un noyau de néphrite interstitielle, occupait précisément une lacune lymphatique de Ludwig, traversée par plusieurs capillaires, et dont on distinguait encore nettement le bord festonné. Ce fait est intéressant, je crois, au point de vue de l'anatomie générale. Il concorde avec cet autre fait que, dans le lymphadénome rénal, ce sont les espaces lymphatiques intertubulaires qui deviennent l'origine du tissu réticulé. Les néoplasies conjonctives prennent ainsi la place des cavités séreuses dont le tissu connectif n'est qu'un cas particulier. J'ajouterai que plusieurs glomérules étaient en train de s'atrophier et de devenir fibreux, comme dans les néphrites interstitielles commençantes, et que leur capsule, d'unilamellaire, devenait nettement lamelleuse ainsi qu'on l'observe en pareil cas.

G. Résumé et topographie des lésions observées. — Considérons, sur une coupe du rein pratiquée parallèlement à la surface naturelle, un lobule rénal malade pris en particulier (*Fig.* 4, *Pl.* II).

(A). La portion moyenne du lobule, formée par les tubes contournés, est atteinte de néphrite parenchymateuse au premier degré. Les cellules épithéliales ont perdu leur striation, forment des blocs granuleux, et leurs noyaux ne se colorent plus par le carmin ni l'hématoxyline. *La lésion médiolobulaire est une néphrite parenchymateuse rapidement suivie de la mort sur place de l'épithélium.*

(B). La périphérie du lobule est le siège d'un œdème albumineux intense dont l'exsudat gorge les glomérules, les tubes marginaux, fait éclater ces tubes par places, passe dans les espaces lymphatiques, envahit les origines du système veineux en y pénétrant par effraction et s'y substitue au sang circulant. Sur quelques points, la lésion œdémateuse a commencé à édifier une lésion scléreuse, suivant la loi que j'ai formulée il y a plusieurs années [1]. *La lésion circumlobulaire est un œdème rénal, conduisant à la sclérose rapide dans les lobules où elle n'est pas tout à fait récente.*

(C). Enfin la portion centrale du lobule, occupée par les rayons médullaires, montre l'inflammation catarrhale de ces derniers : *La lésion centrolobulaire consiste donc dans un catarrhe des tubes collecteurs.*

V

1° La néphrite que nous venons de constater sur le malade qui fait l'objet de ce mémoire [2], est de nature mixte, puisqu'elle réunit, dans un même rein, les lésions typiques de la néphrite parenchymateuse et celle de la néphrite interstitielle. Il est probable que cette inflammation rénale s'est développée au cours de la dothiénenterie (parvenue au 23me jour de son évolution quand la terminaison fatale s'est produite). Rien en effet, dans les antécédents du malade, n'indiquait l'existence d'une affection rénale antérieure.

2° L'inflammation du parenchyme rénal s'est certainement produite par poussées successives, puisque l'on trouve des lobules atteints de néphrite parenchymateuse simple, d'autres montrant cette lésion à leur centre et à leur périphérie celle de l'œdème albumineux aigu, d'autres enfin entourés d'une couronne de points de sclérose commençante.

3° Les accès éclamptiques ont éclaté probablement lorsque, les lésions s'étant généralisées successivement dans l'écorce des deux reins, le moment est venu où l'action de ces organes

[1] J. Renaut, *Recherches anatomiques et cliniques sur l'érysipèle et les œdèmes de la peau.* Paris, G. Masson, 1874.

[2] Tout ce qui est ici a rapport à cette *observation particulière*, l'histologie pathologique de la néphrite typhoïde *en général* restant une question réservée.

s'est trouvée annulée. Le malade a été mis, par le fait, dans les conditions d'un animal dont les deux reins ont été enlevés, et l'urémie s'est produite, caractérisée par une série de crises épileptiformes.

4° Contrairement à ce que l'on observe dans l'urémie consécutive aux néphrites chroniques, la température rectale n'a pas subi d'abaissement dans la période des accès. Voici en effet la marche de la température rectale du 11e au 23e jour de la maladie.

21 août,	11e jour.	Matin..	39°, 4	
		Soir...	39°, 6	
22 —	12e —	M.....	39°, 8	
		S......	40°, 0	
23 —	13e —	M.....	39°, 2	
		S......	38° 6	
24 —	14e —	M.....	39°, 6	Éruption des taches rosées.
		S......	39°, 2	
25 —	15e —	M.....	39°, 7	
		S......	39°, 7	
26 —	16e —	M.....	38°, 2	
		S......	39°, 1	
27 —	17e —	M.....	40°, 1	
		S......	39°, 8	
28 —	18e —	M.....	38°, 8	
		S......	38°, 6	
29 —	19e —	M.....	39°, 2	
		S......	40°, 0	Accès éclamptique.
30 —	20e —	M.....	39°, 8	
		S......	»» »	
31 —	21e —	M.....	38°, 2	Accès éclamptique.
		S......	39°, 4	
1er sept.	22e —	M.....	39°, 2	Accès éclamptique.
		S......	39°, 9	
2 —	23e —	M.....	38°, 9	Crise éclamptique à 10 heures.
		S......	»» »	Mort à midi dans une crise.

5° La mort du malade au cours même d'un accès, et l'état d'œdème intense du rein qui, gorgé de liquide et montrant son système sanguin envahi par l'exsudat, était certainement *annulé* pour le moment même au point de vue de la circulation sanguine, rappellent les conditions de l'expérience saisissante et bien connue de mon ami le professeur Picard. Ce savant physiologiste a montré que : lorsque, consécutivement aux injections intraveineuses prolongées d'urée, l'é clampsie s'est produite, la sécrétion rénale est arrêtée du coup et la mort suit fatalement, le rein restant indéfiniment inerte et ne pouvant plus rien éliminer.

J'incline à penser que, dans le cas présent, c'est l'œdème brusque du rein, saisi ici sur le fait, qui a achevé d'annuler l'action de cet organe déjà profondément malade ; de là la mort survenue au cours de l'accès épileptiforme de nature urémique.

Les cas d'éclampsie au cours de la fièvre typhoïde, sont rarement observés en clinique [1]. Je crois donc qu'on ne trouvera pas constamment sur les reins des typhoïques, morts avec une néphrite constatée, les lésions grossières et frappantes que j'ai décrites dans ce court mémoire. L'œdème périlobulaire fera notamment souvent défaut, je le crois du moins. Dans tous les cas, l'examen microscopique des urines typhoïdes, qui renferment à la fois des cylindres granulo-protéiques, des moules albumineux hyalins, et des cylindres muqueux revêtus de l'épithélium des rayons médullaires, autorise à induire l'existence d'une néphrite particulière avec congestion périlobulaire, catarrhe des irradiations médullaires, tuméfaction trouble de l'épithélium strié. L'un de mes élèves, M. Petit, interne distingué des hôpitaux de Lyon, est occupé actuellement à l'étude de cette question intéressante de la *néphrite dothiénentérique*, et en donnera prochainement une description anatomo-pathologique complète dans ce recueil.

EXPLICATION DES FIGURES DE LA PLANCHE II.

FIG. 1. — Exsudation albumineuse glomérulaire, exsudat intracapsulaire, injection albumineuse des tubes contournés, origine des cylindres hyalins (picro-carminate, glycérine).

A. Calotte albumineuse intra-capsulaire.
A'. Son prolongement entre les lobes du bouquet vasculaire.
EC Endothélium pariétal de la capsule.
G. Vaisseaux glomérulaires.
BBB. Cylindres albumineux des tubes contournés commandés par le glomérule.

[1] Voyez LEUDET (de Rouen *Gazette hebdomadaire*, n° 38, 1880.

S. Sclérose (néphrite interstitielle) au début.

F_1. Tube contourné dont l'épithélium a subi la tuméfaction trouble et dont les noyaux ne se colorent presque plus.

F_2. Tube contourné avec la même lésion plus avancée.

F_3. Tube contourné renfermant au centre un bloc albumineux colloide.

F_4. Tube contourné dont l'épithélium est entièrement granuleux et dont les noyaux ne se colorent plus.

H. Tube de Henle normal.

M. Tube collecteur avec léger état catarrhal.

VV. Vaisseaux sanguins intertubulaires.

Oculaire 1, de Vérick, obj. 2 de Nachet, — dessin à la chambre claire projeté sur la table.

Fig. 2. — Infiltration albumineuse des lacunes lymphatiques de Ludwig et des espaces intertubulaires, dégénération des tubes contournés, catarrhe des tubes collecteurs (éosine hématoxylique, glycérine hématoxylique).

A. Une artère coupée obliquement.

L. Lacune de Ludwig, envahie par la rupture d'un tube injecté d'albumine et dont on voit les contours noyés dans l'exsudat au milieu de l'espace rempli par la masse albumineuse.

L'. Lacune de Ludwig traversée par un capillaire sanguin rompu, et rempli d'exsudat albumineux.

l, l_1. Extension de l'injection albumineuse dans les espaces intertubulaires.

V. Vaisseaux sanguins à globules rouges normaux.

v. Capillaires sanguins à globules décolorés.

G. Cavité d'un glomérule dont le bouquet vasculaire est parti dans la manipulation.

T. Tubes collecteurs à épithélium normal.

TC. Tubes contournés à épithélium strié mort (dégénération granuleuse), renfermant encore quelques noyaux (n, n) colorables par l'hématoxyline.

T'C'. Les mêmes tubes dont l'épithélium est entièrement dégénéré et dont aucun noyau ne se colore.

T''C''. Tubes collecteurs montrant l'état catarrhal.

H. Tube de Henle normal.

Oculaire 1., Vérick ; obj. 2, Nachet ; dessin à la chambre claire projeté sur la table. Détails étudiés avec l'objectif n° 7, Vérick.

Fig. 3. — Modifications de l'exsudat albumineux dans des tubes rénaux éclatés et communiquants (points myxoïdes).

Bichromate de potasse, éosine hématoxylique, — conservation dans la glycérine hématoxylique.

A. Artère coupée obliquement, M_1, M_2, M_3, M_4, moules transformés des tubes adjacents et communiquants. — R, leur réseau cellulaire cloisonnant, — TTT, tubuli très altérés au sein d'un îlot de sclérose péri-artérielle SS.— E, épithélium très altéré de ces tubuli (Ocul. 1, obj. 2, Vérick, dessin à la chambre claire projeté sur la table, détails étudiés avec l'obj. 2 de Nachet).

FIG. 4. — Lobule du rein, coupe parallèle à la surface. G, G, G, G, Ligne des glomérules et sclérose glomérulaire SS. — TC. Tubuli contorti à épithélium dégénéré dont les noyaux ne se colorent plus. — RRR, rayons médullaires coupés en travers et à épithélium vivant. — HH, tubes de Henle, G', un glomérule effacé en train de devenir fibreux. — A, artère glomérulaire coupée obliquement. — VV, veines gorgées d'exsudat albumineux qui a chassé le sang. — CS, capillaires sanguins dont les globules sont décolorés.

(Éosine hématoxylique, conservation dans la glycérine hématoxylique, 20 diamètres.)

III

RECHERCHES SUR QUELQUES POINTS PARTICULIERS DE L'HISTOLOGIE DES NERFS.

I. LA GAINE LAMELLEUSE ET LE SYSTÈME HYALIN INTRA-VAGINAL,

par **M. J. RENAUT.**

SOMMAIRE. — I. La gaine lamelleuse et le faisceau primitif. — Noyaux bizarres. — Les noyaux bizarres existent au niveau de l'endothélium ; explication de leur forme. — Le faisceau primitif n'a pas d'endothélium propre (ou viscéral). — Tissu connectif des nerfs uniquement sensitifs et vaso-moteurs. — Augmentation de la proportion des fibres de Remak dans ces nerfs.— *Segments courts interannulaires.* — II. Description des *cellules godronnées* intra-vaginales. — III. *Description du système de soutènement intra-vagi-*

nal : Mésos vasculaires, mésos fibrillaires, système suspenseur dentelé. — Liquide des mailles. — Formation des loges. — Rapport des loges et des cellules godronnées. — Formation des nodules hyalins. — Gaine des nerfs unitubulaires, paucitubulaires, uniquement formés de fibres de Remak. — IV. Signification générale du système de soutènement.

Les études relatives à la structure des cordons nerveux sont si nombreuses, et ont occupé l'esprit d'histologistes si éminents qu'il semblerait au premier abord que le sujet fût épuisé et en quelque sorte réduit, dans l'état actuel de la science, à sa formule morphologique définitive. Cette pensée naît pour ainsi dire d'elle-même à la lecture des *Leçons sur le système nerveux* [1] de mon maître M. Ranvier; peu de problèmes importants ont été laissés par lui sans solution quand bien même il en a posé une foule de nouveaux. Les cordons nerveux de l'homme ainsi que ceux du chien, du lapin, du rat, des batraciens anoures (et de tous les animaux *de laboratoire* en un mot), ont été si exactement analysés, dans cet ouvrage remarquable, avec des méthodes tellement sûres et précises, qu'en attendant le moment, encore éloigné, où la technique histologique aura totalement changé, il paraîtrait superflu de reprendre de pareilles recherches.

On arrive à penser un peu différemment quand, appliquant aux études d'analyse histologique les procédés généraux des naturalistes, on vient à examiner méthodiquement la constitution des cordons nerveux dans une série d'organismes similaires: ceux des différents vertébrés par exemple. Dans ces conditions, si l'on suit un système donné, tel que, par exemple, celui des fibres nerveuses ou du tissu connectif des nerfs, et si l'on s'applique à mettre en série les tendances morphologiques qu'il accuse dans ses variations de détail, on obtient un double résultat : L'on reconnaît d'abord plus aisément la signification morphologique de certaines parties connues; et souvent aussi l'on découvre des dispositions nouvelles qui, comparées à d'autres restées rudimentaires et comme larvées chez les animaux le plus communément observés, ou même complètement annulées chez eux

[1] L. Ranvier. Paris, Savy, 1878. 2 vol. in-8°.

dans l'état ordinaire, donnent immédiatement la clef de certaines formes anatomiques, normales ou adventices, dont le sens réel resterait, sans cela, peut-être indéfiniment caché [1].

A mesure donc que nos connaissances histologiques et que nos méthodes d'analyse deviennent plus parfaites, il devient de plus en plus nécessaire d'entreprendre des recherches d'anatomie générale comparée. C'est pour obéir à ce principe, qui me guide dans mes études depuis plusieurs années, que j'ai fait celle des cordons nerveux dans la série des vertébrés. Je commencerai par les nerfs des grands animaux. Ces cordons nerveux m'ont montré des particularités intéressantes qui ont fait déjà l'objet d'une note à l'Académie des sciences [2] et que je me propose d'exposer ici dans leurs détails.

I

LA GAINE LAMELLEUSE ET LE FAISCEAU NERVEUX PRIMITIF DE L'ANE ET DU CHEVAL.

On donne ordinairement le nom de *faisceau nerveux primitif* à un cordon nerveux limité par une gaine lamelleuse qui détermine, en l'entourant, son individualité propre [3]. Le

[1] C'est ainsi que la forme des cellules du cartilage de l'enchondrome à cellules ramifiées paraîtrait inexplicable si l'on ne connaissait le cartilage ramifié de la tête de certains céphalopodes, du poulpe commun, par exemple, dont le cartilage néoplasique reproduit à très peu près le type, et constitue comme une sorte de *souvenir morphologique*.

[2] J. RENAUT. *Sur les cellules godronnées et le système hyalin intra-vaginal des nerfs des solipèdes* (22 mars 1880).

Je remercie ici mes collègues et amis, MM. les professeurs Chauveau et Arloing de la constante bienveillance qu'ils m'ont toujours montrée et de l'empressement qu'ils ont mis à me faire toujours part, quand je l'ai désiré, des riches matériaux d'études dont ils disposent à l'école vétérinaire de Lyon. Je ne saurais aussi trop remercier mon éminent maître, M. Bouley, qui a bien voulu présenter la note susindiquée à l'Institut et lui donner ainsi toute sa valeur.

[3] Telle est la terminologie adoptée ; mais si l'on veut comparer le faisceau nerveux au faisceau musculaire primitif, on reconnaît que le cylindre d'axe des tubes à moelle est l'homologue de la substance contractile, la gaine de Schwann celle du sarcolemme ; le tissu intra-fasciculaire du nerf représente le tissu interfasciculaire du muscle et enfin la gaine lamelleuse répond à

cordon nerveux peut être réduit à une seule fibre à myéline ou à un seul faisceau de fibres de Remak; c'est alors un faisceau nerveux *unitubulaire*. La gaine lamelleuse peut devenir unilamellaire; elle prend alors le nom de *gaine de Henle*. Un faisceau unitubulaire peut être entouré par une gaine lamelleuse stratifiée, comme un faisceau formé de plusieurs fibres nerveuses peut n'avoir qu'une gaine de Henle. Je précise ici ces faits parce que, sans cela, la description de certains petits faisceaux nerveux, qui nous occuperont plus loin, présenterait peut-être de l'obscurité.

On sait, depuis les recherches de M. Ranvier, que la gaine lamelleuse uni-ou pauci-lamellaire des petits nerfs (nerfs thoraciques de la souris, — nerfs lombaires et sciatique de la grenouille, etc.), présente à considérer un revêtement endothélial. M. Ranvier admet que l'endothélium est disposé, par rapport aux lames de la gaine, de la façon suivante : Dans la vraie gaine lamelleuse, c'est-à-dire dans la portion qui se colore vivement en rouge par le carmin, chaque lamelle est revêtue d'endothélium sur ses deux faces [1], chaque espace interlamellaire constitue donc une séreuse vraie, dont la cavité est annulée par le rapprochement exact des deux plans endothéliaux affrontés. Cette conception résulte surtout de l'examen de coupes transversales pratiquées perpendiculairement à la direction axiale du faisceau nerveux primitif. M. Ranvier n'a pas figuré (et je n'ai jamais vu) un faisceau primitif, isolé avec sa gaine lamelleuse, imprégné d'argent et montrant, quel que soit le nombre des lamelles de la gaine, un nombre non pas double, mais seulement égal de plans endothéliaux régulièrement dessinés par l'argent. Tandis qu'il est si facile de mettre en évidence, par l'argentation, dix ou douze plans endothéliaux réguliers sur un corpuscule de Pacini [2], et qu'il

l'aponévrose réduite qui unit les fibres musculaires en faisceaux secondaires. Pour éviter d'appeler secondaire un faisceau nerveux que tout le monde appelle primitif, et pour ne pas cependant détruire l'homologie sus-mentionnée, je le nomme assez volontiers *fascicule nerveux*, mot qui n'éveille aucune idée de comparaison entre le muscle et le nerf.

[1] *Leçons sur l'histologie du système nerveux*, t. I, page 207.

[2] Chaque couche endothéliale d'un corps de Pacini répond à un espace interlamellaire, on obtient la démonstration très élégante de ce fait en procédant

est aussi aisé de montrer que chacun de ces plans appartient à un espace interlamellaire distinct, il m'a toujours été impossible de déterminer, sur les plus gros faisceaux primitifs des nerfs des différents vertébrés que j'ai examinés, plus de deux ou trois plans d'endothélium régulier. Encore n'ai-je obtenu trois plans que dans les gros nerfs qui, chez la grenouille, traversent la cavité lymphatique rétro-péritonéale. Le plus externe était formé par des cellules dentelées en jeu de patience et appartenant évidemment à la séreuse[1]; il devenait caduc par la macération dans l'eau distillée prolongée pendant quelques heures, tandis que les deux autres plans endothéliaux (dont les cellules larges étaient limitées par des bords rectilignes) profondément situés dans l'épaisseur du faisceau nerveux, restaient indéfiniment persistants.

Il est extrêmement difficile d'imprégner d'argent les faisceaux primitifs des gros nerfs de l'homme ou du chien. Chez l'homme, ces faisceaux, considérés dans leur ensemble, sont trop peu résistants et se brisent en fragments ou se déforment lorsqu'on essaie de les isoler; chez le chien, les faisceaux du médian, du radial ou du sciatique sont tellement adhérents au tissu connectif interfasciculaire, et ce dernier est si résistant, que la dissociation est absolument laborieuse. Il faut donc abandonner ces deux objets d'étude ainsi que les

de la manière suivante : Un corpuscule de Pacini de l'homme ou du chat est enlevé, puis coupé à l'un de ses bouts à l'aide d'un coup de ciseaux dorés, après quoi on l'aplatit légèrement avec une petite aiguille de bois ou d'ivoire. Comme il n'a pas été touché par le fer, on peut l'imprégner d'argent d'une façon satisfaisante. De plus, en l'écrasant, on fait saillir sur l'extrémité sectionnée une série de capsules qui font pour ainsi dire hernie et sont étagées comme les tubes rentrants d'une lorgnette. Chacune de ces capsules ainsi artificiellement exposée paraît couverte d'un réseau endothélial régulier quand l'imprégnation a été convenablement opérée avec une solution faible.

[1] Je dois dire cependant que cet aspect n'indique pas *nécessairement* que le plan endothélial considéré n'appartient pas au système de la gaine lamelleuse, car j'ai vu chez la grenouille des petits nerfs d'une finesse extrême, traversant la cavité rétro-péritonéale et seulement entourés d'une gaine unilamellaire (ou de Henle) montrer les cellules de cette gaine absolument festonnées comme celles de l'endothélium de la séreuse. Ceci est un exemple intéressant d'adaptation. Le manchon fourni par la séreuse au nerf qui la traverse lui sert de gaine de Henle, plus loin l'endothélium reprend ses caractères ordinaires, c'est-à-dire est formé de grandes cellules à bords rectilignes.

nerfs du lapin, du cobaye et du rat qui sont encore plus délicats que ceux de l'homme. Chez le cheval et chez l'âne, au contraire, rien n'est plus facile que d'isoler les faisceaux primitifs avec leur gaîne lamelleuse; c'est pourquoi j'ai choisi ces deux animaux pour faire l'étude des cellules de cette dernière gaine.

A. *Etude des éléments cellulaires de la gaine lamelleuse de l'âne et du cheval à l'aide de l'acide osmique.* — Un gros nerf, tel que le médian au-dessous du pli du coude [1], est enlevé avec soin sur l'animal qu'on vient de sacrifier; il est divisé en segments de 2 centimètres à l'aide d'un rasoir bien tranchant, puis l'on suspend chacun des segments dans quelques centimètres cubes d'une solution aqueuse d'acide osmique à 1 pour 300. Au bout de trois heures environ, le segment tout entier est devenu d'un noir d'ébène [2]; tous ses éléments sont alors fixés dans leur forme ; on lave à l'eau distillée, et l'on peut entreprendre d'isoler les faisceaux primitifs et de les dégager de leur gaine lamelleuse pour étudier cette dernière, étalée à plat.

Les faisceaux primitifs se montrent, sur le segment du nerf incisé longitudinalement avec des ciseaux, comme de gros fils noirs ; on saisit un de ces faisceaux par son extrémité à l'aide d'une pince, on le tire et on l'isole en l'arrachant. Le faisceau primitif, mis en liberté, est alors lavé à l'eau distillée ; on donne un coup de ciseaux au-dessous du point touché par la pince et l'on achève de débarrasser le fascicule nerveux du tissu connectif qui entoure sa gaine lamelleuse. Pour y arriver facilement, il suffit de plonger le faisceau, pendant quelques instants, dans une solution d'éosine ou de pyrosine à 1 0/0, de le laver, puis d'enlever avec

[1] J'indique cette région parce qu'à ce niveau le système hyalin intra-vaginal est moins développé que sous les muscles ou près du doigt, et que la présence de ce système viendrait compliquer singulièrement l'opération.

[2] J'ai reconnu que la solution à 1 pour 300 est suffisante pour saisir les éléments anatomiques et présente ce grand avantage qu'elle diffuse beaucoup plus rapidement au travers du nerf que la solution concentrée. Souvent même la myéline est presque incolore au centre du nerf et cependant fixée dans sa forme, ce qui présente certains avantages pour l'étude de quelques détails, tels que, par exemple, les variations de grosseur du cylindre d'axe.

une fine pince les faisceaux connectifs périfasciculaires, en ayant soin d'opérer sous l'eau : les faisceaux connectifs sont devenus roses, flottent dans le liquide et sont individuellement distincts. On peut les saisir un à un ; quand ils sont tous enlevés, le faisceau nerveux primitif paraît comme un cylindre noir enveloppé d'une pellicule mince, à reflets irisés ; cette pellicule est la gaine lamelleuse bien connue.

On voit alors que cette gaine est absolument lisse et ne se fond pas progressivement avec le tissu connectif à faisceaux parallèles qui l'entoure. Si elle était formée par le passage progressif des faisceaux fibreux à l'état d'éléments membraniformes, elle serait cannelée et donnerait, par sa périphérie, naissance à des lambeaux flottants. Il n'en est pas ainsi. De même, sur les coupes transversales, perpendiculaires à l'axe du nerf, la gaine lamelleuse, colorée, après l'action de l'acide osmique, par l'éosine ou la pyrosine à 1 0/0 [1], se montre comme un cercle rose, tranchant par un contour absolument net sur le tissu connectif périfasciculaire, qui, plus ou moins serré, s'en distingue toujours parce qu'il est coloré en bistre clair. Nous pouvons donc déjà conclure de ce qui précède que la gaine lamelleuse est une formation absolument différenciée du tissu connectif ambiant : comme une aponévrose l'est du tissu conjonctif intermusculaire [2].

Lorsque le faisceau nerveux primitif est isolé, rien n'est plus facile que de le dégager de sa gaine lamelleuse. On peut

[1] Pour colorer avec la pyrosine, on fait agir une solution à 1 pour 100 de ce réactif sur la coupe, pendant cinq ou dix minutes, on lave légèrement la coupe sur la lame de verre pour enlever l'excès de matière colorante, puis on monte dans l'eau pyrosinée à 1 pour 1000 ou dans la glycérine neutre à laquelle on substitue ensuite de la glycérine saturée d'alun de plume ou de potasse, dans laquelle la pyrosine est presque absolument insoluble.

[2] Pour bien mettre en évidence ce tissu tendiniforme qui longe les faisceaux nerveux primitifs, je fais une injection interstitielle de bleu de Prusse soluble dans le tissu conjonctif interfasciculaire d'un nerf de cheval enlevé aussitôt après la mort. L'injection est poussée sous faible pression. Elle se répand alors seulement dans le tissu interfasciculaire et y dessine des bandes bleues, qui, sur les coupes faites après durcissement dans l'alcool, colorées par l'éosine ou la pyrosine et montées dans la glycérine alunée, circonscrivent les bandes tendiniformes. Ce n'est que lorsque l'on exagère considérablement la pression que celles-ci sont pénétrées par le bleu jusqu'à la gaine lamelleuse.

donner un coup de couteau à cataracte le long d'une des génératrices du cylindre figuré par lui ; on déploie ensuite la gaine lamelleuse en la détachant avec précaution, sous l'eau, avec des aiguilles mousses. Il est encore plus aisé de la saisir près de l'extrémité sectionnée du faisceau et de l'en dégager en la retournant à l'envers, comme une manche d'habit. La manipulation est favorisée par la vive coloration que prend la gaine sous l'influence de l'éosine ; elle est teinte en rose et, une fois isolée, nage dans le liquide comme un petit tube qu'il est facile de fendre avec des ciseaux fins, d'étaler sur une lame de verre et d'observer.

Lorsque l'on a étalé la gaine lamelleuse, en orientant en haut sa face interne, et qu'on a effectué la coloration par l'éosine hématoxylique [1], qui seule, sur la préparation à l'osmium, donne des élections comparables à celles du picrocarminate d'ammoniaque dont l'emploi est ici impossible, on voit nettement la forme des noyaux des cellules de la gaine, dont, en élevant et en abaissant l'objectif, on parcourt toute l'épaisseur. Dans les deux ou trois plans de noyaux les plus superficiels (c'est-à-dire les plus internes), on reconnaît une configuration absolument typique et qui, à elle seule, suffit pour caractériser des lames juxtà-fasciculaires de la gaine lamelleuse : les noyaux sont bizarres, disposés sous forme de reins, de croissants, de doubles croissants fondus par leur convexité, de croix simples ou doubles ; bref, leur configuration, extrêmement variable, défie toute description.

Les noyaux de forme bizarre que nous venons de décrire n'existent pas seulement au niveau des trous nombreux qui font communiquer entre elles les diverses lamelles superposées de la gaine. On les observe sur les points où la lame qui les porte est pleine, absolument plane, et à ce niveau ils ne montrent aucune crête d'empreinte.

Ces noyaux deviennent de plus en plus réguliers à mesure que la lame à laquelle ils appartiennent devient elle-même

[1] On colore la pièce dans l'éosine hématoxylique, on la recouvre d'une lamelle, on enlève l'excès d'éosine hématoxylique avec du papier buvard et l'on scelle à l'aide du baume du Canada dissous dans le chloroforme. La préparation est persistante et ne se décolore pas, même après plusieurs mois.

plus externe. Mais dans toute l'épaisseur de la gaine lamelleuse ils sont festonnés de diverses manières. Les noyaux des cellules du tissu connectif tendiniforme adjacent à la gaine lamelleuse sont tout différents : ils ressemblent à ceux des cellules d'un tendon, et les corps cellulaires qui les renferment sont parcourus par des crêtes d'empreinte, parallèles à la direction des faisceaux fibreux dont ils occupent les intervalles.

On ne peut mieux comparer les noyaux plats, sans crêtes d'empreinte, minces et étalés dans les espaces interlamellaires de la gaine lamelleuse, qu'à ceux des deux ou trois lamelles les plus antérieures de la cornée transparente de la grenouille [1]. Comme ces derniers, ils sont entourés d'une lame de protoplasma desséché, si mince qu'elle ne se distingue pas du stroma élastique et fibrillaire fin de la lamelle qui la supporte. L'origine de leur forme bizarre doit être, je crois, attribuée à une circonstance toute mécanique, identique, du reste, dans les lames antérieures de la cornée et dans la gaine lamelleuse. Il s'agit ici *d'effets de pression ;* les éléments cellulaires, engagés entre deux lames planes qui tendent sans cesse à se juxtaposer plus étroitement, sont déformés en même temps qu'ils s'aplatissent. Il est possible que l'aplatissement de la gaine lamelleuse ait, en particulier, son origine dans l'augmentation du volume du faisceau nerveux qu'elle contient ; augmentation principalement due à la formation de la gaine myélinique des tubes nerveux. Sur un fœtus humain de dix semaines, en effet, la gaine lamelleuse des collatéraux des doigts est formée de lamelles lâches, séparées par des lignes de cellules à protoplasma grenu ; à ce moment, le faisceau nerveux ne renferme que des cylindres d'axe nus tous serrés les uns contre les autres. Quand la myéline se développe, au contraire, la lamellation de la gaine lamelleuse devient immédiatement serrée, comme si les lames avaient été aplaties par l'augmentation brusque du volume du faisceau due à l'introduction rapide de la moelle nerveuse [2].

[1] L. Ranvier. Applications de la purpurine à l'histologie (dans *Recueil des trav. du lab. d'histologie du Collège de France*, page 266, 1874).

[2] Pour l'explication de la forme bizarre des noyaux des lames antérieures de

La forme bizarre des noyaux des cellules de la gaine lamelleuse devait, je crois, être signalée et mérite d'être retenue [1]. Chez tous les vertébrés que j'ai examinés, de la lamproie au cheval, j'ai trouvé constamment cette forme dans la gaine des nerfs. En dehors même de l'imprégnation d'argent, la présence de pareils noyaux le long d'un nerf implique celle de la gaine lamelleuse ou d'une formation de cette gaine. Chez le *Petromyzon Planeri* les grosses cellules ganglionnaires de la masse qui représente probablement le ganglion de Gasser, éléments nerveux colossaux, dont l'étude détaillée m'occupera en son lieu, sont entourées d'une gaine stratifiée. La présence des noyaux de forme bizarre entre les lames de cette gaine m'a permis de reconnaître qu'elle était une production de la gaine lamelleuse qui entoure régulièrement, chez les cyclostomes, les nerfs composés d'énormes cylindres d'axe dépourvus de myéline.

S'il était évident que les noyaux bizarres que je viens de décrire appartiennent aux cellules fixes de la gaine lamelleuse des nerfs, il n'était pas certain qu'ils appartinssent aux couches endothéliales internes de cette dernière. C'est pour résoudre ce petit problème de détail que j'ai fait les imprégnations d'argent que je vais maintenant décrire.

B. Étude des éléments cellulaires de la gaine lamelleuse des nerfs des solipèdes à l'aide du nitrate d'argent. — Un nerf volumineux est enlevé sur le cheval ou l'âne aussitôt après la mort ; il est divisé en segments courts à l'aide d'un rasoir bien tranchant, la gaine lamelleuse générale du nerf est fendue longitudinalement, puis, avec des pinces nickelées, on enlève un à un des faisceaux primitifs ; on opère sous l'eau distillée. Les faisceaux enlevés, agités dans l'eau, sont ensuite portés dans une solution de nitrate d'argent à 1 p. 500. Au bout de quelques minutes ils sont opalescents et imprégnés. On les lave, on les monte dans la glycérine ou dans le baume du Canada et l'on observe :

la cornée, voyez la thèse de mon élève, M. Eloui, Lyon, décembre 1880, n° 59, *Rech. sur le tissu connectif de la cornée*, page 89.

[1] M. Ranvier (*Leçons sur l'histologie du système nerveux*, p. 195, vol. I) dit seulement que ces noyaux sont irrégulièrement ovalaires. Voyez aussi la figure qu'il en donne, fig. 1, t. II, pl. VI.

Sur de pareilles préparations on ne voit jamais plus de deux ou trois plans endothéliaux dessinés par l'argent. Les cellules sont grandes, à bords droits, tétragonales ou pentagonales, absolument comparables à celles de l'endothélium qui revêt extérieurement un tendon filiforme de la queue du rat. En dehors des plans endothéliaux précités l'imprégnation ne donne plus de lignes nettes, mais dessine des corps cellulaires anastomosés par des prolongements irréguliers, réservés en blanc.

Comme l'imprégnation agit, on le conçoit, de la périphérie du faisceau arraché avec sa gaine vers la profondeur, et que les plans endothéliaux dessinés régulièrement sont toujours profonds, on ne saurait admettre que les espaces interlamellaires les plus externes aient échappé à l'imprégnation : puisque, pour aller imprégner les plans endothéliaux les plus internes, le réactif les a d'abord nécessairement traversés.

Il faut donc conclure que tous les espaces interlamellaires, s'ils renferment des lignes de cellules fixes, ne sont revêtus d'endothélium continu que dans la portion la plus interne de la gaine. Autrement dit, la dernière lame est seule garnie sur ses deux faces d'un endothélium véritable. Ce fait est absolument évident chez les grands animaux tels que le cheval et l'âne. Si, du reste, on admet, comme je le fais, la théorie de la formation de cet endothélium, exposée par M. Ranvier, c'est-à-dire l'aplatissement des cellules fixes s'opérant progressivement jusqu'à ce que leurs masses exprimées par la pression viennent à des contacts réciproques, les choses s'expliquent d'elles-mêmes ; l'endothélium n'est parfait et continu que là où les lames superposées de la gaine sont serrées les unes sur les autres au maximum ; soit au voisinage immédiat du faisceau nerveux.

Si maintenant on dépouille de sa gaine lamelleuse un faisceau nerveux primitif traité par l'argent, on peut observer séparément : 1° la gaine lamelleuse fendue et étalée à plat ; 2° le faisceau dégagé.

1° *La gaine lamelleuse*, étant imprégnée et colorée par la glycérine hématoxylique, puis montée dans ce dernier liquide ou dans le baume du Canada, l'on reconnaît qu'au milieu de chaque cellule polygonale dessinée par l'argent, dans la région des plans endothéliaux, existe un noyau de forme bizarre teint en violet et admirablement dessiné par le réactif colorant. *Les noyaux bizarres appartiennent donc aussi bien à la gaine lamelleuse endothéliale qu'à la portion non endothéliale de cette dernière.* Le long d'un nerf, ces noyaux typiques indiquent l'existence d'une gaine lamelleuse même en dehors de l'argentation. Dans la cornée transparente de la grenouille, par exemple, les noyaux de la gaine de Henle unilamellaire entourant les faisceaux de fibres de Remak qui dessinent, derrière la lame de Bowman, un élégant réseau de mailles, ont la forme bizarre caractéristique aussi bien que ceux de la gaine lamelleuse du médian ou du sciatique du cheval, des intercostaux ou du trijumeau de la grande Lamproie de rivière [1].

2° *Le faisceau nerveux primitif*, dépouillé de sa gaine lamelleuse, se montre nu et absolument dépourvu d'endothélium. Le faisceau nerveux n'est donc pas comparable au tendon filiforme de la queue du rat, qui glisse dans une séreuse à double paroi endothéliale. Il n'y a point là d'endothélium viscéral. La surface du faisceau est cependant bien imprégnée et montre les croix de Ranvier et les stries de Frommann bien connues. Du reste, ceci est d'accord avec ce que montre l'observation des faisceaux nerveux revêtus d'une simple gaine de Henle. Cette gaine ne comprend qu'un seul plan endothélial ; elle en aurait au moins deux superposés et au contact si elle représentait une séreuse vraie. Nous verrons aussi plus loin que le système d'enveloppe du faisceau nerveux primitif est moins une séreuse proprement dite qu'un appareil de soutènement particulier ; *une pièce du squelette du nerf.*

Modifications de structure existant dans les collatéraux des doigts des solipèdes. — Chez l'âne, le cheval, tous les animaux à sabot, on voit les nerfs mixtes, accolés au métacarpien et à la phalange, dans un état qu'on retrouverait difficilement chez les animaux plantigrades ou même digitigrades unguiculés. *Ces nerfs n'ont plus à fournir aucun filet aux*

[1] Comparez avec thèse citée d'Eloui, page 116 et fig. 17, pl. VI.

muscles striés. Sur un assez long trajet, ils ne contiennent que des fibres nerveuses sensitives, ou destinées aux muscles lisses des vaisseaux ou du tégument. Chaque faisceau primitif ne contient plus alors qu'un très petit nombre de fibres à myéline. Inversement, le nombre des fibres de Remak augmente jusqu'à devenir prépondérant. C'est là qu'il faut étudier ces fibres, au sujet desquelles je n'insiste pas pour le moment.

Il faut donc admettre, de deux choses l'une : ou qu'un certain nombre de fibres à myéline se sont terminées par des fibres de Remak, comme on l'observe en maintes circonstances au voisinage de la terminaison des cordons nerveux; ou que les réseaux de fibres de Remak ont subi un accroissement par une sorte de végétation qui leur serait propre. Dans l'état actuel de mes recherches, je ne saurais choisir entre ces deux hypothèses, que je me contente de signaler comme les plus probables.

En même temps que le nombre des fibres de Remak s'accroît, le tissu connectif intra-fasciculaire prend, dans le collatéral du doigt du cheval, une apparence nettement fibreuse. Ce n'est plus du tissu connectif lâche, à faisceaux ordonnés suivant l'axe du nerf; mais bien un tissu tendiniforme, comme si, à mesure qu'il s'approche de sa terminaison, le nerf, pauvre en fibres myéliniques et riche en fibres de Remak, avait besoin d'être étayé par un tissu connectif plus dense, apte davantage au soutènement qu'aux phénomènes de la nutrition interstitielle.

Étude des segments interannulaires courts intercalaires.— Je viens de signaler l'existence hypothétique d'une végétation de fibres de Remak dans la continuité d'un cordon nerveux. La disposition que je vais maintenant décrire, et que j'ai régulièrement trouvée dans la continuité de tous les nerfs mixtes des solipèdes, a toute la valeur d'un fait positif, dont la constatation a été poursuivie par moi avec d'autant plus de soin que mes premières observations m'avaient absolument surpris. Quand on dissocie un nerf de cheval ou d'âne (médian, sciatique), traité par l'acide osmique d'après la méthode classique, on constate que, dans la majorité des fibres à myéline, les segments interannulaires sont égaux et leurs étranglements régulièrement équidistants. Mais constamment on rencontre des fibres à myéline sur la continuité desquelles on observe ce qui suit [1] :

Un gros tube à myéline est formé de segments interannulaires successifs de même longueur et de même diamètre : au niveau d'un étranglement, naît un segment interannulaire de diamètre et de longueur moindres que le précédent. La gaine de myéline de ce segment est peu épaisse, mais régulièrement constituée par des segments de Lantermann séparés par des incisures ; le cylindre-axe s'effile pour le traverser. Le segment est court et mesure moitié, un tiers, un quart, et même un cinquième des précédents ; il possède un noyau en son milieu exact. Rarement il est suivi d'un segment grêle et court semblable à lui ; le plus souvent, après lui, le tube nerveux reprend ses dimensions antérieures, les segments interannulaires reviennent à leur longueur et à leur largeur.

Souvent ces *segments courts intercalaires* (comme je propose de les nommer) alternent avec les segments de longueur et de largeur ordinaires de façon que, dans une même préparation et sur un même tube, on en compte deux ou trois séparés par des segments larges et longs, puis le tube nerveux se poursuit en reprenant ses dimensions antérieures.

Quelle est la signification de ces segments qui, placés dans la continuité d'une fibre nerveuse à myéline, offrent tous les caractères morphologiques des segments jeunes ? J'ai longtemps cherché une interprétation et j'avoue que je n'en trouve pas d'autre que la suivante : chez des animaux adultes, et même avancés en âge, tels que les solipèdes qu'on sacrifie dans les écoles vétérinaires, les nerfs produisent incessamment de nouveaux segments interannulaires pour végéter à la périphérie et remplacer les éléments nerveux dont l'évolu-

[1] Le nerf dissocié est coloré par l'éosine soluble dans l'eau ou la pyrosine, puis monté dans l'eau ou la glycérine alunée. Les noyaux du milieu des segments, les fibres de Remak et les cylindres d'axe sont vivement teints en rose, le tissu connectif intra-fasciculaire reste incolore. Cette méthode de coloration est celle qui certainement convient le mieux après l'action de l'acide osmique pour les dissociations des nerfs.

tion est terminée [1]. *Cet accroissement se fait non seulement à l'extrémité des nerfs, mais encore dans leur continuité;* de là l'apparition sur nombre de points des segments intercalaires. Non seulement donc un nerf peut végéter à partir d'un point donné, et pousser des rejetons comme un arbre taillé au pied (Ranvier), mais encore il peut s'allonger en produisant de nouveaux segments dans sa continuité, *en édifiant des segments intercalaires.* Comment maintenant ceux-ci proviennent-ils des anciens segments? C'est ce que, malgré mes recherches, je n'ai pu encore déterminer; mais le fait était assez curieux pour que je le fisse connaître; ceux que je vais actuellement exposer ne sont pas moins inattendus, et, je crois, importants au point de vue de la morphologie générale.

II

DESCRIPTION DES CELLULES GODRONNÉES INTRAVAGINALES.

Lorsqu'on a dégagé l'un des faisceaux du médian ou du facial de tout son tissu connectif périfasciculaire, il se montre, chez l'âne ou chez le cheval, et après un traitement convenable par l'acide osmique, sous la forme d'un cylindre régulier, ou devenant légèrement fusiforme de distance en distance, noir et limité extérieurement par la gaine lamelleuse. Si l'on fend longitudinalement cette dernière et si on la sépare du faisceau, on trouve, à sa face interne, des éléments cellulaires particuliers, très nombreux surtout au niveau des renflements fusiformes, et interposés à la face interne de la gaine et à la surface du faisceau nerveux qu'elle environne.

On peut mettre facilement ces cellules en liberté en écartant simplement la gaine lamelleuse du faisceau primitif. On

1 On trouve en effet dans les nerfs les plus normaux en apparence de ces animaux, toujours des fibres à myéline en voie de dégénération, avec multiplication des noyaux, et résorption du cylindre d'axe. Les gaines de Schwann sont semées de myéline en boules. Un fait assez particulier c'est que je n'ai jamais vu dans ces gaines de nouveaux tubes nerveux inclus, indiquant une régénération par végétation centrifuge s'opérant dans le nerf du centre à la périphérie, par contre de pareils nerfs renferment toujours des fibres montrant des segments courts intercalaires.

voit alors rouler dans le liquide de la préparation de nombreux éléments cellulaires, dont le volume est égal ou un peu inférieur à celui des cellules globuleuses au nodule sésamoïde des batraciens anoures, et qui sont transparents comme une masse de verre qu'un émailleur aurait gaufrée. Chaque cellule renferme un noyau, de forme le plus souvent bizarre, contourné et tordu de façons si multiples qu'il est impossible d'en décrire la configuration exacte; ce noyau occupe soit la périphérie, soit le centre de l'élément, soit enfin l'une de ses extrémités (*Pl.* III, *fig.* 5). Le protoplasma est clair, d'une entière transparence, il devient à peine rose en présence des solutions d'éosine à 1 0/0; il est comme boursoufflé et forme autour du noyau des expansions multiples. Ces expansions entourent le noyau comme d'une collerette ; elles sont limitées par des festons saillants en dehors et se terminant par des arcs entrecoupés de mille manières différentes. La cellule prend alors un aspect analogue à celui d'une fleur épanouie. Si l'on soufflait dans l'eau de savon, de manière à produire une série de bulles entées les unes sur les autres, on aurait une idée approximative de la façon dont se superposent autour du noyau les expansions protoplasmiques transparentes des cellules que je décris (*Pl.* III, *fig.* 5, E,F). Leur apparence de collerette, à plis et bouillons multiples, m'a conduit à leur donner le nom de *cellules godronnées*. Ce néologisme se justifie, je crois, par ce fait que de pareils éléments n'avaient, à ma connaissance, été décrits par personne et qu'il fallait les nommer, et aussi parce qu'en anatomie on donne le nom de *godronnées* à des dispositions analogues à celle que je viens d'indiquer dans le protoplasma des singuliers éléments que j'ai découverts.

Le noyau des cellules godronnées se colore en rouge vif par le carmin, l'éosine, la purpurine et la pyrosine; l'hématoxyline le teint en bleu pur. Le protoplasma reste incolore ; il est réfringent comme du verre et parfois, sur un point de sa surface, il montre un petit amas granuleux que l'éosine colore en rose, et qui est analogue à celui que M. Ranvier a signalé dans le protoplasma clair des cellules du nodule sésamoïde du tendon d'Achille des grenouilles; mais cette production granuleuse ne m'a pas paru constante tandis qu'elle l'est absolument dans les cellules du nodule hyalin du tendon d'Achille, ainsi que dans les éléments similaires que l'on rencontre, abondamment répandus, dans le tissu fibreux et autour des nerfs de certains animaux inférieurs (mollusques gastéropodes, cyclostomes).

La forme du noyau compris entre les expansions transparentes et claires du protoplasma peut être facilement étudiée sur les préparations colorées à l'éosine ou à la pyrosine à 1 0/0. On voit alors que la masse nucléaire, renfermant un ou plusieurs nucléoles, a été modifiée et comme tordue par le déploiement des masses protoplasmiques godronnées. Il ne s'agit plus ici d'un élément primitivement elliptique et déformé par l'écrasement entre deux plans, mais bien d'un entraînement de la masse du noyau dans le sens où le développement des expansions godronnées s'est effectué d'une façon prépondérante. A sa périphérie, le noyau a été comme étiré, à la façon d'une substance molle, et jusqu'à un certain point pourvue d'une propriété physique qui rappelle celle à laquelle les physiciens ont réservé le nom de *ductilité*. Aussi souvent le noyau étiré entre deux godrons se termine-t-il en pointe ou en délicate pyramide à pans irréguliers.

Une fois que les cellules godronnées ont été fixées dans leur forme par l'acide osmique, elles ne se rétractent pas sous l'influence de la glycérine. Je me suis assuré du fait en montant des préparations dans l'eau éosinée, en dessinant les cellules godronnées à la chambre claire, et en les redessinant sous le même grossissement, après avoir substitué à l'eau de la glycérine saturée d'alun d'ammoniaque [1]. Mais il est absolument nécessaire, pour voir ces cellules avec leur forme, d'avoir soigneusement fixé cette dernière à l'aide de

[1] Il est facile de conserver des dissociations de nerfs dans l'eau faiblement éosinée. Il suffit de laisser sous la lamelle une épaisse couche de liquide, puis de luter au baume de Canada très dilué par le chloroforme. Ce lut sèche rapidement. Il est *pris* au bout de moins d'une demi-heure. On recouvre cette première couche d'une seconde, puis d'une troisième, jusqu'à ce qu'on ait obtenu une épaisse bordure, impénétrable à l'air et qui empêche absolument l'eau de s'évaporer. Je conserve ainsi des préparations depuis plus de quinze mois, elles n'ont pas bougé.

l'acide osmique. L'alcool, les solutions chromiques les déforment absolument, et, comme il s'agit ici d'éléments d'une extrême délicatesse, ils ne peuvent plus même être reconnus dès qu'ils ont été rétractés : on sait que les cellules globuleuses du nodule sésamoïde du tendon d'Achille se comportent d'une façon tout à fait analogue. Mais sur les nerfs bien fixés par l'acide osmique, on voit les cellules godronnées former des amas à la face interne de la gaine lamelleuse, à la surface du faisceau et entre le faisceau et la gaine écartés l'un de l'autre, et occuper les mailles d'un tissu connectif d'une finesse extrême, analogue par sa délicatesse aux réseaux de la névroglie. Il n'est pas besoin pour cela de lentilles puissantes; avec un objectif n° 2 de Verick ou de Nachet, l'existence et la situation générale des cellules godronnées entre le faisceau primitif et la gaine lamelleuse prend le caractère d'une démonstration tout à fait grossière et qui ne laisse aucune place à l'interprétation, tant les éléments cellulaires sont volumineux et tant leur forme est typique.

Ici pourtant une question se présente tout naturellement : Les boursoufflures irrégulières des cellules godronnées ne sont-elles pas l'effet de l'action des réactifs ? On sait que certains éléments se déforment sous l'action de presque tous les agents chimiques : telles sont les cellules du cartilage hyalin. Chez la grande lamproie de rivière, où ces cellules cartilagineuses sont colossales, et dans le cartilage de Meckel du fœtus humain, de 10 ou 12 semaines, les cellules du cartilage traitées par l'eau ou le bichromate d'ammoniaque prennent une forme qui rappelle celle des cellules godronnées d'une manière si frappante que j'ai dû examiner attentivement si ces dernières ne devraient pas être considérées comme déformées par un mécanisme analogue. J'ai alors étudié de nouveau l'action de l'eau, du picro-carminate d'ammoniaque et des solutions chromiques faibles sur les cellules du cartilage vertébral de la grande lamproie de rivière, puis l'apparence godronnée de ces éléments s'étant produite, j'ai fixé leur forme instantanément en introduisant sous la lamelle, par capillarité, une solution d'acide osmique à 1 0/0. Dans ces conditions, voilà ce que j'ai constaté :

Ainsi que je l'ai fait voir ailleurs [1], il y a déjà plusieurs années, la rétraction des cellules du cartilage tient à ce que, dans leur masse de protoplasma, se forment des gouttes sarcodiques qui, en se développant, rendent le corps cellulaire alvéolaire et qui diffusent ensuite autour de lui, en l'entourant comme d'un rang de perles. Chez la lamproie, ces gouttes sarcodiques sont teintes par l'osmium en noir enfumé et le mécanisme du phénomène de déformation devient évident. Avant que les boules sarcodiques soient sorties du protoplasma, ce dernier est boursoufflé comme une cellule godronnée, mais lorsque la pellicule qui retenait les boules périphériques s'est brisée pour laisser passer ces dernières, l'élément cellulaire creusé d'alvéoles paraît épineux à son pourtour.

Tout au contraire, les expansions des cellules godronnées sont formées d'arcs dont la convexité est toujours dirigée en dehors. Jamais je n'ai pu voir de gouttes sarcodiques entre les festons, ou dans l'épaisseur du corps cellulaire. L'osmium cependant fixe très bien ces gouttes dans leur forme, même dans les préparations persistantes de globules sanguins traités un instant par l'eau, puis soumis à l'action brusque d'une solution forte d'acide osmique. Enfin, il est aisé de fixer un faisceau primitif des nerfs du cheval en évitant absolument l'action de l'eau qui pourrait être imputée aux solutions osmiques; il suffit d'isoler ce faisceau sur le nerf vivant et de le soumettre aux vapeurs d'acide osmique, suivant le procédé élégant recommandé dans ces derniers temps par M. Ranvier. Dans ces conditions, les cellules godronnées se montrent avec leurs caractères absolument ordinaires.

Il est donc déjà vraisemblable que les expansions multiples des cellules godronnées ne sont pas artificiellement produites par les réactifs, mais appartiennent en propre à ces éléments singuliers. Cette présomption est absolument justifiée par l'étude des cellules en place, qui permet d'établir avec précision leurs rapports avec la gaine lamelleuse, avec

[1] Applications de l'éosine à l'étude du tissu conjonctif. *Arch. de physiologie*, 1877.

le faisceau, et avec la trame connective délicate au sein de laquelle elles se montrent fréquemment comme emmêlées dans les préparations obtenues par dissociation.

III

DESCRIPTION DU SYSTÈME HYALIN INTRAVAGINAL DE SOUTÈNEMENT.

Les nerfs, tels que le facial ou le médian de l'ane (portion cachée dans les masses musculaires) sont les plus favorables pour l'étude du système hyalin intravaginal que je vais maintenant décrire. Je reviendrai plus loin sur la distribution de ce système qui, à un degré plus ou moins grand de développement, m'a paru exister régulièrement dans la plupart des nerfs volumineux des solipèdes. Les nerfs sont saisis par l'acide osmique en solution à 1 0/0, puis, dès qu'ils sont devenus noirs partout (ce dont on s'assure à l'aide de coupes transversales), ils sont lavés, rapidement débarrassés, à l'aide de papier buvard, de l'excès d'eau qui les baigne ; enfin, divisés en segments de 1 centimètre de long [1], et placés dans l'alcool fort, ou mieux absolu, car on ne peut achever ici le durcissement à l'aide de la gomme, qui rétracte tout : gaine, système hyalin et faisceau nerveux. Au bout de 24 heures, les nerfs ont acquis une dureté suffisante pour qu'on y puisse pratiquer des coupes transversales ou longitudinales. Celles-ci doivent être faites à main levée et aussi minces et aussi régulières que possible. Elles sont reçues dans l'alcool, portées sur la lame de verre et progressivement traitées par l'eau. Si on les plongeait de suite dans ce dernier liquide, elles tourbillonneraient, et la forme ainsi que les rapports des faisceaux du tissu conjonctif et des éléments du système hyalin seraient absolument altérés.

La coloration la plus convenable est celle par la pyrosine à 1 0/0 ; la gaine lamelleuse se colore en rose vif et tranche

[1] Cette précaution favorise de beaucoup le durcissement ultérieur en empêchant le titre de l'alcool de s'abaisser autour de la pièce qui se trouve de la sorte mieux saisie par le réactif.

nettement sur le tissu connectif teint en bistre pâle; les cellules fixes, les endothéliums, les fibres de Remak et les cylindres d'axe se teignent en rose pur, ainsi que les fibres élastiques. On peut aussi effectuer la coloration par le picrocarminate, sous la lamelle et dans la chambre humide, suivant le procédé de M. Ranvier devenu aujourd'hui classique. On monte les préparations dans l'eau, le picrocarminate affaibli ou la glycérine picrocarminée, s'il s'agit de préparations au carmin. Celles à la pyrosine sont montées dans l'eau ou dans la glycérine neutre, à laquelle on substitue ensuite, par capillarité, de la glycérine alunée. Ces dernières préparations offrent un certain avantage sur celles à l'éosine, en ce qu'elles ne demeurent pas fluorescentes, et que les parties colorées sont d'un magnifique rose de carmin.

A. Description des mésos vasculaires et fibrillaires. — Les faisceaux nerveux primitifs du médian, du facial, du collatéral palmaire interne du cheval et de l'âne ne remplissent pas tous exactement la cavité interceptée par la gaine lamelleuse. Le tissu connectif intra-fasciculaire est relié à la paroi de la gaine par une multitude de petits *mésos* formés soit de fins faisceaux isolés, soit de fibres connectives très délicates disposées en nattes et en treillis les unes par rapport aux autres, et croisées de façon à déterminer de petites membranes fenêtrées analogues à des épiploons ou plutôt à des bandes méso-péricardiques en miniature; leurs lames se poursuivent, en effet, dans une série de plans. Quand les vaisseaux de la gaine lamelleuse passent dans l'intérieur du faisceau primitif, ils suivent le chemin de ces mésos qui s'épaississent autour d'eux et leur forment une gaine. C'est certainement mon maître, M. Ranvier, qui a vu le premier cette disposition; il en a parlé, dans son premier mémoire sur le tissu connectif des nerfs (1871), d'une façon tout à fait sommaire [1]; mais à cette époque il a eu la bonté de me montrer ses préparations, dans lesquelles on voyait (sur le sciatique du chien), des mésos fibrillaires

[1] L. RANVIER. Recherches sur l'histologie et la physiologie des nerfs (in *Archives de physiologie*, 1871-1872, t. IV, pages 433 et 438, pl. XVI, fig. 2, *b*).

tout à fait évidents, quoique moins développés que dans les nerfs des solipèdes. Il s'agissait, d'ailleurs, de préparations faites sur des nerfs durcis par les chromates et l'alcool et dans lesquelles le système rudimentaire intravaginal était rétracté. Dans ses travaux ultérieurs sur les nerfs, M. Ranvier n'a plus reparlé de ce petit système; cependant je ne le décrirais pas de nouveau, si je devais me borner aux détails qui précèdent et qu'il avait constatés bien avant moi.

Les fibres délicates des *mésos* fibrillaires se détachent de la gaine lamelleuse dont certains faisceaux, au lieu de demeurer noyés dans la substance unissante qui fond en membrane les éléments de la gaine, s'en détachent, deviennent libres et traversent l'espace compris entre la gaine et le faisceau. Sur le treillis de faisceaux conjonctifs grêles que je viens de décrire sont disposées des cellules connectives plates qui semblent la continuation de l'endothélium de la gaîne lamelleuse; mais ce revêtement n'est pas continu, et les cellules ont des expansions étoilées comme dans le tissu connectif lâche ou la névroglie. Enfin dans les mailles comprises dans l'écartement des *mésos* existe *un liquide particulier* qui, sous l'influence de l'action coagulante produite par l'acide osmique, se prend en gelée à la façon d'un caillot de lymphe, avec cette différence, cependant, que je n'y ai pas constaté avec évidence de globules blancs, et qu'il ne se rétracte pas en formant une masse festonnée.

B. *Formation des loges.* — Examinons des coupes transversales successives d'un même faisceau primitif. Sur l'une d'elles, nous avons vu se former un système de *mésos* fibrillaires autour du faisceau. Les mailles de ce système sont remplies de liquide. Sur les coupes suivantes, nous voyons le système se compliquer de coupe en coupe. Le liquide, répandu d'abord d'une façon diffuse entre les *mésos*, semble se creuser, au milieu de certains d'entre eux (et ordinairement sur un seul côté du faisceau), des loges dont la section transversale est arrondie ou elliptique. Le treillis de fibres connectives se densifie autour de chaque globe du coagulum et se dispose en paroi, revêtue à sa face interne d'un rang de cellules plates disposées à la façon d'un endothélium. (*Pl.* III, *fig.* 1). Dans l'épaisseur de la paroi, on voit d'autres cellules s'arranger concentriquement aux premières, tout en restant discontinues. Enfin, certaines des cellules les plus internes montrent des boursoufflures de leur protoplasma, et, sur les coupes un peu épaisses, on en voit quelques-unes devenir libres à demi, godronnées sur leur portion non adhérente, puis, ordinairement au milieu de chaque loge, on remarque une grande cellule godronnée, emprisonnée dans le coagulum, et montrant son noyau bizarre contourné et ses élégantes expansions protoplasmiques en forme de corolle. Il me paraît, d'après cela, évident que les cellules godronnées ne sont qu'une modification particulière des cellules fixes des parois des mailles.

Dans les coupes suivantes, on voit le nombre des cellules godronnées occupant l'aire des mailles augmenter progressivement. Ces cellules se touchent, leurs expansions ou *godrons* s'intriquent; en même temps, la paroi de la maille considérée s'épaissit, se fond en membrane; mais les membranes alvéolaires restent toujours fenêtrées et se poursuivent, au-dessus ou au-dessous du point dont on observe la coupe optique, en se fondant avec les mailles de loges adjacentes ou en se dissociant pour entrer dans la composition du réticulum non alvéolaire situé sur un plan supérieur, inférieur ou latéral. Les alvéoles sont eux-mêmes cloisonnés ; de minces fibres connectives, analogues à celles de la névroglie, passent et repassent entre les éléments cellulaires aplatis ou godronnés qui entrent dans leur composition. (*Pl.* VII, *fig.* 2.)

Les fibres élastiques ne m'ont paru prendre aucune part à la formation du réticulum et des alvéoles. Sur les préparations à l'éosine, tout le réseau est teint en bistre pâle, et l'on sait avec quelle élection les plus fines fibres élastiques sont teintes en rose par le réactif : c'est même là la raison pour laquelle, sur une coupe mince, la gaine lamelleuse se dessine sous forme d'un cercle rouge, nettement distinct du tissu conjonctif ambiant qui est relativement pauvre en fibres et en réseaux élastiques. La portion élastique de la gaine lamelleuse ne prend donc aucune part à la formation du système réticulo-alvéolaire intravaginal.

Inversement, le tissu connectif intrafasciculaire se dissocie et envoie, dans le système précité, des faisceaux fibreux isolés qui le traversent, rejoignent la gaine lamelleuse et constituent comme les travées maîtresses de l'appareil délicat de soutènement disposé à la périphérie du fascicule nerveux. (*Pl.* III, *fig.* 1 *et* 2 F.)

Ce dernier est donc soutenu (dans la cavité tubuliforme constituée par sa gaine lamelleuse), par un système formé de mailles et de loges communicantes, remplies d'un liquide au sein duquel nagent les cellules godronnées qui, au fur et à mesure que le petit organe de soutien prend son développement, deviennent plus nombreuses et arrivent entre elles au contact. (*Pl.* III, *fig.* 5 B,b.) Tout ce système forme un manchon, qui possède à peu près la consistance du corps vitré de l'œil, et dans lequel le faisceau est plongé comme dans un milieu semi-liquide, et par conséquent à la fois *incompressible*, *élastique et résistant.*

Le système hyalin que je viens de décrire existe ordinairement à l'état réticulaire tout autour du faisceau nerveux, mais ne prend souvent tout son développement que sur un côté de ce dernier. (*Pl.* III, *fig.* 1.) Le faisceau primitif présente alors, pour le recevoir, une encoche qui se poursuit, dans le sens de sa longueur, sous forme de gouttière latérale. Sur une coupe parallèle à l'axe du faisceau, passant par cette gouttière, on peut voir le système de soutènement dans son ensemble. La rigole dont le faisceau nerveux est creusé est occupée par une sorte de tige de soutènement, renflée à son centre, effilée à ses deux extrémités, formant au niveau de son plein un ventre qui déprime en dedans le faisceau et en dehors la gaine lamelleuse. Le système intravaginal prend donc la forme d'un fuseau dont l'aire est cloisonnée par de grandes mailles dont les parois sont formées de tissu connectif réticulaire délicat. Ces parois dessinent, entre le faisceau primitif et la gaine lamelleuse, une série d'arcs dont les festons ressemblent à un ligament dentelé irrégulier et minuscule. Sur certains petits nerfs entrant dans la constitution du facial, j'ai constaté, sur des coupes tangentielles, que le système hyalin, lorsqu'il entoure le nerf de toutes parts avec un égal développement au lieu de n'exister que sur l'un de ses côtés à l'état de fuseau, prend une apparence assez singulière qu'il faut expliquer. Le nerf semble cerclé de distance en distance par des liens circulaires, dans les intervalles desquels son manchon hyalin se renfle et paraît gorgé de cellules godronnées. Latéralement on reconnaît, en faisant mouvoir l'objectif, que les lignes d'étranglement correspondent aux cloisons interalvéolaires, qui naissent ici circulairement tout autour du nerf, à la façon du plan d'un diaphragme qui cloisonne un tube. Les mêmes nerfs, coupés en travers, montrent un faisceau formé d'un petit nombre de fibres à myéline, séparées de la gaine lamelleuse par une couche continue de grosses cellules godronnées ovoïdes reposant à leur surface comme une série de coussinets. (*Pl.* III, *fig.* 4. g,g.)

C. *Formation des nodules hyalins proprement dits.* — Dans les nerfs volumineux, tels que le médian et le tronc du facial, on voit, sur certains points, le système hyalin prendre un développement considérable. Sur un côté du faisceau nerveux, le tissu connectif intravaginal, chargé de cellules godronnées, cesse de former un mince anneau ou un fuseau alvéolaire à mailles remplies de liquide. Il s'épaissit en un point qui ordinairement occupe le ventre d'une traînée alvéolaire fusiforme. Les mailles du tissu connectif à faisceaux grêles des parois alvéolaires se stratifient de façon à constituer, sur une longueur souvent très grande (quelquefois plus d'un centimètre), une petite tige de tissu fibreux d'aspect homogène et hyalin, bien qu'en réalité, elle soit formée de parois alvéolaires superposées et fondues les unes dans les autres. Au centre de chaque nœud, on voit une grosse cellule godronnée, qui ne nage plus dans un liquide, mais est emprisonnée dans un tissu fibreux homogène, délicat, et ayant la consistance d'une gelée.

Sur les coupes transversales (perpendiculaires à l'axe du nerf), les tiges ainsi formées se montrent comme des cercles, des ellipses, des anneaux fondus les uns dans les autres, suivant que la tige est formée d'un seul alvéole stratifié ou de plusieurs groupés en une même masse. Le centre de chaque système alvéolaire primitif est occupé par une série de cellules godronnées disposées les unes au-dessus des autres. Les lames concentriques ont souvent leurs intervalles occupés par des cellules godronnées tournées en croissant. Enfin une ou plusieurs lamelles limitent le tout ; ces dernières offrent dans leurs intervalles des lignes de cellules plates. Elles sont adhérentes au faisceau nerveux, et reliées par des *mésos* filiformes à la gaine lamelleuse. Ceci montre évidemment que les tiges hyalines solides s'accroissent principalement par leur périphérie, au niveau de laquelle les lames concentriques restent distinctes au lieu d'être fondues en une masse homogène. (*Pl.* III, *fig.* 3.)

Le faisceau nerveux, ainsi soutenu, se creuse d'une encoche plus ou moins profonde qui lui fait prendre sur ce point l'aspect d'un croissant lorsqu'on l'examine après l'avoir coupé en travers ; souvent il existe, à un même niveau, deux ou trois tiges hyalines autour de lui, il prend alors la forme d'une étoile parce qu'il est creusé latéralement d'une série d'encoches. Enfin ce même faisceau peut être enveloppé de tous côtés par le système hyalin, au milieu duquel sa coupe se montre comme un îlot irrégulier.

De plus, sur certains faisceaux cloisonnés par des bandes de tissu fibreux qui le divisent en fascicules, on voit le système hyalin pénétrer, entourer les vaisseaux, et dessiner dans l'aire du faisceau primitif de larges alvéoles remplis de liquide et entre lesquels on voit la coupe des vaisseaux sanguins. Ceci s'observe surtout au voisinage des points où les faisceaux primitifs se divisent, soit en Y, soit en ombelle.

De distance en distance, on voit se dégager du faisceau nerveux de petits nerfs formés d'une ou de quelques fibres à myéline entourés d'une couronne de fibres de Remak. (*Pl.* III, *fig.* 4, R'.) Ces petits nerfs s'écartent à angle aigu de celui dont ils émanent ; leur issue se fait presque toujours au niveau de la tige de soutènement dans laquelle ils entrent. Après un certain trajet dans cette tige, ils se séparent du faisceau principal en perforant sa gaine lamelleuse. Cette dernière les suit dans leur trajet, restant doublée par le tissu hyalin chargé de cellules godronnées, et formant ainsi au nerf, uni ou paucitubulaire, un épais manchon protecteur intravaginal ; ce manchon l'environne de toutes parts, même quand le troncule nerveux est seulement formé d'un faisceau de fibres de Remak. J'ai figuré cette dernière disposition.

IV

APERCU DE LA SIGNIFICATION GÉNÉRALE DU SYSTÈME HYALIN INTRA-VAGINAL.

Chez les solipèdes, le système que je viens de décrire est abondamment répandu, aussi bien dans les nerfs mixtes, tels que le médian, le sciatique ou le radial, que dans les nerfs moteurs, comme le facial. Dans les collatéraux des doigts il se réduit à des *mésos* fibrillaires baignés par le liquide que j'ai décrit et affectant de distance en distance la configuration alvéolaire, avec des cellules godronnées dans les alvéoles. Mais c'est dans les gros troncs, et principalement sous les muscles, qu'il atteint tout son développement.

Le médian au-dessus du coude présente une section triangulaire, il est donc prismatique. C'est au niveau du point où le nerf est le plus mince, c'est-à-dire dans l'aire de l'angle dièdre le plus aigu du prisme, que les nodules hyalins paraissent avec tout leur développement. Il en est de même dans la portion plate et rubanée du facial le long de la mâchoire ; dans le plein du nerf le système intravaginal est relativement peu développé, il l'est au maximum dans les portions latérales minces.

Je n'ai retrouvé, chez l'homme et le chien, le système intravaginal qu'à l'état rudimentaire. Dans les collatéraux des doigts de l'homme, qui sont le plus exposés aux pressions, il est formé de *mésos* réticulés au sein desquels on trouve des cellules globuleuses, mais non nettement godronnées.

L'énorme développement d'un système aussi évidemment disposé pour la protection des faisceaux nerveux chez les animaux de très grande taille, doit avoir une signification fonctionnelle ; je l'ai longtemps cherchée, et voici ce que je pense à ce sujet :

Frappé de voir le système hyalin se renforcer lorsque les nerfs pénètrent dans l'épaisseur de puissantes masses musculaires, telles que celles du bras, de l'épaule et des muscles moteurs de la mâchoire, je me suis demandé si les mouvements des muscles, chez des animaux où leur contraction acquiert une valeur mécanique considérable, ne détermineraient pas sur les cordons nerveux que leur jeu déplace, étend et comprime incessamment, des effets véritablement traumatiques, si les éléments les plus délicats de ces nerfs n'étaient pas mieux protégés que chez les animaux tels que l'homme ou le chien, dont la contraction musculaire ne peut jamais atteindre une haute valeur dynamométrique? Le médian du cheval offre à peine un volume double de celui du médian de l'homme. De combien, au contraire, sont plus considérables le moment d'inertie et la puissance de contraction des énormes muscles du bras chez cet animal? Pour que le nerf adjacent à la masse musculaire en contraction ne fût pas frappé violemment au début de cette dernière, écrasé pendant sa durée, la nature semble avoir développé le système hyalin intravaginal; elle l'a renforcé dans les régions minces et rubanées des nerfs, l'a atténué au niveau des points où les masses musculaires sont devenues minimes (avant-bras) et l'a réduit à l'état rudimentaire (qu'il présente dans les collatéraux des doigts de l'homme) le long du métacarpien unique au niveau duquel le nerf est dépourvu de tout contact musculaire.

Ce qui montre bien qu'il en est ainsi c'est que, dans la portion mince des nerfs, la majeure partie des grosses tiges hyalines fusiformes sont dirigées d'un même côté : elles regardent la périphérie du nerf, ou du moins, si le faisceau a plusieurs tiges de soutènement, il en a au moins une en dehors. On sait quel rôle important jouent les parties liquides dans le soutènement des éléments anatomiques délicats. Pour ce qui regarde les nerfs, j'ai longuement insisté sur ce point dans les deux articles *Système nerveux* et *cordon nerveux* du Dictionnaire encyclopédique. Le système intravaginal est un appareil de perfectionnement qui semble agir, à l'égard du faisceau primitif, comme la myéline par rapport au cylindre d'axe des fibres à moelle. Ce système soutient le faisceau, l'isole, transforme les chocs brusques qu'il subit en les répartissant régulièrement dans sa masse comme le font les milieux élastiques; enfin il le soustrait aux pressions exagérées, à la façon des manchons protecteurs.

Au point de vue morphologique, la signification du système hyalin intravaginal mérite d'être discutée et d'attirer l'attention des histologistes. Ce système émane visiblement du tissu fibreux de la gaine lamelleuse et de la périphérie du faisceau primitif. Indépendamment de la gaine stratifiée qui les environne, les nerfs de certains animaux possèdent donc un appareil de soutènement surajouté et formé par une adaptation particulière du tissu fibreux.

Dans un second mémoire, j'espère montrer la généralité de cette adaptation dans la série, et je chercherai à faire voir par quel mécanisme le squelette fibreux primitif des mollusques et des vertébrés inférieurs fournit, là où elles sont nécessaires, et par une simple modification de ses éléments propres, des pièces destinées au soutènement, formant une variété distincte et intéressante du tissu connectif modelé. Je poursuivrai principalement ce tissu dans ses rapports avec le système nerveux et avec certains des organes spécialisés disposés à l'extrémité des cordons conducteurs de la sensibilité tactile.

Pour paraître étrangère, au premier abord, à l'histologie humaine, une pareille étude n'offre pas moins un intérêt qui, je l'espère, n'échappera à aucun de ceux qui s'occupent sérieusement d'anatomie générale. Il est rare, en effet, que les dispositions que l'on trouve généralisées dans la série, si effacées qu'elles soient dans un organisme pris en particulier, n'y reparaissent pas dans certains appareils spécialisés pour un but donné, et dont la constitution nécessite la reproduction du tissu qui semble annulé partout ailleurs.

EXPLICATION DES FIGURES DE LA PLANCHE III.

Fig. 1. — Faisceau nerveux du facial de l'âne (Mésos fibrillaires et loges alvéolaires) — C. tissu connectif périfasciculaire — G L ; gaine lamelleuse au faisceau — G'L'; gaine lamelleuse d'un faisceau voisin — F. mésos fibrillaires formant la séparation des mailles alvéolaires M.M'. M.M; alvéoles remplis de liquide coagulé en masse granuleuse. M' alvéole cloisonné par des faisceaux rétiformes fins — F ; mésos fins reliant le faisceau à la gaine lamelleuse à travers un liquide. — e; endothélium des parois alvéolaires — L pf. liquide péri-fasciculaire — v a; artériole — c,c ; capillaires intrafasciculaires.

Fig. 2. — Une portion d'un grand faisceau nerveux de la portion sous-musculaire du médian (âne) — G L ; gaine lamelleuse — C; tissu conjonctif périfasciculaire — M ; alvéoles du système intra-vaginal — F ; faisceaux rétiformes cloisonnant les mailles alvéolaires — *m* ; ces faisceaux coupés en travers — *n* ; les mêmes formant un feutrage serré intra-vaginal — E ; enveloppe d'une cellule godronnée — CG ; cellule godronnée — T ; tube nerveux à moelle — R ; îlots de fibres de Remak — V ; vaisseaux sanguins intrafasciculaires.

Fig. 3. — Portion d'un grand faisceau du même nerf montrant la coupe d'une tige hyaline intra-vaginale — N; nodule intra-vaginal — *m* ; mésos le reliant à la gaine lamelleuse coupée obliquement en Gl. — *e* ; cellules plates de la surface du faisceau creusé en gouttière — *é* ; cellules plates des lames concentriques externes du nodule hyalin — GG ; cellules godronnées — F*n* ; faisceau nerveux.

Fig. 4. — Deux nerfs grêles du facial de l'âne avec leur manchon hyalin intra-vaginal — GL. Gaine lamelleuse — G'L'. celle d'un faisceau voisin — L ; liquide intra-vaginal dans une loge semi-lunaire — *e* ; cellules plates de la surface du faisceau — *if* ; cloison intrafasciculaire divisant en deux le petit faisceau — *g,g,g* ; cellules godronnées lui formant des coussinets latéraux — R. Fibres de Remak — V, vaisseau. — R' ; nerf unifasciculaire formé d'un seul faisceau de fibres de Remak — *g'* ; cellule godronnée — S tissu stratifié hyalin entourant le faisceau de Remak — H ; sa gaine unilamellaire.

Fig. 5. — Cellules godronnées du médian de l'âne : A,B,C,D ; cellules en corolle — E. F; cellules à godrons alvéoliformes — B, b ; deux cellules dont les godrons s'intriquent et qui restent jointes.

IV

NOTE SUR LA FORME DE L'ENDOTHÉLIUM DES ARTÉRIOLES, DES VEINULES ET DES CAPILLAIRES SANGUINS,

par **M. J. RENAUT.**

On sait que l'endothélium des vaisseaux sanguins, imprégné d'argent et traité par les divers réactifs colorants qui marquent ses noyaux, paraît, dans l'état adulte, sous forme de cellules plates, d'une minceur extrême, qui, isolées par l'action d'un liquide tel que l'iodsérum ou l'alcool au tiers, reviennent sur elles-mêmes et se plissent comme des étoffes.

Il n'en est nullement ainsi quand on fixe dans sa forme, au moyen de l'acide osmique en solution à 1 0/0, l'endothélium des vaisseaux qui traversent le tissu fibreux, tel que celui du derme, ou le tissu interfasciculaire d'un nerf, comme le sciatique ou le médian. Sur de pareils objets, et même après avoir achevé le durcissement par l'alcool, les coupes transversales, longitudinales ou tangentielles des petits vaisseaux (artérioles, veinules, capillaires vrais) montrent, après coloration par le picrocarminate d'ammoniaque, la pyrosine ou l'hématoxyline, un aspect tout particulier qui m'a frappé et que je veux signaler ici.

L'endothélium vasculaire ne paraît aplati que si les vaisseaux sont exactement remplis de globules rouges du sang. Si, au contraire, ils sont vides, comme il arrive chez les animaux tués par hémorragie (cheval) ou dans les lambeaux excisés sur le vivant (prépuce ou peau de l'homme), les cellules endothéliales se montrent, sur les coupes transversales, rangées tout autour de la lumière du vaisseau comme celles d'un cul-de-sac d'une glande à mucus autour de ce dernier. Ce sont des cellules hautes, claires, transparentes et homogènes exactement comme du verre, rectilignes sur leur face adhérente à la paroi et sur leurs côtés, offrant à leur sommet un feston convexe et saillant en dedans. Ceci revient à dire que la lumière du vaisseau est étoilée comme celle d'un acinus de la glande sous-maxillaire; elle renferme ordinairement quelques globules sanguins parfaitement arrondis, nullement pressés les uns contre les autres comme il serait arrivé si la cellule endothéliale s'était développée en pressant sur eux.

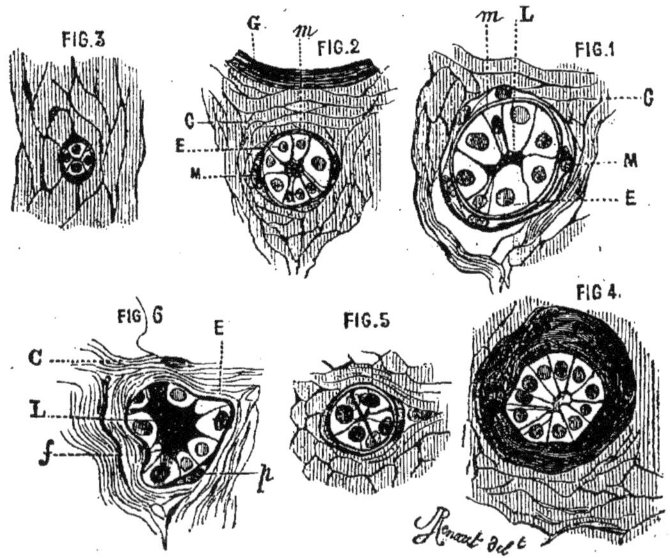

FIG. 1. Artériole du nerf médian de l'âne. — FIG. 2. Artériole plus petite du nerf facial. — FIG. 3. Capillaire vrai du même nerf avec ses cellules connectives périvasculaires. — FIG. 4. Artériole du prépuce de l'homme. — FIG. 5. Vaisseau capillaire avec son manteau de cellules fixes. — FIG. 6. Veinule du prépuce.

E, endothélium ; *L*, lumière du vaisseau ; *M*, tunique musculaire ; *m*, membrane propre du vaisseau ; *C*, tissu connectif périvasculaire ; *f*, fibres élastiques ; *G*, gaine lamelleuse d'un faisceau nerveux voisin. (Chambre claire, ocul. 1 ; obj. 7 de Verick.)

Chaque cellule ainsi *claire et cylindrique* renferme un beau noyau parfaitement arrondi, nullement accolé à son fond, mais situé au tiers externe de sa hauteur.

Dans les capillaires, les cellules sont moins hautes, mais cependant claires, et affectent la forme de ménisques plan-convexes dont le feston regarde la lumière du vaisseau, la face plane adhérant à la paroi. Leur noyau est aussi rond, bien développé et non aplati.

Tandis que l'acide osmique fixe immédiatement, et pour ainsi dire *instantanément* dans leur forme, des éléments très délicats tels que les cellules nerveuses, les masses de lymphe, la myéline avec ses incisures, faut-il admettre que ce même réactif gonfle au contraire les endothéliums vasculaires pour les déformer au point de changer une cellule plate en une cylindrique, et cela régulièrement, partout où un vaisseau *vide* et vivant est fixé en place?

Faut-il, au contraire, admettre que la forme de l'endothélium est capable d'éprouver, dans les vaisseaux sanguins, des variations considérables? que les cellules endothéliales, quand elles ne sont pas pressées latéralement par le liquide des vaisseaux, reviennent à la forme cylindrique dans les artérioles et les veinules, à celle de ménisques dans les capillaires vrais? Qu'en un mot, elles sont élastiques et exercent incessamment sur le sang une contre-pression qui, dans les petits vaisseaux, pourrait venir en aide à sa progression?

En effet, quand on substitue au sang circulant dans les vaisseaux vivants une injection d'acide osmique à 1 0/0, poussée énergiquement de façon à distendre les parois vasculaires et à diffuser autour d'elles, l'endothélium des vaisseaux n'affecte plus la forme cylindrique; il est fixé appliqué contre la paroi: c'est-à-dire à l'état de cellules plates à leur périphérie, légèrement renflées au niveau du noyau qui se montre toujours développé, mais qui est alors elliptique au lieu d'être parfaitement arrondi comme dans les vaisseaux fixés vides.

Je chercherai ultérieurement à déterminer laquelle de ces deux hypothèses répond à la vérité. Je veux seulement aujourd'hui, par une communication préalable, attirer l'attention sur la forme que montrent régulièrement les endothéliums vasculaires que l'on considère communément comme étant fixés instantanément dans leur forme par l'acide osmique.

L'observation me paraît nouvelle; et, dans tous les cas, elle a la valeur d'une *notion intéressante de technique.*

V

NOTE SUR LES PROLONGEMENTS PROTOPLASMIQUES DES CORPUSCULES ÉTOILÉS DES OS,

par M. le Dr **CHEVASSU.**

I. — Jamais, dit M. Ranvier, dans son traité technique d'histologie[1], on ne voit partir de la lame de protoplasma formant la cellule osseuse des filaments qui pénétreraient dans les canalicules primitifs.

Cette manière de voir est généralement admise.

Nous avons en ce moment sous les yeux un grand nombre de préparations dont l'examen ne nous permet pas de partager cette opinion.

Un mot sur la manière dont ces préparations ont été obtenues.

L'os frais coupé en petits fragments de 4 ou 5 millimètres d'épaisseur est plongé dans une solution concentrée d'acide picrique.

La décalcification terminée, le fragment est soumis au procédé ordinaire de durcissement : gomme et alcool.

Les coupes reçues dans l'eau y sont laissées jusqu'à complète décoloration. Portées alors sur la lame de verre, elles sont colorées avec le carmin acétique de Schweigger-Seidel. Il faut douze heures pour que la coloration soit complète. La préparation est placée pendant ce temps dans la chambre

[1] RANVIER, *Traité technique d'histologie*, p. 311.

humide. On peut aussi la recouvrir d'une lamelle, la luter à la paraffine, ce qui permet de suivre sous le microscope les progrès de la coloration et de voir quand elle est suffisante. A ce moment on enlève la paraffine et on substitue, au carmin acétique, quelques gouttes de glycérine colorée avec le même carmin.

Sur une coupe transversale d'os sain traité de cette façon, les cellules osseuses et les canalicules primitifs sont très nettement colorés en rouge.

Au centre de chaque système existe un vaisseau remplissant le canalicule de Havers. Sur l'os non enflammé, il n'existe pas en réalité de moelle osseuse séparant le vaisseau de la paroi du canal de Havers. Ce n'est que sur l'os enflammé que cette couche médullaire apparaît.

Tous les détails de structure observés, par M. Ranvier, sur les os desséchés et traités par le bleu d'aniline insoluble dans l'eau, apparaissent ici avec la plus grande netteté.

A savoir : les canalicules les plus internes venant s'ouvrir dans le canal de Havers, les canalicules recurrents, les confluents lacunaires.

Dans les systèmes intermédiaires, on voit les canalicules osseux former autour de chaque fibre de Sharpey un cercle complet sans jamais traverser une de ces fibres.

Nous n'insisterons pas sur ces faits parfaitement connus, mais qui n'avaient pas été jusqu'à présent observés sur des os décalcifiés.

Le point important qu'il est facile de constater sur ces préparations, c'est que les canalicules osseux ne sont pas vides, qu'ils renferment une substance qui est colorée en rouge par le carmin acétique.

Si, au lieu de se servir du carmin, on a employé l'éosine hématoxylique d'après le procédé décrit par M. le professeur J. Renaut, cette substance se colore en violet, tandis que le corps cellulaire se teint en rouge pur et le noyau en violet foncé.

De quelle nature est cette substance? Nous pensons qu'elle est de même nature que le protoplasma de la cellule osseuse avec laquelle elle se continue d'une façon évidente ; ou du moins, qu'elle constitue une expansion légèrement différenciée de ce dernier, puisque certains réactifs lui donnent une coloration particulière.

Voici en effet ce qu'on observe. Dans le cas où la cellule osseuse n'a pas subi de rétraction, on voit au centre du corpuscule osseux une portion ovoïde plus fortement colorée, c'est le noyau de la cellule (*fig.* 2, A, Pl. IV), ce noyau est entouré d'une masse moins rouge qui remplit entièrement la cavité du corpuscule. Cette masse est formée par le protoplasma. La substance contenue dans les canalicules osseux se fusionne de la façon la plus nette avec le protoplasma de la cellule qui, du reste, est colorée de la même façon dans les préparations au carmin acétique.

Prenons maintenant une cellule osseuse ayant subi une légère rétraction dans l'intérieur du corpuscule (Pl. IV, *fig.* 3). Entre la cellule osseuse rétractée et fortement colorée et la paroi du corpuscule, existe un petit espace réservé en blanc. On constate qu'en plusieurs points la substance colorée en rouge que renferment les canalicules traverse cet espace clair et arrive jusqu'au corps cellulaire. Un certain nombre de ces prolongements cellulaires se sont rompus au moment de la rétraction de la cellule et celle-ci présente de petites saillies en forme d'épines qui correspondent au point où les prolongements protoplasmiques contenus dans les canalicules arrivaient de la cellule.

Les faits observés nous autorisent donc à admettre que la cellule osseuse envoie, dans les canalicules osseux, de fins prolongements protoplasmiques qui réunissent les cellules osseuses les unes avec les autres.

Loin d'être un obstacle à la circulation plasmatique dans les canalicules primitifs, ces filaments protoplasmiques doivent au contraire la favoriser de la même manière que des filaments de coton, introduits dans des tubes étroits, favorisent la progression des liquides dans ces conduits.

Au point de vue de la morphologie générale, le fait nous paraît avoir une certaine importance. La nature protoplasmique de ces filaments étant admise, le tissu osseux rentre dans la classe des tissus de substance conjonctive et la cellule osseuse peut être considérée comme l'équivalent de la cellule fixe du tissu connectif et des cellules ramifiées du tissu muqueux, ainsi que du tissu cartilagineux de la tête des céphalopodes.

II. — Appliquant le même procédé de coloration à l'étude des os atteints d'ostéite, voici ce que nous avons observé. (Pl. IV, *fig.* 1.)

Sur les travées osseuses en voie de résorption, on voit, comme l'ont indiqué déjà MM. Ranvier et Cornil, deux zones bien distinctes; l'une centrale mieux colorée, l'autre périphérique beaucoup plus pâle, séparée de la première par un rebord festonné. Dans la zone centrale, les cellules osseuses présentent leur aspect normal, les prolongements protoplasmiques qui en partent se colorent comme sur l'os sain.

Dans la zone périphérique, au contraire, les canalicules osseux et les filaments protoplasmiques n'existent plus. L'élément cellulaire n'est plus représenté que par des cellules se rapprochant plus ou moins de la forme cubique à la façon des ostéoblastes. La substance fondamentale dans laquelle ils sont plongés est friable, se désagrège facilement si l'on presse légèrement sur la lamelle; ce n'est plus de l'os décalcifié, mais une sorte de substance gélatineuse molle qu'on écrase.

Sur la limite des deux zones, on voit des cellules plongées d'un côté dans la zone muqueuse périphérique, dans cette partie elles n'offrent plus de prolongements protoplasmiques; de l'autre côté elles sont encore en contact avec la zone centrale osseuse. De ce côté les prolongements protoplasmiques apparaissent nettement.

Quant au corps cellulaire lui-même, plus volumineux que dans la cellule osseuse normale, il se rapproche déjà de la forme des ostéoblastes des espaces médullaires.

En dehors de la zone gélatineuse périphérique, on ne voit plus qu'un amas de cellules embryonnaires.

Ces faits montrent que, dans la résorption du tissu osseux, la cellule osseuse joue le principal rôle. A mesure que l'osséine est résorbée, la cellule se gonfle, devient cubique, perd ses prolongements protoplasmiques et se transforme en un élément cellulaire analogue à ceux de la moelle périvasculaire;

bientôt elle n'est plus entourée que par une substance molle, gélatineuse, qui ne tarde pas à se dissocier de façon à rendre la cellule complètement libre.

EXPLICATION DES FIGURES DE LA PLANCHE IV.

Fig. 1. — (Oc. 1 obj. 7 de Verick).

Os atteint d'ostéite (tibia).

A, zone centrale dans laquelle les cellules osseuses ont conservé leurs prolongements protoplasmiques.

B, zone périphérique moins colorée dans laquelle les cellules ont perdu leurs prolongements et ont pris la forme cubique.

cc, cellules osseuses avec leurs prolongements protoplasmiques du côté de la zone centrale. Ces prolongements ont disparu du côté de la zone périphérique.

Fig. 2. — (Oc. 1 obj. 9 à immersion de Verick).

Os sain : cellule osseuse et prolongements protoplasmiques.

A, noyau de la cellule osseuse.

B, protoplasma remplissant la cavité du corpuscule.

C,c, prolongements protoplasmiques dans les canalicules osseux.

Fig. 3. — (Oc. 1 obj. 9 à immersion de Verick).

Os sain : cellule osseuse rétractée dans l'intérieur du corpuscule osseux.

A, protoplasma de la cellule.

B, zone claire représentant l'espace laissé vide dans la cavité du corpuscule osseux, par suite de la rétraction de la cellule.

c, prolongements protoplasmiques traversant cet espace clair pour rejoindre la cellule osseuse.

VI

NOTE SUR LE TISSU RÉTICULÉ DES GRANULATIONS TUBERCULEUSES DU POUMON,

par M. **CHAMPEIL**[1].

I.—Rindfleisch et un certain nombre d'autres histologistes admettent depuis longtemps que le tissu réticulé prend part à la constitution des tubercules. MM. Cornil et Ranvier, par contre, dans leur manuel d'histologie pathologique, affirment que le réticulum, qu'on observe sur les coupes minces de tubercules traités au pinceau, n'est nullement du tissu adénoïde proprement dit, mais provient de la substance intercellulaire, durcie artificiellement par l'alcool ou l'acide chromique employés. — Il était donc intéressant de savoir si, oui ou non, les productions tuberculeuses renferment du tissu réticulé, et c'est dans ce sens que nos recherches ont été dirigées.

Les pièces qui ont fait l'objet de notre examen, provenaient d'un sujet mort de tuberculose ayant débuté par les organes génitaux et qui s'était ensuite généralisée assez rapidement au péritoine, à la plèvre, aux poumons et au péricarde. Vers le hile du poumon droit se trouvait une masse de granulations tuberculeuses agglomérées que nous recueillîmes et qui fut durcie suivant la méthode ordinaire : en la passant

[1] Les faits énoncés dans cette note ont été communiqués à la Société des sciences médicales de Lyon, dans sa séance du 21 juillet 1880.

successivement par l'alcool, l'acide picrique, la gomme et l'alcool.

Des coupes fines, pratiquées sur cette masse de granulations et colorées au picrocarminate d'ammoniaque, montraient en certains points des agglomérations de cellules lymphatiques, pressées les unes contre les autres et disposées de manière à rappeler grossièrement l'aspect du tissu caverneux d'un ganglion lymphatique avant le lavage au pinceau.

Connaissant les idées de l'un de nos maîtres, M. Chandelux, sur l'existence générale du tissu réticulé dans les points où les cellules migratrices restent longtemps accumulées en petits foyers, nous avons cherché à voir si les îlots embryonnaires observés sur nos préparations étaient formés par du véritable tissu adénoïde. Dans ce but, après avoir laissé les préparations dégorger dans l'eau pendant 24 heures, nous les avons traitées soigneusement par le pinceau et nous avons dégagé sur certains points un stroma réticulé véritable que nous allons maintenant décrire.

II.—Les coupes, chargées sur la lame de verre après avoir subi l'action du pinceau, ont été colorées par le picro-carmin et conservées dans la glycérine picrocarminée. Elles montrent alors des granulations tuberculeuses, pour ainsi dire colossales, formées ordinairement par la confluence de plusieurs granulations primitivement distinctes. Le centre de chacune des granulations composantes a subi la dégénération ordinaire; elles sont colorées en jaune orangé et l'on y distingue des noyaux plus ou moins atrophiés, englobés dans une substance grenue, translucide. Elles renferment des corps géants, granuleux, semés de noyaux et qui sont, pour la plupart, des moules de vaisseaux oblitérés. Sur leur marge, les granulations ont le plus souvent commencé à subir l'évolution fibreuse; ce tissu fibreux néoformé prend vivement le carmin et présente un éclat gras, homogène.

Chaque groupe de granulations est souvent entouré d'une coque de tissu fibreux lamelliforme qui lui constitue une enveloppe commune. Entre cette coque et les granulations existe du tissu réticulé parfaitement typique, traversé par des vaisseaux capillaires dont la paroi est le point de départ des travées de tissu réticulé. Au confluent de ces travées on trouve des cellules fixes, offrant le caractère exact des cellules nodales du tissu caverneux d'un ganglion ; les travées elles-mêmes sont constituées par des faisceaux conjonctifs délicats, qui, se rapprochant et s'écartant tour à tour, dessinent les mailles caractéristiques.

L'aire des travées est occupée par des cellules lymphatiques parfaitement vivantes.

Sur certains points, les vaisseaux du tissu réticulé montrent une prolifération de leur endothélium. Celui-ci devient grenu, remplit la lumière des vaisseaux et détermine la formation de figures géantes dont on peut suivre l'évolution. Quand ces figures géantes se sont formées, le contenu des mailles réticulées entourant le vaisseau prend l'aspect épithélioïde; il se forme de cette façon une granulation tuberculeuse naissante et pour ainsi dire d'extension. Ces granulations, plus avancées, passent partiellement à l'état fibreux, ou subissent la régression granuleuse. L'action du pinceau dégage alors un réticulum altéré dans sa forme, grenu, et dont les mailles sont occupées par des débris de cellules épithélioïdes ou embryonnaires désintégrées. Sur d'autres points la granulation tout entière (réticulum et cellules) a subi la désintégration, si bien que le pinceau l'enlève en bloc, dans sa partie centrale, en laissant sur la préparation une sorte de déchirure irrégulièrement arrondie. Dans la partie périphérique, par contre, le tissu réticulé persiste avec ses caractères et il est facile de le voir se continuer, d'une part avec la paroi des vaisseaux correspondants, d'autre part avec le tissu fibreux qui entoure la granulation. Il se comporte donc par rapport à cette enveloppe fibreuse comme le tissu réticulé des ganglions à l'égard des cloisons fibreuses émanées de la capsule.

III. — Dans les granulations conglomérées voisines de la plèvre, on peut suivre facilement le mode d'extension des îlots tuberculeux. De ces îlots en effet partent des bourgeons qui végètent dans les alvéoles pulmonaires, les remplissent et enfin les effacent. Cette végétation part ordinairement de certains points de la coque fibreuse du groupe, qui redevient à ce niveau embryonnaire. Les espaces interfasciculaires s'agrandissent, se remplissent de cellules lymphatiques actives, et ce point considéré constitue un bourgeon d'extension vers le poumon demeuré sain. Certains de ces bourgeons restent fibreux, mais beaucoup d'entre eux prennent les caractères du tissu réticulé vrai, c'est-à-dire que, consécutivement à l'action du pinceau, l'on peut voir que leur charpente connective est identique au tissu caverneux d'un ganglion lymphatique.

L'îlot tuberculeux s'accroît ainsi par une série de végétations centrifuges ; aussi, lorsqu'il a atteint un certain volume, il est au centre constitué par plusieurs granulations, entourées de tissu réticulé plus ou moins modifié renfermant des corps improprement nommés cellules géantes disposés en cercle autour du nodule initial, et en outre, l'ensemble de l'îlot est bordé par des coques fibreuses concentriques rompues de distance en distance par des traînées de tissu réticulé et dont la plus périphérique émet des bourgeons embryonnaires, réticulés ou fibreux empiétant sur les alvéoles. De pareils bourgeonnements de tissu fibreux ou adénoïde vrai, partent çà et là du pourtour des vaisseaux chroniquement enflammés, et contribuent, pour leur part, à la transformation du tissu pulmonaire demeuré sain et à l'extension consécutive des lésions chroniques.

IV.— On voit donc que, *dans certaines formes de tuberculose à lente évolution*, les granulations initiales s'agrandissent peu à peu et deviennent colossales par suite de la transformation de leur zone fibreuse périphérique en bourgeons de tissu réticulé vrai, tissu qui restera réticulé, ou qui deviendra plus tard fibreux, ou enfin dont les vaisseaux s'oblitéreront de façon à déterminer de nouveaux points de caséification.

La marge des nodules tuberculeux pulmonaires prend alors la constitution exacte d'une granulation du lupus tuberculeux (Colomiatti, Chandelux et Larroque). Dans les deux cas on voit le tissu réticulé vrai prendre une large part à la constitution de la lésion, et s'accroître par une transformation régulière du tissu fibreux au sein duquel elle évolue.

Il serait prématuré de conclure, sur ces données, que toutes les granulations tuberculeuses du poumon présentent un stroma adénoïde. *Le tissu réticulé n'est ici qu'un agent de lente extension.* Dans les cas, en effet, où des granulations discrètes sont semées dans le parenchyme pulmonaire, où elles ont disposition à s'organiser peu à peu, elles deviennent l'origine de petits foyers inflammatoires à tendance évolutive peu accusée et peu hâtive. Si de pareils foyers, formés de cellules embryonnaires ayant les propriétés générales des cellules lymphatiques, étaient très vite privées de leur vitalité, ils donneraient naissance à des îlots caséeux. Dans le cas considéré, les cellules migratrices, accumulées dans les intervalles de granulations, et dans les espaces interfasciculaires du tissu fibreux qui les entoure ou qui est semé le long des bronches et des artères, ont lentement édifié des nappes et des bourgeons de tissu réticulé par un mécanisme qui leur est propre, et dont l'exemple le plus frappant est donné par la fenêtration de certaines membranes séreuses, telles que l'épiploon, et mieux encore par la fenêtration progressive des néomembranes pleuro-pulmonaires.

L'existence réelle du tissu réticulé dans les points où je l'ai décrit a été vérifiée par M. le professeur Renaut, et les dessins qui accompagnent ce mémoire ont été faits d'après les préparations qu'il a exécutées pour contrôler les assertions précédentes.

EXPLICATION DES FIGURES DE LA PLANCHE VIII.

FIG. 1 *bis.* — Granulation géante limitée par une coque lamelleuse et entourée, à l'intérieur de cette coque, par du tissu réticulé.

(Picrocarminate d'ammoniaque. — Lavage au pinceau.)

G, granulation.
g, cellules géantes.
F, coque lamelleuse.
R, R, R, tissu réticulé.
E, portion non chassée au pinceau et renfermant des cellules lymphatiques. Sur ce point le tissu réticulé tend à devenir fibreux.
P, pigmentation de la coque lamelleuse de la granulation.
p, alvéoles pulmonaires.
(20 diamètres.)

FIG. 2 *bis*. — Extension du nodule tuberculeux par les bourgeons de tissu réticulé.

(Picrocarminate d'ammoniaque. — Lavage au pinceau.)

P, plèvre.

S, tissu fibreux sous-pleural de nouvelle formation.

G, Granulation tuberculeuse formant le centre du nodule et en voie de désintégration.

g, loge d'une figure géante.

G', figures géantes à noyaux multiples.

G'', figure géante du tissu réticulé.

BF, BF, bourgeons d'extension devenus fibreux.

B'F', B'F', bourgeons d'extension embryonnaires en voie d'évolution fibreuse.

BR, BR, bourgeons d'extension formée par du tissu réticulé vrai.

B'R', les mêmes dont les cellules lymphatiques n'ont pas été chassées.

AP, AP, alvéoles pulmonaires.

FIG. 3 *bis*. — Détail du tissu réticulé d'un bourgeon d'extension entourant une granulation.

(Picrocarminate. — Lavage au pinceau (300 diamètres).

VC. Capillaire sanguin.

V'C'. Une de ces branches située au-dessous et l'abordant en *a*.

E. Noyaux endothéliaux des capillaires.

R.R. Grandes travées réticulées naissant de la paroi du capillaire VC.

v v. Travées plus fines du tissu réticulé.

C f. Cellules fixes de ces travées

m, m. Cellules lymphatiques.

VII

ESSAI D'UNE NOMENCLATURE MÉTHODIQUE DES GLANDES,

par **J. RENAUT.**

SOMMAIRE. — I. Historique : l'ancienne école anatomique et la nomenclature variable des glandes. — Querelle de Ruysch et de l'École de Malpighi. — II. Terminologie Malpighienne. — III. Organites et organes gladulaires. — IV. Essai de nomenclature des glandes en cul-de-sac, tubuleuses et acineuses. — V. Glandes conglobées ; schéma de leur constitution anatomique. — Tableau des organes glandulaires.

I

Lorsque l'on étudie des glandes très simples, comme celles de Lieberkühn ou celles de la peau, l'on en peut faire aisément l'analyse et se rendre un compte exact de leur signification morphologique en l'absence de toute nomenclature régulière. Il en est encore de même pour des organes glanduleux très nettement différenciés comme les glandes salivaires. Mais quand on en vient à certaines glandes, telles que les glandes duodénales de Brünner, celles du larynx, ou encore le pancréas, on reconnaît qu'il s'agit d'organes très complexes, et, pour comprendre exactement la disposition de leurs parties, il est absolument nécessaire d'être, au préalable, en possession d'une nomenclature des glandes assez nette et claire pour que les termes employés dans les descriptions aient tous leur valeur propre, bien définie, et puissent être attribués avec précision dans chaque cas particulier.

On éprouve un certain étonnement à constater que, cependant, une pareille nomenclature n'existe pas. De prime abord rien ne semble plus clair que la notion d'une glande en grappe ou d'une glande en tube, que celle d'un acinus ou d'un grain glandulaire, que celle d'un follicule ou d'un crypte muqueux. Ces termes se retrouvent partout, et chacun pense les comprendre. Mais quand il s'agit de comparer entre elles les diverses glandes, et de savoir au juste à quel groupe naturel elles appartiennent, quel nom il convient de donner à chacune de leurs parties, la difficulté commence. Les termes que j'énonçais tout à l'heure ne sont en effet qu'imparfaitement définis par les classiques contemporains; et bien souvent, dans mon laboratoire, nous avons été embarrassés, mes élèves et moi, pour savoir si une glande donnée, l'une de celles contenues dans l'épaisseur des replis aryténo-épiglottiques ou dans la muqueuse de la trachée, par exemple, était une glande en tubes ramifiés ou une glande en grappe? ou encore si une glande de Méïbomius était une glande tubuleuse composée ou une production acineuse? Et si maintenant nous passons de ces glandes relativement simples à des objets tels que le foie ou le pancréas, l'embarras s'exagère, et il devient presque impossible de ranger de pareilles productions à leur place exacte dans la série des organes glandulaires.

La difficulté que nous ressentons actuellement, les anciens anatomistes l'éprouvaient eux-mêmes et sans doute plus que nous, puisqu'ils étaient à peu près dépourvus de tout moyen de la lever. Il nous est aujourd'hui facile, avec les méthodes de technique que nous possédons, d'analyser les glandes et de les disposer en séries d'après les caractères principaux, analogiques et différentiels, que nous aurons constatés dans leur structure. Les anciens ne le pouvaient pas; aussi l'un d'entre eux et des plus illustres, Boerhaave, avait renoncé à classer et même à définir les glandes d'après leurs caractères anatomiques. Il affirmait ainsi l'impossibilité qu'il avait constatée : *Glandularum facies adeò diversæ sunt ut nulla definitio proponi possit quæ omnem earum varietatem complectatur* (*Prælect. Academicæ*, § CCXLI, t. II, Gottingæ, 1740, p. 386).

D'où venait cette difficulté ? — En majeure partie de ce qu'à cette époque l'anatomie générale n'existait point. Les savants ne la soupçonnaient même pas, ni comme science ni comme méthode, quand bien même ils réunissaient instinctivement dans un même groupe des organes dont la similitude était trop évidente pour ne pas forcer l'attention. En dehors de là, on décrivait alors isolément les objets tels que les dissections les montraient, et on les comparaît à ceux connus de tous auxquels ils paraissaient ressembler le plus, sans aucun souci de la concordance des termes employés pour la description des parties homologues d'organes pourtant tout à fait similaires. Ainsi fait-on du reste encore à présent en anatomie pathologique descriptive. Tel des anciens anatomistes découvrait une glande dont les particules élémentaires lui semblaient pleines, et il les comparaît à des grains solides (*corpuscula*). Tel autre analysait une production glandulaire voisine de la précédente par sa forme générale, mais dont les éléments secréteurs lui semblaient creux ; il comparaît ces éléments soit à des grains de raisin (*acini*), soit à des follicules (*folliculi*), soit à des dépressions simples (*cryptæ*), en cherchant simplement l'exactitude dans ses comparaisons à l'exclusion de toute idée de nomenclature générale. Les termes de l'ancienne phraséologie anatomique eurent donc d'abord une signification purement comparative. Cependant les *descriptions particulières* des premiers anatomistes subsistèrent ; elles se transmirent sans grands changements jusqu'à nos jours, simplement copiées et recopiées par les auteurs des compilations, des compendiums et des manuels. Voilà pourquoi certains mots, tels par exemple que celui de *follicule*, ont une signification aujourd'hui tout à fait indéterminée. Trois objets aussi disparates que le sont une glande sébacée, une glande de Lieberkühn, et les grains blanchâtres que l'on trouve accolés dans la rate aux ramifications des artères, sont souvent désignés par ce même nom; ils ne l'avaient primitivement mérité que parce que les anciens leur avaient trouvé une ressemblance grossière avec des fruits disposés en follicules ou avec les folioles d'une feuille composée auxquelles on donnait alors également le nom de follicules.

Une seconde cause de confusion naquit de la lutte mémorable qui s'éleva, dans la première partie du siècle dernier, entre les partisans des idées de Malpighi et l'illustre anatomiste Ruysch qui porta l'art des injections à un si haut degré de perfection [1]. Comme tous ceux qui introduisent dans la science des méthodes nouvelles, Ruysch attendait de la sienne propre la solution de presque toutes les questions pendantes; il l'appliqua à l'étude de la structure des viscères glanduleux, et arriva à cette conception qu'ils étaient tous formés exclusivement par des vaisseaux entrelacés ou enroulés en glomérules. (*Omnia viscera solis vasorum glomeribus absque fabrica glandulosa fieri.* Haller, *Prælect. Acad. loc., cit.*, p. 389, note *a*.) A tous les raisonnements de ses adversaires, il opposait ses préparations dans lesquelles il montrait manifestement le passage de la matière à injection dans les canaux excréteurs sans aucun intermédiaire, et cela notamment dans le rein [2], dans le foie [3], dans la glande lacrymale [4], c'est-à-dire dans trois types de glandes très différents. De

[1] On s'est quelquefois demandé si véritablement Ruysch méritait, pour ses injections, le renom universel qu'il possède encore. Je crois être un des anatomistes qui ont été le plus à même d'étudier les injections de Ruysch, car l'une d'elles (peau de toute une moitié latérale de la tête, de la face et du cou), et faisant partie de la collection de mon compatriote M. Renou (de Tours) a été mise à ma disposition. Le derme était transparent comme de la corne, et avec un objectif n° 1 ou 2 de Verick, laissait voir les réseaux vasculaires injectés à la cire d'Espagne rouge, comme dans l'une de nos meilleures injections histologiques contemporaines.

[2] Boerhaave. *Prælect. Acad.*, § 247, t. II, p. 426.

[3] Ortlob. *Obcon. anim.*, p. 132.

[4] Ruysch. *Thes. X*, n° 124.

plus, en faisant macérer dans l'eau ses préparations injectées, il mettait en évidence les réseaux vasculaires enveloppants des culs-de-sac glandulaires, et concluait de là que la membrane propre de ces culs-de-sac était uniquement constituée par des vaisseaux sanguins entrelacés. Tout se réduisait donc pour lui à des *cryptes* (cryptæ) ou à des enroulements vasculaires (*glomeri*, *glomeruli*). La théorie de Ruysch, faiblement attaquée par Boerhaâve [1], et à peu près adoptée par le plus grand des classiques du XVIIIe siècle, Haller, venant encore superposer sa terminologie propre aux nomenclatures anciennes, acheva de les embrouiller et d'en rendre les termes de plus en plus indéterminés.

Et cependant, Malpighi et ses élèves avaient absolument raison contre Ruysch. Il est bien démontré maintenant que les liquides glandulaires sont sécrétés dans des cavités closes particulières dont les conduits émissaires s'ouvrent tous sur les muqueuses ou à la peau. De plus, si notre nomenclature des glandes est aujourd'hui confuse et renferme des termes mal précisés pour la plupart, je me hâte de dire que la faute n'en est pas non plus à Malpighi. Ce grand anatomiste, je pourrais presque dire ce *grand histologiste*, puisque l'histologie lui doit des découvertes capitales, avait non seulement analysé et décrit, mais encore classé les glandes dans un ordre logique et simple que l'on aurait dû conserver, et prendre même pour base de la nomenclature actuelle. Je vais exposer brièvement la classification de Malpighi avant de donner celle que j'adopte ; car cette dernière n'en sera que le simple développement. Dans une question de taxinomie anatomique où il s'agit surtout de régler la valeur des termes et de donner à chacun un sens précis, j'ai été heureux de pouvoir m'appuyer sur une autorité grande et ancienne, et de lui emprunter les termes fondamentaux de ma division des glandes. J'espère éviter ainsi le reproche que méritent trop souvent les auteurs d'ouvrages et d'articles didactiques : à savoir de se borner à créer des mots nouveaux pour décrire des choses parfaitement connues.

[1] BOERHAAVE. *Epistola de Gland. fabr. ad Ruyschium.*

II

Malpighi décrivit quatre ordres de glandes : 1° simples ou élémentaires (*simplicissimæ*) ; 2° agminées ; 3° conglomérées ; 4° conglobées [1].

A. La glande élémentaire est considérée par cet anatomiste et par ceux qui suivirent son opinion comme *un organe creux, formé par une simple paroi déprimée en cavité. Autour de la paroi* ET TOUJOURS EN DEHORS D'ELLE *viennent s'ordonner en réseau des vaisseaux contenant du sang artériel*[2] *fournissant les éléments de la sécrétion, laquelle s'amasse dans la cavité pour s'en écouler ensuite par un orifice excréteur particulier* [3]. Tels sont, dit Haller [4], presque tous les follicules mucipares du système digestif, respiratoire, urinaire et les follicules sébacés du tégument. Cette définition n'était pas même sérieusement discutée par Ruysch, qui reconnaissait l'existence d'une membrane propre limitant le follicule dont il changeait seulement le nom pour l'appeler crypte ; se montrant par là subtil : (*iniquior Malpighio*) ajoutait Haller, qui n'approuvait pas ce changement de dénomination, et le considérait comme concourant à obscurcir la terminologie. Nous avons déjà vu combien il avait raison. Je ferai remarquer ici combien aussi cette définition ancienne de la glande élémentaire est exacte ; il n'y manque absolument que la notion du revêtement épithélial du cul-de-sac [5]. A cela près, l'on reconnaît aisément la disposition fondamentale des glandes simples que chacun peut avoir étudiées : de la glande sudoripare ou du follicule mucipare

[1] MALPIGHI. *De Glandulis conglobatis ; ab init.*, p. 2.

[2] Des capillaires artériels que les anciens appelaient des *artères cylindriques ; cylindricas esse, ubi unum globulum sanguineum vehunt, necesse est* (Haller. in *Prælect. Acad.*, p. 398, t. II, note *b*).

[3] BOERHAAVE. *Loc. cit.*, § 241, p. 388.

[4] *Ibid.*, note *a*.

[5] Quelle que soit aujourd'hui l'importance fondamentale de cette notion, on conçoit que les anciens anatomistes, dépourvus des ressources de l'analyse histologique précise, n'aient pu l'acquérir.

sacciforme de l'œsophage de la cresserelle commune par exemple.

B. Les glandes agminées sont formées par la réunion des glandes élémentaires. Elles se forment quand plusieurs follicules simples réunissent en un seul leurs orifices émissaires (*emissaria*). Telles sont certaines glandes sébacées complexes [1], celles de Meibomius et les glandes odorantes du pourtour de l'anus de quelques animaux [2].

C. Les glandes conglomérées constituent le troisième ordre. Elles sont, du reste, de toutes les plus remarquables, ce qui fait que, considérées comme glandes à la simple inspection de leurs lobes, de leurs lobules et de leurs canaux ramifiés, elles ne paraissaient pas avoir besoin d'être autrement définies : (*conglomeratas... fere a facie definiunt anatomici* [3]), disait Haller; il ajoutait cependant que pour l'école de Malpighi et pour Boerhaâve, ces *glandes sont formées de grains (acini) enveloppés chacun par une petite membranule distincte entourée extérieurement par les vaisseaux sanguins, et disposés sur un canal excréteur ramifié recevant un à un leurs orifices émissaires*. Des cloisons de tissu cellulaire, enveloppant par séries les grappes glandulaires, déterminent la lobulation de la masse entière en même temps qu'elles en relient entre eux les éléments (*partes factæ ex acinis; qui propriis membranulis conclusi fabricâ cellulosâ uniuntur* [4]). Malpighi faisait, du reste, de la conglomération un cas particulier de l'agmination, et rapportait souvent les glandes conglomérées à son deuxième ordre de glandes.

D. Enfin dans un quatrième ordre étaient rangées les glandes dites *conglobées*, distinguées pour la première fois, des précédentes par Sylvius de Le Boë [5], puis étudiées en détail successivement par Nicolas Sténon [6] et par Malpighi [7].

[1] MALPIGHI. *In posth.*, p. 126, tab. XVI, f. 10.

[2] WEFFER. EN. C., Dec. I, Ann. II, obs. 251.

[3] HALLER, *loc. cit.*

[4] *Voyez* aussi BOERHAAVE. *Loc. cit.*, § 241 et § 257.

[5] *Disput. med.*, V., 25, 26, 27.

[6] STÉNON. *De musculis et glandulis*, p. 32.

[7] *De gland. conglob.*, p. 2.

Sous ce nom, les anatomistes anciens désignaient unanimement les glandes lymphatiques.

Dans cette nomenclature si simple et si précise, rien ne paraît manquer de fondamental si ce n'est la distinction de la glande en tube et de la glande formée de grains glandulaires arrondis. Les ganglions lymphatiques sont compris dans la classification sous le nom de glandes conglobées ; on les a depuis, à juste titre, séparés des glandes vraies. Mais le terme de *glande conglobée* sera retenu par nous. Il définit en effet très bien des corps glandulaires, tels que le foie, qui ne sont divisibles par le scalpel ni en lobules ni en lobulins, qui forment souvent une masse parenchymateuse, et qui surtout ne se comportent pas par rapport aux vaisseaux sanguins à la façon des glandes ordinaires. La seule innovation taxinomique que nous proposerons aura donc simplement pour résultat d'appliquer à certaines glandes un nom qui existait dans l'ancienne nomenclature de Malpighi, et qui, tombé en désuétude et ne se rapportant plus actuellement à aucun organe glandulaire vrai, peut être relevé et recevoir une définition nouvelle.

III

Lorsque l'on examine les différents agents de la sécrétion chez les animaux, on reconnaît sans peine qu'ils se divisent en deux grands groupes. Les uns sont de simples corps cellulaires disséminés dans les épithéliums, intercalés aux cellules de revêtement de l'entoderme, de l'ectoderme ou même parfois du mésoderme [1], et seulement modifiés et adaptés pour remplir leur fonction sécrétoire. Les autres sont différenciés en organes et forment les glandes que chacun connaît.

(*a*) Les premiers éléments sécréteurs sont surtout représen-

[1] Un petit nombre d'agents glandulaires paraissent en effet se développe, aux dépens du mésoderme. Sans citer le corps de Wolff, dont l'origine est discutée, tels sont les épithéliums sécréteurs développés dans les productions adventices des ovaires et peut-être aussi ceux décrits par M. Subbotine dans les synoviales.

tés par *les glandes à mucus monocellulaires* et ont pour type la *cellule caliciforme* décrite d'abord par Gruby et Delafond sous le nom *d'épithélium capitatum*, puis étudiée ensuite dans ses détails par F.-E. Schultze et la série des histologistes contemporains. L'apparition de cette cellule dans les muqueuses marque le début de la différenciation glandulaire au sein des éléments épithéliaux primitivement tous identiques les uns aux autres. Chez l'amphyoxus et chez les cyclostomes, par exemple, le tractus intestinal tout entier est revêtu uniformément d'épithélium cylindrique à cils vibratiles. Chez les poissons proprement dits, cette uniformité cesse d'exister. Entre les cellules épithéliales restées cylindriques, mais présentant un plateau cuticulaire strié et non plus hérissé de cils mobiles et libres, apparaissent des cellules particulières, intercalées de distance en distance dans la couche de revêtement. Dans ces cellules, le protoplasma forme un croissant basal renfermant le noyau refoulé à la partie inférieure de l'élément. Au-dessous du noyau, ce protoplasma se poursuit sous forme de pédicule simple ou ramifié, imitant le pied d'un verre ou la pointe d'une urne. Au-dessus du noyau existe une cavité véritable soit disposée en cornet ou en coupe (*cellules cupuliformes*) [1] ou encore en gobelet (*cellules caliciformes pr. dites* [2], soit enfin figurant une véritable urne antique avec son ventre renflé, son goulot et son orifice évasé qui perce d'un trou rond la cuticule générale formée par la fusion de tous les plateaux cellulaires striés (*cellules lagéniformes*) [3]. La cavité de semblables éléments contient toujours un globe de mucus qui s'en écoule par l'orifice ouvert à la surface de la muqueuse, et qui joue ici le rôle de conduit émissaire.

De pareils éléments sont de véritables glandes monocellulaires et montrent même la fonction glandulaire dégagée, pour ainsi dire, de l'action prochaine des vaisseaux. Ceux-ci en effet restent toujours à distance du petit appareil, et n'af-

[1] Œsophage de la grenouille.

[2] Œsophage de la cistude d'Europe.

[3] Intestin et estomac des poissons cyprinoïdes et de la chevaine commune (squalius cephalus).

fectent même aucune disposition particulière dans le derme muqueux exactement subjacent à la cellule mucipare. La formation du produit sécrété est bien le résultat de l'activité propre de la cellule, différenciée pour ce but et transformée ainsi en un petit organe élémentaire, en un *organite*, pour employer l'une des expressions les plus heureuses de la terminologie de l'éminent professeur, M. Milne-Edwards.

Les muqueuses, semées de nombreux organites glandulaires deviennent, on le conçoit, de véritables *surfaces sécrétoires* qui tendent sans cesse à se multiplier par la formation de plis d'abord longitudinaux, puis s'entrecoupant de façon à former des fossettes de plus en plus étroites et nombreuses. Enfin souvent, dans certaines régions, la muqueuse voit son épithélium de revêtement faire place à des cellules mucipares qui remplacent exclusivement sur une certaine étendue les cellules à plateaux striés. Ainsi se produisent des surfaces glandulaires différenciées, qui restent planiformes ou se multiplient par suite de la production de plis cloisonnants plus ou moins nombreux. Sur certains points de passage, la muqueuse est ainsi transformée en une véritable glande disposée en surface : Telle est l'origine et la signification des plis de l'arbre de vie du col utérin, des fossettes glanduleuses signalées par M. Herrmann à l'union du rectum et de l'anus [1], et aussi de la région admirablement plissée et mucipare décrite par mon élève M. Garel à la partie inférieure de l'œsophage de la vipère [2].

(*b*) J'ai montré depuis longtemps que ces *plis glanduleux*, à mesure qu'on les examine chez des termes de la série de plus en plus élevés, se régularisent, deviennent cylindriques d'abord dans leur portion profonde, puis progressivement dans toute leur hauteur, et finissent par former enfin de véritables organes glanduleux complètement différenciés. Là où la muqueuse s'est cloisonnée et rédupliquée en conservant ses caractères ordinaires, c'est-à-dire lorsqu'au fond des fossettes

[1] Thèse de Paris, 1880.

[2] GAREL. *Glandes de la muqueuse intestinale et gastrique de l'homme et des vertébrés*, Paris, Delahaye, 1879.

et des plis glanduleux l'épithélium reste formé de cellules à plateau strié semées de cellules caliciformes intercalaires, il s'édifie des glandes de Lieberkühn, qu'on peut considérer comme les *organes glandulaires* les plus simples, réduits à des diverticules tubuliformes de la surface épithéliale générale. Là où les plis sont uniformément revêtus d'épithélium caliciforme, s'édifient des glandes tubulaires différenciées, *des glandes à mucus.*

J'ai pris la surface intestinale pour type de ma description parce que c'est là le lieu où l'on peut suivre le plus aisément la transformation des types glandulaires les plus simples les uns dans les autres. La glande monocellulaire (*l'organite sécréteur*) paraît d'abord, puis la *surface glandulaire* se constitue. Enfin, des *plis glanduleux*, peu à peu individualisés, proviennent les premiers *organes glandulaires* différenciés : les glandes en tube simple.

Nous sommes ainsi conduits à effectuer, dans le système général préposé à la sécrétion, une première division fondamentale. Nous distinguerons donc : 1° des *organites glandulaires ;* 2° des *organes glandulaires ;* et nous établirons le tableau suivant :

(1) Sécrétion effectuée par des	a. Organites glandulaires........	*a*. Intercalés aux épithéliums de revêtement............		I.	Surfaces muqueuses.
		b. groupés en surfaces	planiformes......	II.	Surfaces glandulaires.
			compliquées par des plis.......	III.	Plis glanduleux.
	b. Organes glandulaires.				

IV

Nous allons actuellement passer en revue les divers agents de la sécrétion disposés sous formes d'organes distincts, et essayer chemin faisant d'établir une classification logique de ces différents organes glandulaires, en prenant pour point de départ premier la nomenclature ancienne de Malpighi.

L'analyse histologique convenablement appliquée à l'étude des organes glandulaires permet de les séparer d'abord en deux grands groupes.

(*A*) Dans la majorité des glandes, qu'il s'agisse d'une

glande simple comme celle de Lieberkühn, ou compliquée comme la parotide, on reconnaît facilement, sur les préparations injectées et ensuite convenablement préparées, que les éléments cellulaires sécréteurs, les cellules glandulaires proprement dites, affectent constamment un groupement régulier à la surface interne d'une paroi propre membraniforme qui les entoure et qui est disposée en *cul-de-sac*. Ils constituent, par rapport à cette paroi propre, un revêtement épithélial véritable. La surface qui unit leurs portions libres dessine une lumière centrale qui se continue avec celle de l'orifice émissaire abouché lui-même, soit directement sur une muqueuse ou sur la peau, soit sur un système plus ou moins arborisé de canaux excréteurs. En tout cas, *jamais le système vasculaire sanguin ni le tissu conjonctif ne pénètrent au sein de ces groupes d'éléments glandulaires dont la paroi propre les sépare toujours*, à la façon des zones limitantes du derme et des chorions muqueux, qui bornent l'extension des vaisseaux, constamment maintenus subjacents aux épithéliums et à distance d'eux.

La paroi propre, qui donne le modèle du cul-de-sac, est une différenciation du tissu fibreux chorial. Nulle part peut-être elle n'est plus évidente et plus épaisse que dans les glandes sudoripares. Elle y représente la limitante vitrée du derme énormément accrue, stratifiée, formée de lames de substance fondamentale hyaline et offrant une constitution analogue à la membrane de Descemet, c'est-à-dire celle d'une membrane *basale*. Une épaisseur relativement considérable de ce tissu particulier sépare les vaisseaux de l'épithélium sécréteur. La glande est donc ici représentée par un *organe individualisé limité par une membrane propre disposée en cul-de-sac, tapissée en dedans par un épithélium sécréteur continu, interceptant une lumière centrale qui se poursuit avec celle de l'orifice émissaire; le cul-de-sac est entouré par des vaisseaux sanguins, artériels, capillaires et veineux, ordonnés en réseaux extérieurs à la paroi*. C'est la définition de la glande élémentaire proposée par Malpighi et par Boerhaâve, et simplement précisée et étendue.

Un premier groupe de glandes doit donc être distingué : c'est celui des *glandes en cul-de-sac* dans lesquelles les groupes de cellules sécrétoires ne sont jamais pénétrés ni morcelés par les vaisseaux sanguins.

(*B*) A côté de ces glandes il en existe d'autres, en petit nombre il est vrai, mais qui tiennent dans l'organisation des animaux supérieurs une place considérable, tant au point de vue morphologique que physiologique, et qui sont édifiées sur un type tout différent. Tels sont le foie et le pancréas des vertébrés, le premier disposé en une sorte de masse viscérale et qui ne rappelle les glandes ordinaires que par son conduit excréteur arborisé; le second offrant macroscopiquement la plus grande ressemblance avec les glandes vraies telles que la sous-maxillaire et la parotide.

Examinons ces glandes sur des pièces injectées à l'aide de la gélatine colorée par le carmin ou le bleu de Prusse. Nous reconnaîtrons de suite que les vaisseaux se comportent, à l'égard de leurs éléments sécréteurs constitutifs, d'une façon toute particulière :

Dans le pancréas, les grains glandulaires offrent une configuration pseudo-acinique. C'est-à-dire que chacun de ces grains est ovalaire ou arrondi, limité en dehors par une membrane connective qui le dessine, et à la face interne de laquelle existe une rangée de cellules glandulaires disposées grossièrement à la façon d'un épithélium, c'est-à-dire adhérentes à la paroi par leur base, adjacentes entre elles par leurs côtés, et avec un sommet libre limitant une lumière. Mais dans cette lumière existe le plus souvent un lame connective *intra-acineuse*, qui suit la lumière pendant un certain parcours, puis se branche pour regagner les vaisseaux pariétaux par un de ses rameaux tandis que l'autre se poursuit dans l'axe de la cavité glandulaire, etc. Bref, ici, le groupe glandulaire n'est plus disposé dans un cul-de-sac limité et séparé des vaisseaux; il est incessamment abordé par des expansions connectives de ces derniers, pénétré par elles, ses éléments occupent les mailles de cloisons émanées des vaisseaux. Ici donc point de cavités infundibuliformes constituant un système de canaux borgnes s'ouvrant dans des conduits collecteurs par des orifices émissaires nets. Les canaux excréteurs atteignent les masses lobulinaires de la glande et se résolvent en branches grêles, s'insinuant entre les éléments sécréteurs dans l'intervalle des cloisons conjonctives et se terminant par des espaces canaliformes lacunaires, interceptés par les cuticules des cellules sécrétoires qui ne sont pas au contact exact. De là le réseau singulier et délicat injecté par Saviotti dans le pancréas, par Hering dans le foie, où la structure que nous décrivons est encore mieux connue et pour ainsi dire devenue classique, et où les vaisseaux sanguins eux-mêmes pénètrent dans l'intervalle des cellules.

Nous donnerons à cette seconde sorte d'organes glandulaires le nom de *glandes conglobées* que les anciens anatomistes réservaient aux seules glandes lymphatiques. Ce nom les sépare nettement et comme il convient des glandes ordinaires avec lesquelles ils présentent de si grandes différences morphologiques. De plus, de pareilles productions sont toujours (même quand il s'agit de pancréas) indivisibles par le scalpel en *acini* véritables ; on n'y peut séparer que des lobes et des lobules en forme de coin (pancréas) ou de polyèdre (foie) toujours absolument liés entre eux, inséparables quand ils dépendent d'un même vaisseau, et toujours, si petits qu'ils soient, pénétrés dans toutes leurs parties par les dernières ramifications des vaisseaux sanguins, ou cloisonnés par le tissu connectif qui accompagne ces vaisseaux dans leur trajet.

Nous arrivons de la sorte à effectuer une première coupure dans le groupe des organes glandulaires, et à proposer la dichotomie suivante :

(2) Organes glandulaires.	A. Les groupes d'éléments glandulaires séparés des vaisseaux par une paroi propre disposée en cul-de-sac vrai..........................	I. Glandes en cul-de-sac.
	B. Les groupes d'éléments glandulaires pénétrés par les vaisseaux ou le tissu conjonctif et sans paroi sacciforme continue..........................	II. Glandes conglobées.

A. Glandes en cul-de-sac. Nous avons vu que le plus simple des organes glandulaires est la glande de Lieberkühn qui n'est que le fond d'un pli glanduleux de plus en plus régularisé et finissant par être disposé en un tube cylindrique. Ce tube, limité par une paroi propre mince, qui n'est nullement formée d'un endothélium comme le pensait mon ami M. Debove, mais par une expansion membrano-sacculaire du chorion muqueux, se termine toujours comme un tube d'essai fermé à la lampe, sans aucun renflement ampullaire. C'est cette particularité tout anatomique que nous prendrons pour caractéristique de la glande *tubuleuse*. Elle la distingue nettement des autres glandes, telles par exemple que celles de l'œsophage de la cresserelle, dont la membrane propre est toujours renflée à son extrémité borgne de manière à figurer une bourse à demi fermée, ou un sac en forme de poire ou de graine de raisin. Ces dernières glandes, élargies à leur base, ont pour éléments premiers non pas des tubes, mais des ampoules ou des grains (*acini*) et méritent pour cela le nom de *glandes acineuses*.

(3) A. Glandes en cul-de-sac.		
	α Tubes cylindriques sans renflement ampullaire terminal....	Tubuleuses.
	β Grains glandulaires renflés à leur base en bourse ou en poire.	Acineuses.

Examinons d'abord les glandes tubuleuses : les unes sont formées par un tube constitué par un cylindre droit, borgne à son extrémité profonde et revêtu à son intérieur par un épithélium continu soit mixte (cellules à plateau et cellules à mucus intercalées) comme dans les glandes de Lieberkühn, soit exclusivement mucipare (glandes pyloriques de la grenouille, du chien, des mammifères en général), soit plus ou moins différencié suivant la hauteur (glandes du cardia de l'homme). Parfois le tube s'est enroulé autour de son extrémité borgne (glandes sudoripares) sans pour cela présenter de renflement appréciable à ce niveau. Ces glandes forment un groupe naturel parmi les tubuleuses, ce sont les GLANDES TUBULEUSES SIMPLES dont la glande de Lieberkühn est *le type entodermique*, la glande sudoripare le *type ectodermique*.

Il arrive fréquemment que la glande tubuleuse se ramifie à son extrémité profonde de façon à devenir multifide. Les tubes secondaires se terminent alors en cul-de-sac sans présenter de renflement : à la façon des doigts d'un gant (estomac de la vipère, quelques glandes du cardia de l'homme). Nous donnerons à ces glandes le nom de *glandes tubuleuses ramifiées*.

Enfin l'on observe des glandes composées de tubes entés les uns sur les autres à la façon de rameaux se divisant suivant les lois de la dichotomie fausse, jusqu'à devenir innombrables et à former, par leur groupement, des lobes, des lobules et des lobulins analogues à ceux des glandes que les anciens appelaient conglomérées. Cette disposition est surtout évidente dans le testicule, elle l'est, quoique à un moindre degré dans les glandes duodénales de Brunner. Ce qui donne à ces sortes de productions glandulaires leur caractère typique, c'est qu'en réalité elles semblent bien être formées par les ramifications successives d'un même tube qui donne naissance à d'autres tubes insérés sur lui, de diamètre à peine inférieur au sein propre, terminés en cul-de-sac sans renflement; certaines offrent en outre cette particularité, que l'épithélium de revêtement est identique partout, aussi bien dans les canaux collecteurs que dans les culs-de-sac terminaux. Les tubes ramifiés des glandes de Brünner, par exemple, s'ouvrent soit directement au fond des plis de la muqueuse duodénale, soit dans l'une des glandes de Lieberkühn contenues au sein de cette muqueuse. En dehors de là, ils n'ont pas de canaux excréteurs différenciés. De pareilles glandes ressemblent par leur forme lobulée générale aux glandes en grappe vraies, elles en diffèrent par l'absence de canaux excréteurs et par la forme nettement tubulaire de leurs culs-de-sac sécréteurs. Nous leur donnerons donc le nom de *glandes conglomérées tubuleuses* qui leur convient de par leurs caractères morphologiques et suffit en outre à les séparer des glandes racémeuses vraies du type lacrymal et salivaire.

La nomenclature des glandes tubuleuses peut être résumée dans le tableau suivant :

(4) Glandes tubuleuses.	I. Simples........	Ex.	Glande de Lieberkühn. Glande sudoripare.
	II. Ramifiées.......	Ex.	Glandes du cardia de l'homme.
	III. Conglomérées...	Ex.	Testicule. Glandes de Brünner.

Nous avons vu qu'à côté des glandes tubuleuses, dont les culs-de-sac sont cylindriques dans tout leur parcours, existent des glandes que nous avons nommées acineuses et qui sont caractérisées par ce fait que leurs grains glandulaires sont renflés à leur extrémité borgne sous forme de bourse ou de poire. Examinons de plus près ces culs-de-sac renflés ; nous verrons que les uns, isolés ou disposés en groupes, ne sont jamais insérés sur un système distinct de canaux excréteurs : telles sont les glandes muqueuses œsophagiennes, palatines, celles de Meibomius dont les lobes, quand ils existent, s'ouvrent dans une cavité générale tapissée d'un épithélium sécréteur semblable au leur propre et qui s'ouvre elle-même directement sur une surface muqueuse par un orifice émissaire; les autres, telles que la parotide, insèrent sur un système excréteur arborisé leurs petits sacs sécréteurs aciniformes. Les premières glandes se réduisent donc à ces cavités pyriformes que les anciens nommaient follicules ; aussi leur réserverons-nous le nom de *glandes acineuses folliculeuses*.

Les glandes folliculeuses comprennent deux variétés : 1° glandes folliculeuses simples; 2° glandes folliculeuses agminées.

Le type des glandes folliculeuses simples nous est fourni par les glandes œsophagiennes de la cresserelle jeune adulte. A leur niveau l'ectoderme est comme coupé à l'emporte-pièce pour ménager l'orifice émissaire. La paroi de la glande, dessinant une simple dépression en forme de poire, est formée par du tissu connectif disposé en mince membrane lamelleuse tout autour du cul-de-sac glandulaire. C'est sur cette membrane que s'insèrent les cellules à mucus, et là où elles manquent, c'est-à-dire au voisinage de la perforation de l'ectoderme qui sert d'orifice excréteur, la membrane fibreuse de soutènement cesse aussi d'exister. Cette membrane est semée de noyaux aplatis qui sont ceux des cellules connectives occupant les espaces interlamellaires. Elle se termine du côté de la glande par un bord festonné. C'est dans ces festons, ou plutôt dans les loges analogues à des impressions digitales qu'ils interceptent à la surface de la membrane d'enveloppe, que reposent, par leur fond, les cellules destinées à la sécrétion du mucus. Il ne s'agit plus ici de cellules caliciformes à orifice préformé et persistant, mais de cellules cylindriques claires imprégnées de mucus dans toute leur hauteur et présentant un noyau logé tout à fait au fond de la cellule, c'est-à-dire directement appliqué sur la paroi propre. Je ferai remarquer que cette constitution de l'organite sécréteur sera désormais retrouvée dans les glandes plus complexes dont la description va suivre, à l'exclusion des cellules caliciformes véritables, munies d'un orifice disposé en gobelet, en coupe ou en goulot. A l'individualisation complète de la cellule glandulaire fait ainsi place l'individualisation de plus en plus accusée du cul-de-sac sécréteur.

De la réunion d'un certain nombre de follicules simples analogues à celui que nous venons de décrire naissent les glandes folliculeuses agminées ; elles sont de deux ordres suivant que leur complication résulte du cloisonnement de la cavité folliculaire qui forme le centre de l'agmination, ou qu'elle est produite par un bourgeonnement de cette cavité créant, autour d'elle, une série de follicules secondaires disposés à son égard comme les folioles d'une feuille composée par rapport au limbe primitif qui les supporte.

Les glandes folliculeuses agminées et cloisonnées ont pour type les nombreux organes glandulaires qui, situés dans la seconde portion de l'œsophage du pigeon, sont considérés par les naturalistes comme pouvant devenir le siège d'une sécrétion analogue à celle du lait, secrétion qui naît au moment où l'oiseau doit nourrir ses jeunes, et disparaît ensuite, restituant à l'organe glanduleux sa fonction mucipare ordinaire[1]. De pareilles glandes ont un contour régulier, et chacune d'elles forme un grand cul-de-sac dont la paroi générale est absolument lisse comme celle d'un follicule mucipare simple. De gros vaisseaux de distribution forment un réseau à mailles larges autour de cette paroi. Mais à l'intérieur la membrane propre de la glande subit une série de relèvements

[1] Je n'ai pas eu l'occasion de vérifier directement ce dernier fait, indiqué depuis longtemps par les naturalistes.

et dessine une quantité de cloisons qui rendent alvéolaire la cavité glandulaire. Chaque alvéole est profond, disposé en cul-de-sac élargi à sa base, entouré par un fin lacis de vaisseaux conduits par les replis cloisonnants, et revêtu d'épithélium mucipare. Dans une pareille production, un seul alvéole représente exactement une glande folliculeuse simple. La glande a donc vu ses surfaces se multiplier par des cloisons de refend, ou en d'autres termes par le mécanisme du bourgeonnement *endogène de sa paroi.*

Les glandes du type *diverticulaire* peuvent être au contraire représentées par celles de Meibomius. Autour d'une cavité unique, jouant le rôle de canal collecteur, mais ne possédant pas d'épithélium différencié, sont groupés une foule de follicules sébacés, renflés à leur base, et s'insérant sur le canal collecteur à la façon des folioles des feuilles composées du type penné sur la nervure qui leur sert de pétiole commun. Chaque follicule fait une saillie latérale et constitue un diverticule. Ici la glande à ses surfaces multipliées, et se compose, par le mécanisme de la végétation de sa paroi sous forme de plis ou de *bouillons exogènes.* Nous établirons donc, pour le double groupe des glandes folliculeuses, le tableau suivant :

(5) Glandes folliculeuses agminées.	**Cloisonnées.** Les follicules secondaires interceptés par cloisonnement endogène.................. Ex.	Glandes œsophagiennes du pigeon.
	Diverticulaires. Les follicules secondaires interceptés par des expansions latérales sacciformes.......... Ex.	Glandes de Meibomius.

Jusqu'ici, dans les glandes acineuses dont nous venons de faire la rapide revue, nous n'en avons pas trouvé qui possèdent de canaux excréteurs nettement différenciés. Le canal commun qui sert d'aboutissant à tous les orifices émissaires secondaires d'une glande de Meibomius n'est qu'une *cavité collectrice*, qui n'est individualisée ni par un épithélium particulier, ni par une charpente connective spéciale.

Lorsque les glandes acineuses se *conglomèrent*, pour former une glande composée d'un grand nombre de sacs sécréteurs dont le produit de sécrétion doit être déversé sur un point unique d'une muqueuse, on voit apparaître les canaux différenciés et arborisés qui sont caractéristiques de la glande *racémeuse* ou en grappe proprement dite.

(*a*) Considérons un premier type de ces glandes : Les glandes contenues dans l'épaisseur des replis ary-épiglottiques ou situées entre la muqueuse du vestibule laryngé et le système aryténo-corniculé qui lui sert de squelette.

La glande est formée de longs culs-de-sac, branchés les uns sur les autres comme des doigts de gant ramifiés, à la façon de ceux des glandes conglomérées tubuleuses. (Ex. glandes duodénales de Brunner.) Mais ces tubes sont, à leur extrémité terminale, et latéralement sur leur parcours, munis de bosselures diverticulaires qui s'insèrent sur eux comme une série de grains. Ces bosselures sont tapissées d'un épithélium granuleux semblable à celui des glandes à ferment ; ils répondent exactement aux croissants de Giannuzzi de la sous-maxillaire. Les boyaux tubulaires sur lesquels ils sont insérés sont revêtus d'un épithélium mucipare clair, analogue à celui des glandes de Brunner, mais dont l'exoplasme est irrégulièrement strié par des granulations. Une série de diverticules en doigts de gant ainsi constitués viennent tous s'ouvrir dans un large canal collecteur revêtu de hautes cellules mucipares claires, tout à fait analogues à celles d'une glande pylorique. Ce canal individualise un lobule ; il occupe le centre de ce dernier, reçoit chemin faisant tous ses boyaux arborisés. Dans les intervalles de ces derniers, il est lui-même entouré de calottes renfermant des cellules granuleuses, dont les grains sont rendus d'un jaune verdâtre par la fixation faite à l'aide de vapeurs d'osmium et qui se teignent fortement en rouge sous l'influence de l'éosine hématoxylique, tandis que les cellules mucipares du canal collecteur et des boyaux arborisés prennent une belle teinte bleue par l'action du même réactif.

Chaque canal collecteur se joint à l'un de ses similaires émané d'un lobule voisin. Il présente cette particularité qu'il reçoit tous les culs-de-sac qui se déversent dans sa cavité sans qu'au point de jonction l'on puisse remarquer d'étranglement qui pédiculise l'acinus à son insertion.

Tous les canaux collecteurs d'une pareille glande s'ouvrent dans un conduit commun tapissé d'un épithélium particulier, et limité par une paroi propre formée de tissu connectif lamelleux en dehors de laquelle les vaisseaux sanguins dessinent un réseau de mailles particulier. L'épithélium est çà et là formé de cellules califormes vraies, puis devient sur d'autres points cylindrique et non sécréteur. Cet épithélium s'aplatit dans certaines régions du canal qui se renflent de façon à dessiner des dilatations ampullaires; il se relève dans les portions étroites; enfin le canal excréteur s'ouvre sur la muqueuse revêtue ici d'épithélium stratifié du type malpighien ou de cellules cylindriques ciliées.

Une semblable glande est la plus simple de celles en grappe, elle possède des canaux excréteurs différenciés de deux ordres seulement : canaux collecteurs et canal excréteur. Pour s'insérer sur ces canaux les acini ne se pédiculisent pas. J'appellerai cette production glandulaire *glande racémeuse simple.*

(*b*). Considérons maintenant la glande sous-maxillaire de l'âne ou du cheval : deux, trois ou quatre diverticules pyriformes, munis de croissants ou calottes de Giannuzzi, sont formés par les bosselures diverticulaires d'une même membrane propre et constituent par leur union *un acinus composé.* Les lumières festonnées des divers culs-de-sac rapprochés confluent en un même canal à épithélium plat, semblable à un endothélium ; c'est le *passage de Boll* ou orifice émissaire commun du groupe. Les parois minces de ce canal sont continues avec la membrane d'enveloppe des culs-de-sac groupés. Le canal lui-même est étroit, il a des dimensions peu supérieures à celles des artérioles adjacentes ; il constitue le *pédicule* de l'acinus composé.

Ce pédicule émissaire s'insère lui-même sur un canal qui n'est que sa continuation et que j'appellerai *canal juxtalobulaire.* Les parois de ce dernier sont minces, formées par une membrane connective réduite à une seule lamelle ; elles sont intérieurement tapissées d'une couche *unique* de cellules hautes, prismatiques, très délicates et qui, même saisies par l'acide osmique, laissent exsuder des gouttes sarcodiques qui remplissent la lumière du tube qu'elles limitent. Ces cellules sont finement striées dans le sens de leur hauteur à la façon de celles des tubuli contorti du rein (Heidenhain, Pflüger, Ranvier). Voici donc des canaux de *second ordre*.

Les canaux juxta-lobulaires s'insèrent sur des conduits plus grands et plus compliqués qui reçoivent le produit de sécrétion d'un grand nombre de lobules implantés sur eux comme des feuilles sur leurs rameaux. La tunique adventice de ces canaux est épaisse, formée de tissu connectif lâche recevant de nombreux vaisseaux et des nerfs non moins nombreux. Elle se termine du côté de l'épithélium par une membrane limitante basale. L'épithélium, ainsi que je l'ai constaté nettement chez les solipèdes et chez l'homme, est ici tout à fait particulier. Il ne forme plus une rangée unique de cellules cylindriques, mais deux couches absolument distinctes sur lesquelles j'insisterai un instant parce que cette disposition n'est pas indiquée dans les traités classiques d'histologie.

Immédiatement au-dessus de la membrane basale, on voit une ligne de cellules ovoïdes à gros noyau nucléolé et développé, absolument claires. Chacune de ces cellules est coiffée par une cellule cylindrique dont la base, au lieu d'être effilée en pied, est large et excavée en fond de bouteille, de façon à couvrir la cellule ovoïde subjacente comme le ferait une calotte. Le noyau de chacune des cellules cylindriques qui forment la rangée interne est rapproché de la lumière, le corps protoplasmique est délicatement strié dans le sens de sa hauteur.

Voici un *troisième ordre* de canaux que j'appellerai *collecteurs interlobulaires*. Tous ces canaux se branchent sur les canaux excréteurs proprement dits, qui constituent comme leur tronc commun et dont le type est le canal de Warthon ou celui de Sténon, s'il s'agit de la parotide. Ici la membrane propre est épaisse, fibro-élastique, sillonnée de plis longitudinaux et revêtue de cellules cylindriques non striées, entre lesquelles sont disséminées de nombreuses cellules caliciformes en cupule ou en urne.

C'est ce canal de *quatrième ordre* qui s'ouvre sur la muqueuse dont l'épithélium, comme invaginé, se poursuit souvent à l'intérieur du conduit excréteur sur un trajet plus ou moins long.

Les glandes que je viens de décrire méritent seules le nom de *glandes en grappe composée.* Telles sont la sous-maxillaire, la parotide, la lacrymale, dont les acini, simples ou formés de grains agminés, sont insérés par un pédicule distinct sur un système de canaux arborisés. L'analogie avec la grappe composée de la vigne est ici complète : l'acinus représente le grain de raisin ; le passage de Boll, son pédoncule ; les canaux interlobulaires, les pédoncules secondaires ramifiés ; le canal excréteur, l'axe de la grappe entière.

Nous construirons donc le tableau suivant :

(G) **Glandes acineuses conglomérées ou racémeuses.** Canaux excréteurs différenciés et arborisés.	*a*. Acini non-pédiculés. Deux ordres de canaux excréteurs. Glandes en *grappe simple*. Ex.	Glande laryngienne.
	b. Acini pédiculés. Plus de deux ordres de canaux excréteurs. Glandes en *grappe composée*............... Ex.	Glande sous-maxillaire.

V

B. Glandes conglobées. J'ai donné plus haut la définition générale de ces glandes. Dès que la paroi propre d'un cul-de-sac glandulaire se perfore pour laisser entrer les vaisseaux sanguins ou le tissu connectif dans l'intérieur de l'acinus ou du tube glandulaire, dès que ces vaisseaux et le tissu connectif qui les accompagne partout viennent former, dans la lumière du cul-de-sac sécréteur, *une tige intra-acineuse*, la glande prend un type particulier ; elle cesse d'être ordonnée par rapport à son orifice émissaire ou à ses canaux excréteurs ; remaniée par les vaisseaux, elle voit ses grains ou ses tubes constitutifs se relier entre eux et s'ordonner par rapport aux voies de la circulation sanguine ; celles de la sécrétion ne prennent plus qu'une part secondaire à la constitution du tout.

Cette notion générale est difficile à saisir, et doit être rendue claire par un schème. La nature nous offre ce schème dans les glandes singulières de l'œsophage du canard domestique, que j'ai décrites il y a déjà longtemps, dans une note insérée aux comptes rendus de l'Académie des sciences (1879).

Considérons en particulier l'une de ces glandes : nous la voyons composée, par exemple, de trois follicules groupés autour d'un même orifice émissaire de façon à constituer une glande folliculeuse agminée. La paroi propre présente donc un triple feston et est continue ; l'épithélium est cylindrique, formé de cellules claires mucipares, et il est également continu. *Il s'agit ici d'une glande vraie.*

A peu de distance de cette glande en existe une autre toute pareille, mais qui a subi un remaniement singulier. Tout autour d'elle s'est développée une atmosphère de tissu réticulé[1], sa membrane propre plonge dans ce tissu caverneux analogue à celui du hile d'un ganglion. De plus, l'un de ses follicules composants offre la modification suivante : un bourgeonnement vasculaire, parti des vaisseaux sanguins qui entourent la glande, a franchi la paroi propre et a envahi la lumière du cul-de-sac qu'il occupe tout entière. Ce bourgeon n'a pas refoulé l'épithélium devant lui pour s'en coiffer comme d'une calotte ; *il a rompu la ligne épithéliale et il est nu dans la cavité glandulaire qu'il oblitère exactement. La face libre des cellules épithéliales touche sa surface ;* et ces cellules paraissent désormais tout autant ordonnées par rapport à lui qu'elles l'étaient primitivement par rapport à la lumière, qui sur ce point, était occupée par lui et effacée.

Avec les vaisseaux, le tissu réticulé a pénétré dans la cavité glandulaire : ainsi se trouve formée la *tige centro-acineuse*, caractéristique de la glande qui subit un remaniement pour devenir conglobée.

Souvent un seul des follicules de la glande mucipare agminée de l'œsophage du canard est ainsi remanié ; parfois on en trouve deux qui ont subi l'introduction d'une tige centro-acineuse dans leur lumière. On peut enfin supposer que

[1] Ou parfois seulement une abondante infiltration de cellules lymphatiques. Il en est ainsi notamment au début du remaniement.

tous les culs-de-sac d'une même glande agminée ont été remaniés de la même façon. Voyons actuellement ce qu'il y aura de changé dans la constitution de l'organe.

Tous les bourgeons vasculaires qui constituent chacun une tige centro-acineuse émanent des mêmes vaisseaux de distribution : à savoir de ceux qui enveloppent la glande. Ils tiennent à ces vaisseaux par leurs pédicules. Les grains glandulaires sont donc rendus solidaires des vaisseaux principaux qui commandent la vascularisation de l'organe sécréteur ; ils y sont reliés par leurs tiges centro-acineuses.

Supposons maintenant que, de la tige centro-acineuse, partent d'autres bourgeonnements vasculaires ou connectifs qui, de la lumière oblitérée, marcheront vers la paroi propre de la glande de manière à rejoindre les vaisseaux sanguins qui la doublent ou le tissu réticulé ambiant. La ligne épithéliale sera morcelée, la continuité de l'épithélium détruite. *Celui-ci, pénétré par les vaisseaux ou les lames connectives qui partent de la tige centro-acineuse comme les rayons d'une roue, ne répondra plus même à la définition bien connue des épithéliums. Il ne constituera plus une surface de revêtement continue dans laquelle ne pénètrent jamais le tissu conjonctif ni les vaisseaux.*

La lumière ne sera donc plus libre, mais occupée par un vaisseau ou une traînée de tissu connectif, le liquide de la sécrétion n'aura plus d'autre voie d'émission que les lacunes existant entre les éléments anatomiques. L'épithélium sera morcelé et divisé en groupes de cellules séparés par des traînées vasculaires ou connectives. L'orifice émissaire, au lieu de s'ouvrir dans une cavité ou lumière vide, abordera simplement un système de méats interorganiques. Enfin les cloisons vasculaires et connectives, reliant les portions centrales des grains acineux au système connectif et vasculaire pariétal, et de proche en proche aux tiges intra-acineuses des culs-de-sac voisins, réduiront le groupe des follicules agminés considérés à une sorte de cordon solidaire des vaisseaux, et dont tous les grains communiqueront les uns avec les autres par l'intermédiaire des lames connectives et des vaisseaux sanguins qui les pénètrent, au lieu d'être individuellement limités par une membrane continue et close de toutes parts.

La notion de la glande conglobée, telle que je viens de l'établir, jette, si je ne me trompe, une vive lumière sur la signification morphologique de certains organes glandulaires, dont le foie peut être à bon droit considéré comme le type. Dans un autre mémoire, j'espère montrer aussi que le pancréas se rattache nettement à cet ordre de glandes. Les considérations qui précèdent, et la nomenclature qui les résume, ne seront peut-être pas non plus inutiles aux histologistes qui s'occupent des glandes. C'est là surtout ce qui justifiera, je l'espère, l'essai de classification que je soumets à l'appréciation des anatomistes et dont les termes sont récapitulés dans le tableau suivant [1].

[1] La classification que je propose est tout anatomique ; elle n'a donc de valeur qu'au point de vue de la morphologie. La forme d'une glande ne peut, on le conçoit, permettre de la classer suivant sa fonction. Pour établir une nomenclature des glandes au point de vue physiologique, il faudrait procéder autrement, et prendre pour caractères distinctifs ceux des cellules épithéliales. On aurait ainsi des glandes *mucipares*, *à ferments*, *pimélogènes*, etc.

Chacun pourra du reste effectuer une telle classification pour les glandes dont la fonction est connue, et dont le revêtement épithélial est bien étudié ; c'est pourquoi il m'a paru inutile d'insister ici sur cette partie, d'ailleurs très intéressante, du sujet.

TABLEAU

Tableau de la classification des organes glandulaires (3).

							Types.
A. Glandes en cul-de-sac. Les groupes d'éléments glandulaires séparés des vaisseaux par une paroi propre continue.	α. **Tubuleuses**.................. Tubes cylindriques sans renflement ampullaire terminal.		**I. Tubuleuses simples**..................................			(1)	Glande de Lieberkühn.
			II. Tubuleuses ramifiées..................................			(2)	Glande du cardia de l'homme.
			III. Tubuleuses conglomérées..................................			(3)	Testicule. Glande de Brünner.
	β. **Acineuses**.. Grains glandulaires renflés à leur base en bourse ou follicule.	a. **Folliculeuses.** Pas de canaux excréteurs différenciés.	**IV. Folliculeuses simples**..................................			(4)	Glande œsophagienne de la cresserelle.
			V. Folliculeuses agminées........		**Cloisonnées**......	(5)	Glande œsophagienne du pigeon.
					Diverticulaires...	(6)	Glande de Meibomius.
		b. **Conglomérées ou racémeuses.** Canaux excréteurs différenciés et arborisés.	**VI. En grappe**	Acini non pédiculés ; 2 ordres de canaux.	**Grappe simple**...	(7)	Glandes ary-épiglottiques.
				Acini pédiculés ; plus de 2 ordres de canaux........	**Grappe composée**.	(8)	Sous-maxillaire.
B. Glandes conglobées. Les groupes glandulaires pénétrés par le tissu conjonctif ou les vaisseaux et sans paroi continue.	(a)..........................		**VII. Parenchymateuses**..................................			(9)	Foie.
	(b)..........................		**VIII. Racémoïdes**..................................			(10)	Pancréas.

VIII

SUR LE MODE DE PRÉPARATION ET L'EMPLOI DE L'ÉOSINE ET DE LA GLYCÉRINE HÉMATOXYLIQUES EN HISTOLOGIE,

par **J. RENAUT.**

I

L'hématoxyline est, de toutes les matières colorantes employées en histologie, celle qui marque le mieux les noyaux. Elle les teint en violet pur d'une extrême beauté. Elle a encore d'autres propriétés électives qui sont bien connues de tous et qu'il est inutile de rappeler ici. Les préparations soumises à l'action de ce réactif ont un grand avantage sur presque toutes les autres : les détails de structure y apparaissent avec une extrême netteté ; le dessin des éléments, si l'on peut ainsi s'exprimer, se montre précis, absolument déterminé dans sa forme. Mais il est extrêmement difficile, d'un autre côté, d'obtenir, avec la solution classique de Boehmer, des préparations régulièrement colorées. Souvent l'hématoxyline se précipite çà et là, et forme des voiles granuleux qui simulent des membranes, des granulations protoplasmiques, là où il n'en existe pas. De plus, la coloration la mieux réussie s'efface rapidement si l'on a employé tout autre liquide additionnel que le baume de Canada, la résine Damar ou le vernis Soehnée ; de telle façon que l'on peut dire que l'hématoxyline ne doit être considérée actuellement en histologie, que comme un *réactif d'exception*.

Cependant c'est le seul qui permette d'obtenir de bonnes colorations électives sur les pièces conservées dans les solutions chromiques [1] ou traitées par les solutions et les vapeurs d'acide osmique. Ceci est surtout vrai pour les secondes qui ne se colorent par le carmin et la purpurine qu'avec une difficulté extrême, et seulement pour quelques semaines, car l'acide osmique combiné à la préparation agit lentement sur la matière colorante si laborieusement fixée, et l'efface au bout d'un temps relativement court.

Pour faire de l'hématoxyline un réactif colorant maniable, et qui pût devenir d'un usage courant en histologie, il était nécessaire de résoudre deux petits problèmes de technique :

1° Obtenir une solution hématoxylique qui, au lieu de précipiter presque instantanément en produisant en même temps la coloration élective et une foule de grains, agît avec régularité et une certaine lenteur, ne nécessitât pas un lavage à grande eau ou un nettoyage au pinceau ; en un mot, une solution se comportant exactement à la façon de celle de carmin neutre, bien préparée.

2° La coloration régulière obtenue, il fallait trouver un moyen de la rendre persistante pour les pièces conservées dans la glycérine, car sur les préparations montées dans le baume du Canada et les liquides additionnels analogues, on voit s'effacer complètement une foule de détails de structure ; et ces préparations ne conviennent en réalité le plus souvent que pour montrer des injections, ou des dispositions destinées à être observées sous de très faibles grossissements.

J'ai été amené, dans le courant de l'année dernière, à la solution de ce double problème par deux observations que j'ai faites à ce moment. En premier lieu je remarquai que des coupes que j'avais placées d'abord dans la glycérine neutre pour en observer rapidement l'ensemble avant de les colorer, traitées ensuite sans aucune précaution par la solution de Boehmer, se coloraient beaucoup plus lentement que celles sortant de l'eau, mais sans présenter de précipités membraniformes ou granuleux d'hématoxyline. La glycérine imprégnant la préparation *régularisait* donc l'action de l'héma-

[1] Acide chromique, liqueur de Müller, bichromate d'ammoniaque à 1 p. 200.

toxyline, et l'empêchait de précipiter tout en lui permettant de mettre en jeu ses propriétés électives.

D'autre part je constatai que les préparations traitées par l'hématoxyline et conservées dans la glycérine, en même temps qu'elles se décoloraient, montraient leur liquide additionnel légèrement teint en gris de lin très pâle.

Je conclus de ces deux observations que l'hématoxyline était soluble à un certain degré dans la glycérine neutre, et j'essayai d'utiliser cette propriété, après avoir constaté directement que la solution alcoolique saturée d'hématoxyline se dissolvait sans aucun précipité dans la glycérine ordinaire et dans celle chargée, à saturation, d'alun de potasse ou d'alun d'ammoniaque, ou enfin de sel marin. Sur ces données et après quelques tâtonnements, j'arrivai à composer deux solutions, utilisables en histologie courante avec la plus grande facilité : l'une est la *glycérine hématoxylique* qui représente (si l'on veut comparer les réactifs hématoxyliques aux réactifs carminés) la solution neutre de carmin ; l'autre est la glycérine hématoxylique éosinée, ou plus simplement l'*éosine hématoxylique*, qui, jouissant de la double élection, peut être comparée au picrocarminate de M. Ranvier et répond à des indications analogues [1].

Je me hâte de dire que je n'ai nullement la prétention de remplacer par un autre ce dernier et magnifique réactif colorant. Mais toutes les fois qu'il n'est pas aisément applicable, comme après l'emploi des solutions chromiques où il donne des colorations négatives, et consécutivement à celui de l'acide osmique qui empêche presque absolument son action régulière, les histologistes pourront user avec un indiscutable avantage de mes deux solutions hématoxyliques, sous l'in-

[1] J'ai fait connaître l'*Éosine hématoxylique* dans une note insérée aux comptes rendus de l'Académie des sciences (19 mai 1879) et la *Glycérine hématoxylique* dans mon travail sur la Néphrite dothiénentérique (*Arch. de Physiol.*, janvier 1881). Mais comme je reçois journellement de plusieurs côtés des demandes d'explication sur leur mode précis de préparation et d'emploi, je suis amené à croire que mes descriptions antérieures ont été trop peu explicites, et qu'il est nécessaire de les reprendre ici avec plus de détails.

J. R.

fluence desquelles les colorations *toujours électives et positives* se produisent avec une entière et constante régularité, tout en pouvant être, comme je le montrerai plus loin, indéfiniment maintenues persistantes avec leur beauté et leur éclat primitifs.

II

Préparation et mode d'emploi de la glycérine hématoxylique.

A). Nous avons vu que la glycérine favorise au plus haut degré la régularité des colorations faites à l'aide de l'hématoxyline, et qu'elle dissout facilement cette matière colorante. Il était donc de prime abord indiqué de faire agir l'hématoxyline sur les tissus à l'état de solution glycérique.

Pour cela, je prends de la glycérine absolument neutre, très sirupeuse [1] car elle va être légèrement diluée, et je la charge, à saturation, d'alun de potasse [2]. Dans cette solution saturée, je verse goutte à goutte une solution concentrée d'hématoxyline dans l'alcool [3]. Le mélange des deux solutions est effectué au fur et à mesure à l'aide d'un agitateur. Très rapidement le mélange prend une vive coloration violette. Quand on juge cette dernière suffisante, ce qui arrive ordinairement quand on a ajouté à la glycérine alunée un quart de son volume total de solution alcoolique d'hématoxyline, on cesse de verser cette dernière. On reconnaît du reste que la quantité d'hématoxyline est trop considérable lorsque le liquide se trouble ou lorsqu'une goutte du mélange ajoutée à une goutte d'eau placée sur une lame de verre, tourbillonne avec l'eau et se réduit en grains violets. Il faut alors ajouter de la glycérine saturée d'alun jusqu'à ce que le mélange ne tourbillonne plus et ne précipite plus en présence de l'eau.

On filtre sur le papier, et l'on conserve le réactif dans un flacon à large ouverture obturé par un papier percé de trous

[1] Marquant par exemple 1260° au densimètre.

[2] L'alun d'ammoniaque ne convient pas, il empêche l'hématoxyline de passer du rouge au violet.

[3] A 36° Cartier ou 90° centésimaux.

d'épingle. Au bout de quelques semaines, la coloration violette s'est considérablement accrue [1], l'alcool du mélange s'est en majeure partie évaporé. Quand il n'existe plus d'odeur alcoolique appréciable, on filtre une seconde fois et l'on conserve le liquide en vases bouchés ; il reste indéfiniment limpide tout en continuant à se foncer. Au bout de plus de six mois il ne dépose pas, même au fond ni sur les parois du vase.

B). Ce mode de préparation est le meilleur, mais il a l'inconvénient d'exiger une assez longue attente. Si l'on veut obtenir de la glycérine hématoxylique par préparation extemporanée, on mélange à la glycérine saturée d'alun un quart ou même un tiers de son volume de solution de Boehmer anciennement préparée. Mais l'eau de cette solution dilue souvent un peu trop la glycérine ; et le mélange, excellent pour colorer, est moins avantageux comme liquide additionnel à cause de sa facile évaporation.

C). — *Mode d'emploi comme réactif colorant et comme liquide additionnel.* Si l'on dissocie des éléments fixés par l'acide osmique ou les solutions chromiques dans une goutte de glycérine hématoxylique, au bout d'un temps qui varie de 5 à 10 minutes pour les pièces ayant subi l'action des chromates, l'élection s'est produite sans précipité ni grain. Il faut un peu plus longtemps (1, 2, ou même parfois 5 à 6 heures) pour les pièces ayant subi l'action des vapeurs ou des solutions d'acide osmique.

La coloration effectuée, on recouvre d'une lamelle, on enlève avec un papier buvard l'excès de liquide, on borde à la paraffine ou mieux à l'aide de baume du Canada dissous dans le chloroforme. La préparation est persistante ; elle ne se décolorera pas même après plusieurs mois. Le liquide additionnel étant ici formé par une mince couche de glycérine saturée d'hématoxyline, la matière colorante fixée sur les éléments anatomiques n'a aucune tendance à diffuser dans le milieu ambiant. La glycérine étant saturée d'alun ne peut non plus s'acidifier au contact des tissus et concourir, par son acidité propre, à la décoloration de la préparation.

[1] Comme il arrive pour la solution classique de Boehmer.

Les coupes sont colorées de la même façon, elles doivent être minces et bien égales, sans quoi l'intensité de la coloration bleue nuirait sensiblement à leur transparence. Elles sont également montées dans la glycérine hématoxylique qui a servi à les colorer, et se conservent indéfiniment avec leurs teintes primitives, qui même s'améliorent avec le temps quand on a laissé sous la lamelle une couche un peu épaisse de liquide additionnel.

Dans les cas où les coupes, très minces, renferment des éléments délicats que l'eau déplacerait ou détacherait de l'ensemble (glomérules du rein par exemple), on les reçoit dans l'alcool, on les porte sur la lame de verre, on attend que l'alcool soit en majeure partie évaporé; puis on envoie pendant quelques secondes un jet d'haleine sur la pièce qui s'hydrate légèrement en place, et l'on ajoute ensuite avec précaution une goutte de glycérine hématoxylique. La préparation est de la sorte colorée sans avoir aucunement bougé, ni tourbillonné dans l'eau; chacun de ses éléments constitutifs garde exactement sa place.

Enfin, si l'on veut obtenir une double coloration par l'éosine et l'hématoxyline, on dépose sur la préparation une goutte de glycérine chargée d'éosine, puis quand la teinte rose est obtenue, on ajoute par-dessus l'éosine de la glycérine hématoxylique qu'on laisse agir suffisamment avant de placer la lamelle couvre-objet. Dans d'autres circonstances on reçoit la coupe dans de l'eau colorée par 2 ou 3 gouttes d'éosine à 1 0/0, puis la coloration rouge effectuée, on charge sur la lame de verre et l'on fait agir la glycérine hématoxylique. Mais le réactif qui convient le mieux quand on veut obtenir la double coloration est l'éosine hématoxylique, qui la donne d'emblée à la façon du picro-carminate d'ammoniaque.

III

Préparation et mode d'emploi de l'éosine-hématoxylique.

A). Pour préparer l'éosine-hématoxylique on prend 200 ou 300 grammes de glycérine sirupeuse saturée d'alun de potasse, et l'on y verse goutte à goutte une solution aqueuse concentrée d'éosine soluble dans l'eau. On agite le mélange ; dès qu'il cesse d'être transparent, on reconnaît qu'il a dissous l'éosine à saturation. Ce point est rapidement atteint, car l'éosine est très peu soluble dans la glycérine alunée.

Si l'on voulait obtenir un réactif très éosiné, on n'opérerait pas de cette façon. J'ai reconnu que l'éosine dissoute à saturation dans la glycérine salée ne précipite pas sensiblement avec la glycérine alunée. On mélangerait donc les deux glycérines de façon à obtenir l'intensité de coloration désirée.

Quelle que soit la façon dont on ait opéré, on filtre sur le papier joseph et l'on obtient une solution claire offrant une teinte rose vif à la lumière transmise, et possédant une belle fluorescence d'un jaune vert à la lumière réfléchie.

Dans cette glycérine éosinée on ajoute peu à peu la solution alcoolique saturée d'hématoxyline, *en opérant absolument comme si l'on voulait obtenir de la glycérine hématoxylique.* Le mélange devient rapidement d'un beau violet pourpre, et doit conserver une fluorescence verte appréciable. Si cette dernière s'effaçait, on devrait ajouter de la glycérine alunée et éosinée jusqu'à ce qu'elle reparût nettement. On arrive facilement à ce résultat. On filtre une seconde fois sur le papier. Si le réactif est bien préparé, le filtre se teint en violet très intense et montre, au-dessus de la zone du violet, une large bordure rose vif due à la diffusion plus rapide de l'éosine.

On conserve en vases fermés par du papier troué. Au bout de 3 ou 4 semaines, quand toute odeur alcoolique a disparu, on filtre une dernière fois et l'on conserve en vases bouchés ; le mélange ne se trouble plus et ne dépose pas contre le verre. On peut alors s'en servir comme matière colorante exactement de la même façon que de la glycérine hématoxylique.

B). Les préparations faites sur des pièces durcies dans les bichromates ou l'acide chromique montrent, après l'action de l'éosine hématoxylique, une magnifique double coloration. Les protoplasmas et les muscles sont teints en rose clair, les fibres et les grains élastiques en rose foncé, les endothéliums restent incolores, les globules rouges et l'hémoglobine offrent la teinte rouge brique caractéristique, le plasma sanguin et la lymphe sont colorés en brun rosé : ce sont là les réactions de l'éosine. Les noyaux, les cylindres d'axe, sont marqués en violet pur, les faisceaux connectifs en gris de lin pâle, les cellules à mucus en bleu pur : ce sont les réactions électives de l'hématoxyline. Il n'existe dans les préparations aucun grain, aucune impureté. Si on les lave à l'eau *distillée* légèrement éosinée, et si on les traite ensuite successivement par l'alcool et l'essence de girofle également éosinés [1], on peut les monter dans le baume avec leur double coloration parfaitement conservée, et qui devient de la sorte indéfiniment persistante et entièrement inaltérable.

Mais pour toutes les préparations destinées à être observées avec des objectifs à grand angle d'ouverture, il est préférable de placer simplement une lamelle couvre-objet sur la préparation, d'enlever par capillarité l'excès d'éosine hématoxylique, et de luter au baume du Canada dissous dans le chloroforme. La persistance absolue est obtenue de cette façon ; la pièce ne se décolore plus.

Souvent même, lorsqu'il s'agit de préparations qui ont passé par l'acide osmique, on observe un phénomène assez singulier. Au bout de huit à dix jours la coloration violette due à l'hématoxyline du réactif se fonce tellement que la préparation passe au violet noir et perd de sa beauté. Quand il s'agit de préparations précieuses, que l'on a grand intérêt à conserver, il importe de savoir remédier à cet inconvénient.

On y arrive facilement de la manière suivante :

On lute la préparation à la paraffine ; dès qu'on s'aperçoit qu'elle a passé au noir on enlève le lut aux deux extrémités du couvre-objet, et l'on fait passer sous la lamelle, par capillarité, de la glycérine formiquée à 1 pour 200. Très rapidement la teinte violet noir s'éclaircit, les noyaux restent seuls colorés en violet clair, les protoplasmas et les fibres élastiques, etc. en rose pâle. L'acide formique n'offre ici du reste aucun inconvénient ; il ne déforme que peu ou point les

[1] L'essence de girofle dissout très bien l'éosine cristallisée. J'emploie une solution à 1/1000 pour éclaircir les pièces qui doivent être montées dans le baume.

éléments fixés par l'acide osmique. Quand la décoloration est suffisante (ce dont on s'assure en examinant de temps en temps la préparation sous un faible grossissement), on substitue à la glycérine formique de la glycérine hématoxylique, soit pure, soit mélangée à un peu de glycérine salée, éosinée si l'on craint l'effacement par diffusion de l'éosine de la préparation. On maintient le courant du nouveau liquide additionnel jusqu'à ce qu'on constate bien qu'il ne passe plus du violet au rouge autour de la préparation ; tout l'acide formique est alors expulsé ; on lute définitivement. La teinte obtenue reste tout à fait fixe et ne se fonce plus avec le temps.

En résumé, la *glycérine hématoxylique* et *l'éosine hématoxylique* permettent de manier l'hématoxyline avec autant de facilité que le carmin neutre et le picro-carminate d'ammoniaque. Le premier réactif devra donc être substitué dans tous les cas à la solution de Boehmer qui précipite, salit les préparations, et les couvre de voiles granuleux qui ont parfois conduit à des erreurs d'interprétation. Le second devra être employé toutes les fois qu'on voudra obtenir la double coloration de Wissotsky (de Khazan) par l'hématoxyline et l'éosine, puisqu'il supprime, entre autres avantages, une manipulation compliquée qui rend la méthode inapplicable quand il s'agit d'éléments délicats.

Partout où les solutions carminées donnent des colorations négatives (bichromates, acide chromique), et après l'action de l'acide osmique qui trouble ou rend impossible l'élection des réactifs ordinaires des noyaux, les deux matières colorantes que j'ai fait connaître trouveront une utile application.

Les solutions carminées leur sont au contraire absolument préférables quand les éléments anatomiques ont été fixés dans leur forme par les solutions alcooliques. Je crois donc mes deux réactifs appelés à prendre place à côté du carmin, et non pas la place du carmin dans la pratique courante de l'histologie ; et je tiens à ce que, sur ce point particulier, ma pensée soit bien comprise par les histologistes.

IX

RECHERCHES SUR LES ÉLÉMENTS CELLULAIRES DU SANG,

par **J. RENAUT.**

Les éléments cellulaires du sang, c'est-à-dire les globules blancs et les globules rouges munis d'un noyau, ont été étudiés avec un soin tout particulier dans ces dernières années. Cependant un grand nombre de détails intéressants de leur histoire ont été presque constamment négligés par les histologistes, soit parce que ces détails n'ont pas paru de prime abord assez importants pour mériter une description spéciale, soit parce qu'ils ont en réalité échappé aux observateurs.

Certains faits, dont il est difficile de saisir exactement la portée lorsqu'on les observe isolément, prennent une tout autre valeur quand on fait sur le sang des recherches sériaires. Dans ce dernier cas on voit en effet non seulement se répéter ces faits chez les différents termes de la série, mais on constate en outre que, dans certains animaux, ils prennent un caractère de netteté si marquée qu'il n'est plus dès lors possible de douter de leur importance morphologique. On peut ensuite seulement essayer de rechercher cette dernière, c'est-à-dire: poser le problème de la signification générale des phénomènes observés.

Ce mémoire a pour but d'indiquer quelques-uns des faits auxquels je viens de faire allusion, et d'en présenter au lecteur l'analyse histologique sommaire accompagnée de quelques considérations sur la valeur qu'il conviendrait peut-être de leur accorder en anatomie générale.

I

Les globules blancs du sang sont de divers ordres : globules ordinaires; globules à grains vitellinoïdes; globules à grains graisseux. — Application de ces données à l'étude du sang leucémique. — Multiplication et évolution des globules blancs dans le sang circulant; globules géants et globules immobiles dans un cas de leucémie.

On sait que chez les animaux inférieurs le liquide nourricier se réduit à la lymphe, et que les globules de cette dernière ne sont pas tous semblables entre eux. Chez l'écrevisse fluviatile on trouve [1], outre les cellules lymphatiques ordinaires, des éléments beaucoup plus grands dont le corps protoplasmique est semé de granulations grosses, égales, réfringentes, presque en contact les unes avec les autres et présentant des réactions qui les rapprochent des granules vitellins des batraciens anoures ou de certains poissons. Le noyau de ces éléments est volumineux, le corps cellulaire est nettement limité par une mince pellicule exoplastique. En effet si l'on reçoit une goutte de lymphe de l'écrevisse dans une goutte de solution d'acide osmique à 1. p. 100, on fixe instantanément dans leur forme les globules blancs avec leurs pseudo-

[1] L. Ranvier. *Traité technique d'histologie*, p. 168.

podes étalés. On voit alors que les prolongements pseudopodiques rameux des gros globules à grains vitellinoïdes percent, pour se répandre au dehors, une mince membranule à double contour qui paraît en coupe optique comme tracée à l'encre. Quand on observe l'expansion pseudopodique de profil, le trou par lequel passe le pseudopode semble taillé à pic dans l'exoplasme ; quand on fait rouler la cellule de façon à observer de face le point d'issue du pseudopode, on voit ce point bordé par un contour circulaire, comme le serait un trou découpé à l'emporte-pièce. Enfin, quand la fixation par l'acide osmique est incomplète, le contenu de la cellule se rétracte et dégage l'exoplasme qui se montre alors autour d'elle avec une entière évidence.

Dans la lymphe des crustacés décapodes, il existe donc au moins deux ordres de globules blancs : les uns sont des cellules lymphatiques ordinaires, les autres sont des éléments notablement différenciés, bien qu'ils jouissent manifestement de l'activité amiboïde. Existe-t-il, dans le sang des vertébrés, des différences analogues entre les divers globules blancs que renferme ce liquide nutritif ? Trouve-t-on, dans quelques circonstances et dans le sang de l'homme et des mammifères, des traces de la disposition inférieure ? telle est la première question qui s'est posée dans mon esprit et que j'ai essayé de résoudre.

A) Dans le sang de tous les vertébrés amammaliens, des cyclostomes aux sauriens [1], les globules blancs sont de deux ordres. Les uns sont formés d'une masse de protoplasma hyaline, hérissée de pointes de forme variable, renfermant un noyau bourgeonnant, et poussant des pseudopodes rameux lorsqu'ils sont placés dans des conditions convenables, trop connues pour que je les rappelle ici ; ce sont les globules blancs ordinaires décrits par tous les auteurs.

A côté de ces globules blancs, on en trouve d'autres en petit nombre et bien différents. Lorsqu'on les examine à l'état vivant on voit qu'ils renferment une foule de grosses granulations brillantes, distinctes les unes des autres, disposées au

[1] Je n'ai pas examiné à ce point de vue le sang des oiseaux.

sein du protoplasma et autour du noyau. Dans cet état ils offrent une apparence entièrement semblable à celle des gros globules à granulations vitellinoïdes des crustacés décapodes.

Ils en diffèrent cependant en ce sens que le pourtour du globule n'est pas limité par une production membranulaire analogue à celle des globules rouges du sang, c'est-à-dire par ce que l'on est actuellement convenu d'appeler un *exoplasme* (Haeckel); ce sont des cellules nues. Quand on fixe ces cellules dans leur forme à l'aide de l'acide osmique en solution ou en vapeurs, on reconnaît qu'elles comprennent deux variétés:

Dans la première, les granulations dont est semé le protoplasma sont toutes et manifestement de nature graisseuse [1]; l'acide osmique les colore en noir de bistre. Si ensuite l'on fait agir sur la préparation du picro-carminate d'ammoniaque ou de l'éosine hématoxylique, le noyau et le protoplasma prennent leurs colorations électives, et l'on constate que les grains de graisse sont séparés les uns des autres par de petits ponts protoplasmiques qui les individualisent et les enveloppent. Dans cet état, les globules blancs sont tout à fait analogues, au point de vue de la structure, à des cellules adipeuses dans le premier stade de leur développement.

Dans la seconde variété, les granulations réfringentes, disposées de la même manière que les graisseuses au sein du protoplasma, ne se colorent pas en noir par l'acide osmique; elles ne sont donc pas de nature graisseuse ou du moins ne sont pas constituées par de la graisse neutre. Le picro-carminate d'ammoniaque les teint en brun orangé d'une façon peu différente de l'hémoglobine; l'éosine les colore en rouge brique aussi à la façon de l'hémoglobine, mais cette teinte brique est plus claire que dans les globules sanguins. Ce sont certainement de pareils globules qui ont été vus et décrits par M. Semmer et depuis par M. G. Pouchet[1]. On leur a fait jouer un grand rôle dans la régénération du sang, rôle sur

[1] G. Pouchet (*Journal de l'anatomie et de la physiologie*, 1879, p. 20), a vu un de ces globules chez le triton, mais considère le fait comme exceptionnel. La nature graisseuse des granulations lui a paru aussi douteuse.

lequel je reviendrai plus loin quand je m'occuperai de l'évolution des globules rouges du sang des cyclostomes.

Pour démontrer que les trois ordres de globules blancs que je viens de décrire existent bien réellement dans le sang circulant, il ne suffit pas de prendre, dans le cœur ou dans les vaisseaux, une goutte de sang pour l'examiner ensuite sur la lame de verre. Chez les animaux inférieurs où les différences précitées sont tout à fait tranchées, on ne peut aisément éviter le mélange de la lymphe avec le sang puisque toute incision des parties vivantes ouvre de nombreuses et larges voies lymphatiques. Le meilleur moyen de tourner la difficulté est de fixer en place, dans les vaisseaux capillaires, le sang d'un animal vivant. Chez les poissons, il existe un réseau vasculaire extrêmement riche, régulier, contenu dans une membrane d'une minceur extrême aisément isolable : Je veux parler du *réseau admirable* de la chorio-capillaire de l'œil. Pour fixer vivant le sang dans ce réseau, il suffit d'enlever le segment antérieur de l'œil, en avant de l'iris, et de suspendre le segment postérieur, dans un flacon au-dessus de quelques centimètres cubes de solution d'acide osmique à 1 p. 100. Rapidement l'œil noircit et le sang est fixé par les vapeurs osmiques dans les vaisseaux de la chorio-capillaire. Au bout de 12 heures l'œil est enlevé des vapeurs, lavé, la chorio-capillaire est aisément séparée de la rétine et de la membrane du tapis ; on la tend sur la lame de verre, on la colore avec l'éosine hématoxylique, et on l'observe montée dans ce même réactif.

Les vaisseaux capillaires, disposés en tourbillons d'une admirable régularité sont alors remplis de globules rouges fixés dans leur forme exacte et dont le disque est teint en rouge brique, le noyau en violet. De distance en distance, au milieu des globules rouges, on en voit de blancs ; les uns de volume très variable, à noyau bourgeonnant ou bosselé, sont entourés d'une masse de protoplasma à peine granuleux, formant autour du noyau une sorte de nuage rosé : ce sont les globules ordinaires dont quelques-uns sont chargés de masses irrégulières de pigment noir ; les autres sont semés de granulations rouge brique. D'autres enfin sont chargés d'une infinité de grains de graisse colorés en noir. Ils ressemblent absolument à des corps granuleux de Glüge qui seraient munis d'un noyau. De tous les globules blancs, ceux qui renferment de la graisse sont les plus volumineux ; ce sont de véritables globules blancs géants. J'ai figuré ces globules dans la chorio-capillaire de l'espadon; l'œil volumineux de ce poisson constitue en effet un excellent objet d'étude, car sa chorio-capillaire ne renferme aucun chromoblaste, et les éléments figurés du sang sont à peu près égaux en dimensions à ceux de la grenouille.

Les trois variétés de globules blancs que je viens de décrire : *globules ordinaires*, *globules granuleux*, *globules graisseux*, se retrouvent plus ou moins abondants dans le sang des divers vertébrés inférieurs que j'ai pu examiner à ce point de vue dans ces dernières années. Chez la grenouille d'hiver, les globules graisseux sont nombreux et ne paraissent pas doués de la propriété de pousser des pseudopodes, du moins dans les conditions ordinaires de la production de ces derniers [1]. Chez les cyclostomes au contraire ces globules sont très actifs à la température ordinaire ; ils marchent dans la préparation [2] par une locomotion rapide qui leur est propre et qui consiste en une sorte de tournoiement. Leurs pseudopodes sont minces, en forme de baguettes, et autant que j'ai pu l'observer, analogues à ceux que poussent les globules à grains vitellinoïdes de la lymphe de l'écrevisse fluviatile. J'ai observé l'un de ces globules chez l'ammocète pendant cinq minutes, et je lui ai vu prendre pendant ce temps dix formes distinctes. Sur le même animal, un globule de sang ordinaire ne présentait que 8 variations pendant 6 minutes et n'avait pas de mouvements de translation. Les globules blancs chargés de graisse contenue dans le sang sont donc doués chez divers animaux de propriétés amiboïdes dont l'activité est variable, puisqu'ils sont à peu près inertes chez

[1] Conservation du sang défibriné dans la chambre humide et à air. Chauffage jusqu'à 30 degrés sur la platine à circulation d'eau chaude de Ranvier.

[2] Sang du cœur maintenu dans la chambre humide et à air, et y subissant les phases de la coagulation spontanée.

la grenouille et au contraire extrêmement actifs chez l'ammocète [1].

B) Si l'on étudie le sang des mammifères et de l'homme adultes et en état de parfaite santé, l'on trouve ordinairement les globules blancs qui circulent dans les capillaires (ceux du doigt de l'homme ou de l'oreille des animaux, par exemple) à peu près tous semblables entre eux au point de vue du volume et de la constitution morphologique. Dans d'autres circonstances, et notamment chez l'homme, dans la leucémie splénique, j'ai dernièrement constaté qu'il en est tout autrement.

Sur un malade couché au n° 6 de la salle Saint-Augustin, à l'Hôtel-Dieu, et atteint d'une leucocythémie liénale arrivée à la période cachectique, j'ai piqué la pulpe de l'index pour obtenir une goutte de sang que j'ai fait immédiatement tomber dans un ou deux centimètres cube de solution d'acide osmique à 1 p. 100, et que j'ai immédiatement mélangée à cette solution avec une aiguille de verre. De cette façon, les éléments de sang étaient immédiatement fixés dans un état très analogue à celui qu'ils avaient dans les vaisseaux. En ajoutant à l'acide osmique son volume de picro-carminate d'ammoniaque, et en abandonnant pendant 24 heures le mélange dans la chambre humide, j'ai pu colorer tous les noyaux des globules blancs [2].

En examinant mes préparations, j'ai constaté alors de la manière la plus nette que les globules blancs du sang leucémique, extrêmement nombreux (1 blanc pour 5 rouges)[3], présentaient des dimensions variables, les plus petits ayant à peine 6 μ de diamètre, les plus gros ayant de 10 à 12 et

[1] *L'ammocœtes branchialis* est un cyclostome insexué sans dents cornées, considéré hypothétiquement comme la larve du *potromyzon planeri* arrêtée dans son développement.

[2] J'ai examiné d'abord le sang ainsi fixé et coloré en en prenant une goutte et en la recouvrant d'une lamelle, puis j'ai fait des préparations persistantes en ajoutant de la glycérine picro-carminée. Les éléments du sang, fixés comme il a été dit plus haut, ne subissent alors point de rétraction appréciable.

[3] Globules rouges : 1,314,000. Globules blancs : 270,000, par millimètre cube du sang du doigt (numération par le procédé de Hayem).

même 19 μ, c'est-à-dire offrant des dimensions linéaires doubles de celles des plus gros globules rouges.

Toutes ces cellules lymphatiques étaient revenues à la forme ronde sans montrer aucun pseudopode. Comme la lymphe de l'écrevisse qui tombe dans une goutte d'acide osmique montre des éléments fixés dans leur forme avec de nombreux pseudopodes étalés et ramifiés, il est certain que le réactif fixe et saisit les prolongements pseudopodiques quand ils existent et que, par conséquent : ou bien les globules blancs du sang des capillaires de la peau de l'homme n'ont pas de mouvements amiboïdes pendant la circulation normale ou de distribution, ou bien ces mouvements s'arrêtent net au moment où le sang jaillit du vaisseau piqué. Je ferai remarquer que ce n'est pas à l'action brusque du froid extérieur qu'est dû cet arrêt, s'il existe, car les globules blancs d'une goutte de sang des animaux à sang froid, tels que la grenouille ou la lamproie, tombant dans la solution osmique, alors que l'on excise la pointe du cœur d'un seul coup de ciseaux, sont également fixés par le réactif sous la forme ronde.

Les globules blancs ordinaires prédominent dans le sang leucémique. Quand ils ont été bien fixés par l'acide osmique, ils sont hyalins, transparents comme une boule de verre ; on n'y voit pas la moindre granulation. La sphère globulaire est limitée par une surface lisse, nette, produisant autour d'elle des franges de diffraction. Quant au noyau caché dans cette masse protoplasmique offrant un éclat gras et une coloration orangée, il a le plus souvent, mais non constamment, conservé sa forme irrégulière, en boudin ou bourgeonneuse. J'ai observé des globules hyalins de toutes les dimensions comme le montrent bien les figures jointes à ce mémoire ; mais un fait très important, c'est que, *sur un certain nombre de globules, le noyau est absolument divisé comme dans une cellule qui va se segmenter*, et cela dans des cellules lymphatiques de toute taille.

Ces deux faits méritent de nous arrêter un instant. Le premier consiste dans la conservation de la forme irrégulière du noyau au sein d'une masse protoplasmique revenue à la forme ronde ; il montre que le retour du noyau à l'état sphérique ne se produit pas nécessairement quand une cellule lymphatique est brusquement frappée de mort. Le second montre que, *dans le sang circulant, les globules blancs sont capables de se diviser et conséquemment prolifèrent.*

Si l'on considère en outre la taille extrêmement variable des globules du sang leucémique, on est amené naturellement à penser que *les globules blancs non seulement se multiplient, mais s'accroissent dans le sang.* En effet, les plus petits ont un noyau entouré d'une zone protoplasmique très étroite, les plus gros ont un noyau à peine plus volumineux que les plus petits et sont environnés d'un énorme corps cellulaire, et entre ces deux formes extrêmes, on observe tous les intermédiaires. Cette sorte d'échelle des grandeurs des globules blancs ne semble-t-elle pas indiquer des degrés dans le développement? En tout cas, il me paraît plus naturel d'admettre que les globules, multipliés dans le sang circulant, comme l'indique la division de leurs noyaux, continuent à s'y développer progressivement, que de chercher pour les cellules lymphatiques de diverses tailles une origine différente dans la rate, les ganglions, la moelle des os, etc. Cette dernière conception ne serait soutenable que si l'on trouvait côte à côte dans le sang des globules blancs de tailles différentes, mais exactement égales pour des groupes divers ; elle n'explique nullement comment on trouve dans un même échantillon de sang tous les intermédiaires entre la taille la plus petite et la taille la plus grande des globules observés.

Quelle que soit donc d'ailleurs l'origine première des globules blancs du sang, nous pouvons admettre dès maintenant que ces globules se multiplient et s'accroissent dans le sang leucémique. Mais quel est le terme supérieur de leur évolution ? L'étude des globules blancs particuliers que je vais maintenant décrire nous permettra peut-être de résoudre ce problème.

A côté des globules hyalins à noyau bourgeonnant, on en trouve d'autres, ordinairement de taille moyenne ou maxima, et qui se distinguent des autres par des caractères tranchés. Ces globules, qui sont en petit nombre relativement à la masse des autres, ont un protoplasma plus ou moins granuleux.

Les uns montrent des granulations ambrées au sein de leur masse protoplasmique hyaline. Ces granulations sont peu nombreuses, l'osmium ne les teint pas en noir, le picrocarminate les colore en brun orangé.

D'autres ont leur protoplasma rempli de semblables granulations ambrées et ressemblent absolument aux globules à grains vitellinoïdes de la lymphe de l'écrevisse. Ce sont ordinairement des globules de grande taille et leur noyau n'est pas bourgeonnant, mais arrondi.

D'autres enfin, de grande ou de moyenne taille, sont absolument identiques aux globules blancs graisseux du sang de la grenouille, des cyclostomes et des poissons. L'osmium colore leurs grains en noir de bistre, entre ces grains passent de fins réseaux protoplasmiques, le noyau est constamment rond.

Nous retrouvons donc dans le sang leucémique les trois ordres de globules blancs du sang des animaux inférieurs, avec des caractères aussi nets et aussi tranchés que dans le sang circulant de la chorio-capillaire de l'espadon, par exemple.

Ces trois ordres de globules, ainsi que les globules à noyaux segmentés, se trouvent aussi bien dans le sang fixé par les vapeurs osmiques que dans celui fixé par la solution aqueuse. L'eau de cette solution n'a donc pas agi pour déterminer des actions chimiques auxquelles on puisse imputer la mise en liberté de la graisse neutre. Les granulations graisseuses existent dans le sang qui sort vivant des vaisseaux et est fixé dans cet état instantanément par les vapeurs.

Ce qui montre bien que la fixation est subite et parfaite, c'est que, dans les préparations, on ne voit aucun globule blanc donner d'excroissances sarcodiques. Le sang que l'on laisse mourir dans la chambre humide montre au contraire tous ses globules blancs hyalins avec des boules ou des vacuoles. Ces boules sarcodiques sont, dans la leucémie, extrêmement riches en substance glycogène.

Tout paraît donc se passer, dans le sang leucémique, comme si les globules blancs se multipliaient, pour s'accroître ensuite dans le sang, puis peu à peu se différencier et, arrivés à l'état de développement supérieur, se charger de granulations d'abord protéiques, ensuite graisseuses, comme il arrive chez les animaux inférieurs.

De pareils globules, devenus des vecteurs de grains vitellinoïdes ou graisseux, et ayant ainsi subi une certaine différenciation, ont-ils conservé les propriétés communes? en particulier, sont-ils doués de la motilité caractéristique des globules blancs?

J'ai essayé de résoudre encore cette question en faisant l'expérience suivante : Le 23 juin dernier, le thermomètre marquant 26° dans l'air de mon laboratoire, le malade leucémique fut amené, son doigt piqué, et le sang fut de suite déposé dans la chambre humide et à air, puis rapidement transporté sur la platine chauffante amenée d'avance à 41°. A ce moment on éteignit le gaz et au bout d'une minute le thermomètre de l'appareil ne marquait plus que 40°. Au bout de la deuxième minute, les mouvements amiboïdes se montrèrent tout d'un coup, et très activement, dans les globules blancs non granuleux. Après une observation de plus d'une demi-heure ils cessèrent, au moment où le thermomètre descendait au-dessous de 32°.

Pendant toute la durée de cette expérience, les globules blancs granuleux et graisseux, observés soigneusement par moi et par M. Chandelux, *ne montrèrent aucune trace de mouvements amiboïdes.*

Par contre, nous avons pu observer, sur deux d'entre eux, le phénomène de la division rapide. Brusquement, un globule brillant, jusque-là arrondi et immobile, s'étrangle en son milieu, prend la forme de biscuit, et en moins d'une demiminute se divise.

De ce fait que, dans plusieurs préparations du sang leucémique, j'ai vu les mouvements amiboïdes manquer dans les globules granuleux et graisseux, tandis qu'ils existaient au plus haut degré dans les globules blancs ordinaires, je me crois autorisé à tirer cette conclusion que la motricité est notablement affaiblie dans la protoplasma des cellules lymphatiques chargé de granulations protéiques ou graisseuses.

L'aptitude à se reproduire par division est, au contraire conservée et même devient plus marquée dans les globules chargés de granulations. On pourrait donc considérer ces derniers comme des globules mûrs pour une multiplication rapide, qui se fait pour ainsi dire tout d'un coup. On pourrait aussi expliquer de cette manière pourquoi l'on ne trouve pas fréquemment, dans le sang leucémique, les globules granuleux avec deux noyaux. Dans les globules hyalins, la multiplication se fait vraisemblablement par le procédé démontré par M. Ranvier pour les cellules lymphatiques de l'Axolotl, c'est-à-dire par le remaniement du noyau poussé lentement jusqu'à la division totale de ce dernier, puis par la division du corps cellulaire, sous l'influence des mouvements propres de la masse protoplasmique. Dans les globules granuleux, la division s'opère par un procédé analogue à celui que l'on constate dans la segmentation de l'ovule fécondé.

En ce qui regarde particulièrement la leucémie, les faits que nous venons de constater me paraissent avoir une réelle importance.

Si, comme nous venons de le voir, les globules blancs peuvent dans certaines circonstances se multiplier dans le sang, on aura ainsi l'explication de ces cas de leucémie dans lesquels on n'a pu trouver aucune lésion appréciable des appareils lymphoïdes, tels que les ganglions lymphatiques, la rate, etc [1].

A un autre point de vue, l'existence de globules blancs de diamètre très supérieur à celui des globules rouges et par conséquent dépassant de beaucoup le diamètre des plus petits capillaires rend un compte exact de l'obstruction mécanique de ces derniers par accumulation des globules blancs. Non seulement donc, avec un pareil sang, les capillaires seront oblitérés parce qu'ils seront envahis par de nombreux globules blancs qui, en y progressant très lentement en vertu

[1] Leube et R. Fleischer. Ein Beitrag zur Lehre von die Leukamie. *Arch. de Virchow's*, 1881, fascic. I, p. 124.

de leurs mouvements amiboïdes, arriveront à s'y accumuler par masses (Olivier et Ranvier); mais encore certains globules géants, et principalement ceux qui sont inertes, pourront, par leur accumulation dans les plus fins capillaires, agir comme de véritables embolies et devenir la cause active des hémorragies si communes dans la période cachectique de la leucémie [1].

En résumé, nous venons de voir que, non seulement dans le sang des animaux inférieurs, mais aussi dans celui de l'homme affecté de certaines formes de leucémie, on trouve trois ordres de globules blancs : 1° les globules hyalins ordinaires; 2° les globules chargés de granulations de substance protéique que certains auteurs ont considérée comme analogue aux grains vitellins (Ranvier) ou à de petites masses d'hémoglobine (Semmer, Pouchet), substance qui, en réalité, n'est pas nettement déterminée quant à sa nature chimique; 3° des globules chargés de graisse. Nous avons de plus constaté que les granulations existent en nombre variable dans le protoplasma des cellules lymphatiques; que certaines en contiennent peu, d'autres un grand nombre, d'autres enfin en sont remplies. Ces faits, rapprochés de cet autre fait que, dans le sang leucémique, les globules blancs sont de tailles variables, et qu'entre les tailles extrêmes on trouve tous les intermédiaires, nous ont permis d'admettre que les globules blancs *s'accroissent et se différencient dans le sang*. Je ferai remarquer de plus que l'existence de globules blancs présentant *deux noyaux séparés* dans le sang leucémique fixé vivant indique que la multiplication des globules blancs peut s'opérer dans ce liquide. Ce fait est tout à fait distinct de celui constaté par M. Ranvier sur les cellules lymphatiques

[1] On pourrait se demander si les globules blancs chargés de graisse ne sont pas des globules de pus; mais cette conception doit être repoussée absolument, car les noyaux de ces globules ont tous les caractères des noyaux vivants, et de plus, le fait que la cellule est apte à se diviser, exclut l'idée de métamorphose purulente. Le globule de pus renferme, il est vrai, de la graisse et il ne se meut pas, mais, de plus, il ne peut se multiplier par division. Le pus est en effet formé de cellules lymphatiques mortes; la graisse qu'elles renferment n'est pas un produit d'évolution vitale, mais de transformation cadavérique comme M. Ranvier l'a bien montré.

de l'Axolotl. Le phénomène de division qu'il a observé est de toute importance, mais montre seulement que les globules blancs peuvent se multiplier hors des vaisseaux. D'un autre côté, si j'ai insisté sur l'existence, dans le sang fixé vivant par l'acide osmique, de globules blancs à deux noyaux séparés, c'est que les globules à deux, à trois et à quatre noyaux groupés ne sont nullement des éléments en voie de segmentation véritable, mais bien des cellules à noyau bourgeonnant. Cet état bourgeonnant des noyaux est du reste l'état normal dans la majorité des globules blancs du sang vivant, puisqu'il existe sur la plupart de ces globules, fixés instantanément par les solutions fortes ou les vapeurs d'acide osmique au moment où le sang jaillit des vaisseaux [1]. Pour conclure qu'un globule blanc est, *dans le sang,* en voie de multiplication, il était donc nécessaire de constater qu'il renferme deux noyaux séparés l'un de l'autre par une bande de protoplasma se poursuivant dans toute l'épaisseur de l'élément, et nettement interposée entre les deux segments du noyau divisé.

II

Le sang de la lamproie est de l'ammocète. — Formes diverses de ses globules rouges. Globules ronds, globules elliptiques. — Formes intermédiaires entre les globules blancs et les globules rouges. — Globules rouges à noyau bourgeonnant. — Les globules elliptiques sont la forme supérieure des globules rouges du sang des cyclostomes.

On sait depuis les recherches de Wagner sur le *Petromyzon Planeri* (Sucet) et l'*Ammocœtes branchialis* (Lampre) [2], et de Warthon Jones sur la lamproie ordinaire [3], que les globules rouges du sang sont chez ces animaux de forme circulaire et non elliptique. J. Müller fit cependant remarquer que

[1] G. Pouchet (*Mém. cit.*, p. 20), admet que le noyau est toujours sphérique dans le sang circulant; je ne saurais admettre cette opinion d'après les faits que j'ai observés.

[2] Wagner. Beit. zur vergleinchenden Physiologie. T. II, *Nachtrage zur vergl. Physiol. des Blutes*, 1838, p. 13, pl. 1, fig. 6.

[3] Warthon Jones. The Blood corpuscule considered in different phases of developpement. *Phil. transact.*, 1846, p. 69, pl. 1.

chez les myxines la forme elliptique existe et est même très accusée [1].

Je n'ai pas examiné le sang de la lamproie de Planer; mes recherches ont porté sur la lamproie commune, qui remonte les fleuves en mai avec les aloses, et que Claus désigne sous le nom de *Petromyzon marinus,* ainsi que sur l'*Ammocœtes branchialis*, larve de cyclostome considérée comme celle de la lamproie de Planer, bien que le fait ne soit nullement démontré d'une façon incontestable. Dans tous les cas, cette larve, telle qu'on la trouve toute l'année dans les lônes du Rhône, à Miribel par exemple, est absolument arrêtée dans son développement.

Les globules rouges de l'ammocète sont tous circulaires et renferment un noyau bosselé mais très étroit et comme disposé sous forme de bâtonnet noueux. Ce noyau jouit d'une certaine mobilité au sein du disque circulaire chargé d'hémoglobine; sur les préparations de sang fixées par les vapeurs osmiques après excision du cœur, il est en effet tantôt au centre du disque, tantôt plus ou moins déjeté sur le côté. Les globules sont à peu près tous de même taille et l'on ne trouve pas chez eux les formes diverses que montrent ceux du *Petromyzon marinus*. Wagner avait donc raison en attribuant à tous les globules rouges de l'ammocète une forme circulaire, et cette forme existe peut-être aussi exclusivement chez le sucet dont l'ammocète est probablement la larve.

Mais chez la grande lamproie (*P. marinus*), il en est tout autrement, les globules sanguins présentent deux formes, nettement tranchées et toujours réunies dans les échantillons du sang du cœur, des gros vaisseaux ou des branchies, que j'ai pu examiner.

La majorité des globules rouges présente la forme circulaire. Les globules circulaires sont les plus petits, ont un diamètre variant de 7,5 μ à 10,5 μ et en moyenne atteignant 9,46 μ.

Mais toujours, parmi ces globules circulaires, on en trouve

[1] J. Muller. *Acad. des sciences de Berlin*, 1843, p. 119.

une petite quantité d'elliptiques, ne différant pas sensiblement de ceux des vertébrés amammaliens ordinaires. Ces globules ont : les plus grands 11,5 μ de long sur 10 μ de large, les plus petits 9,5 μ de long sur 8,75 μ. La moyenne de quelques mensurations a donné 10,4 μ de long sur 9,4 de large. Toutes ces mesures ont été prises par mon ami M. Malassez, sur des préparations fixées par la solution d'acide osmique à 1 0/0, colorées par le picro-carminate d'ammoniaque, et conservées dans la glycérine picro-carminée.

Dans les globules rouges du sang de la grande lamproie, il existe donc des variations de forme et de taille considérables. La constitution de ces globules présente aussi des différences très remarquables dans un même échantillon de sang pris dans le cœur [1].

Certains globules, et ordinairement les plus petits, ont un disque circulaire limité par un exoplasme à double contour. Ce disque est très étroit, nullement granuleux, mais transparent comme le verre. Le picro-carminate le teint en rose franc et non en orangé. Enfin, au centre du disque est un noyau bourgeonnant identique à celui des globules blancs, contourné en boudin ou découpé en lobes.

Sur d'autres globules en tout semblables et à noyau bourgeonnant, la marge du disque est teinte en orangé, ce qui montre qu'à ce niveau ce disque est chargé d'hémoglobine. Enfin, on voit sur une série d'autres tous les états intermédiaires entre le disque formé de protoplasma transparent et le disque entièrement chargé d'hémoglobine, présentant la même réfringence et les mêmes réactions histo-chimiques que celui des globules rouges tout à fait développés. Sur certains de ces globules, le noyau est nettement divisé en deux parties, séparées par une cloison protoplasmique se poursuivant dans toute l'épaisseur de l'élément.

Dans une même préparation de sang, on peut donc suivre tous les intermédiaires entre un globule blanc et un globule

[1] Le cœur est mis à nu, essuyé, l'animal est placé au-dessus d'un verre de montre contenant quelques centimètres cube d'acide osmique à 1 p. 100. La porte du cœur est excisée d'un coup, le sang tombe dans la solution osmique et est ainsi fixé vivant dans sa forme exacte.

rouge à l'état de parfait développement, et l'on constate l'existence des formes successives dont voici l'énumération.

a. Globule blanc à noyau bourgeonnant, à protoplasma non limité par un exoplasme.

b. Élément à noyau bourgeonnant; protoplasma formant un disque incolore, limité par un exoplasme.

c. Éléments à noyau bourgeonnant, à protoplasma limité par un exoplasme et formant un disque plus ou moins chargé d'hémoglobine.

d. Globule rouge à noyau bourgeonnant.

e. Globule rouge circulaire à noyau arrondi, mûriforme.

Cette succession de formes de transition, l'augmentation progressive de la dimension des globules à mesure que leur disque s'imprègne de plus en plus d'hémoglobine et que la forme de leur noyau se régularise, permettent d'affirmer que, chez la grande lamproie, les globules rouges du sang se développent, au sein de ce liquide, et aux dépens des globules blancs. Chez ces vertébrés tout à fait inférieurs, le sang est donc produit par une adaptation particulière des cellules lymphatiques. Ces cellules se différencient en se limitant d'abord par un exoplasme et en se chargeant ensuite d'hémoglobine, elles deviennent ainsi des globules sanguins qui tout d'abord, par leur noyau contourné en boudin et bourgeonnant, gardent comme l'empreinte de leur origine leucocytique.

Mes recherches sur le sang de la grande lamproie sont donc absolument confirmatives de celles de G. Pouchet sur le sang du triton crêté. Elles montrent de plus l'existence d'une forme importante de transition qui n'avait pas été observée: *le globule qui est un globule rouge par son disque limité par un exoplasme chargé ou non d'hémoglobine, et un globule blanc par son noyau contourné en boudin ou bourgeonnant.*

Quand le noyau des globules rouges cesse d'être lobé ou contourné en boudin, il devient ovalaire et, sur les plus gros globules circulaires, il se bossèle et prend l'aspect mûriforme. Cet aspect, qui indique par sa netteté de plus en plus accusée que les globules rouges sont de plus en plus rapprochés du terme supérieur de leur développement [1], n'est jamais plus marqué que sur les gros globules rouges elliptiques qu'on trouve, d'ailleurs en petit nombre, dans tous les échantillons du sang de la lamproie.

Je crois donc que la forme elliptique constitue le degré de développement le plus élevé des globules rouges chez le *Petromyzon marinus*, et qu'au contraire la forme circulaire est la forme embryonnaire, préliminaire pour ainsi dire, des globules sanguins. On verra, du reste, cette donnée rendue très probable, sinon démontrée, par les faits que je vais maintenant exposer.

III

Les globules rouges du sang de l'embryon de mouton de trois centimètres. — Analogies avec le sang des cyclostomes. — Formation et circulation simultanées du sang primordial et du sang définitif. — Conclusion.

J'ai fait dernièrement l'examen du sang d'un embryon de mouton mesurant 3 centimètres dans sa totalité et que mon collègue et ami, le professeur Chauveau, considère comme un embryon de 12 à 15 jours. Ce sang a été fixé dans les vaisseaux par la solution d'acide osmique à 1 0/0; les préparations ont été colorées tantôt par la glycérine hématoxylique, et tantôt par l'éosine hématoxylique ; cette dernière méthode ayant pour but de marquer l'hémoglobine soit dans le sang, soit dans les îlots vaso-formatifs, en lui donnant sa coloration caractéristique rouge brique.

J'ai constaté alors que le sang de l'aorte est constitué à peu près exclusivement par des globules rouges. La présence des globules blancs y est tout à fait douteuse. Les globules sont de deux ordres ; les uns possèdent un noyau très évident, que l'hématoxyline teint en violet pur, les autres en sont absolument dépourvus. Le sang primordial, analogue à celui des vertébrés amammaliens et à globules cellulaires, le

[1] J. Renaut, Sur la saignée du cœur et l'apparition des figures polaires, *Soc. de Biologie* et *Gaz. méd. de Paris*, 1880.

sang définitif dont les éléments sont dépourvus de noyaux et ne sont par suite pas des cellules, circulent donc côte à côte dans les vaisseaux à un certain stade de développement.

Ce fait est seulement intéressant à rappeler, car je ne le crois pas nouveau. Mais un détail plus curieux de l'histoire du sang à cette période c'est que, de même que chez la grande lamproie de rivière, la majorité des globules rouges à noyau, formés par les plus petits, montre la forme circulaire, tandis que les plus grands sont franchement ovalaires ou elliptiques, comme les globules rouges d'un poisson, d'un reptile ou d'un oiseau [1].

Le sang de certains cyclostomes (que l'on peut considérer comme les vertébrés les plus inférieurs au point de vue du sang [2], offre donc une analogie parfaite, dans sa constitution morphologique, avec le sang embryonnaire des mammifères supérieurs.

De même que ceux de la lamproie, les globules rouges nucléés de l'embryon du mouton sont de dimensions variables, de telle façon qu'on est naturellement amené à penser qu'ils s'accroissent dans le sang; mais comme ce dernier, pris dans les gros vaisseaux, ne renferme que peu ou point de globules blancs, il est aussi probable que le sang circulant ne se multiplie pas dans les vaisseaux.

Rien n'est, au contraire, plus aisé que de voir le sang se développer, sous ses deux formes, dans les îlots vaso-formatifs du foie. Le foie, à cette période du développement, est formé d'un petit nombre de lobules disposés le long de grosses fusées vasculaires de distribution. La circulation vraie du liquide sanguin n'a lieu que dans ces fusées. Autour d'elles la masse du tissu embryonnaire qui constitue l'organe hépatique se creuse d'une multitude d'îlots vaso-formatifs allongés, dont le grand axe se dirige toujours vers le vaisseau qui occupe le centre du système, mais qui ne commu-

[1] De pareils globules elliptiques ont été figurés déjà, sans explications du reste, par M. Ch. Robin dans sa *Physiologie cellulaire*.

[2] L'amphyoxus n'a pas de sang rouge.

nique pas encore avec eux. Entre les îlots, existent des travées formées par les cellules hépatiques. Ces cellules sont teintes en noir par l'acide osmique et leur noyau n'est pas coloré par l'éosine hématoxylique. Les éléments qui occupent les îlots vaso-formatifs ont, au contraire, leur noyau coloré vivement en violet et leur protoplasma en rose pâle. Ce sont, à l'origine, des cellules à noyaux multiples qui se résolvent ensuite en cellules pressées les unes contre les autres, formées d'une masse de protoplasma renfermant un noyau arrondi. Sur quelques îlots, on voit paraître l'hémoglobine sous la forme diffuse : toute la masse protoplasmique de l'îlot prend une légère teinte rouge brique. Sur des îlots plus avancés, les cellules s'individualisent, deviennent distinctes les unes des autres, mais restent encore formées d'une masse de protoplasma grenu, non limitée par une exoplasme, chargée simplement et comme teinte d'hémoglobine. Sur d'autres îlots enfin, on voit, au milieu des cellules précitées, de véritables globules rouges à noyau, et dans l'intervalle des globules simplement teints par l'hémoglobine se montrent des globules circulaires, sans noyau, qui paraissent être nés sur place dans la masse protoplasmique à noyaux multiples qui formait initialement l'îlot. De même donc que chez les animaux inférieurs, les globules nucléés, qui donnent au sang embryonnaire ou primordial sa caractéristique anatomique, proviennent de la transformation et de la différenciation d'éléments cellulaires, les globules définitifs prennent naissance, comme ceux d'un îlot vaso-formatif de l'épiploon du lapin, au sein du protoplasma de l'îlot de Pander. Il importe de faire remarquer qu'à un certain stade de développement, les globules rouges du sang définitif et ceux du sang primordial prennent naissance côte à côte, dans les mêmes centres sanguiformateurs, de même qu'ils circulent côte à côte dans les vaisseaux et que la respiration interstitielle s'effectue à l'aide de deux sortes d'éléments anatomiques d'ordre tout différent, puisque les uns sont des cellules et les autres sont des corps de nature non cellulaire.

Les globules définitifs sont toujours circulaires et sans noyau ; petits dans les îlots vaso-formatifs où ils naissent, on les trouve beaucoup plus gros dans l'aorte, dans les grands canaux veineux de l'embryon, et, entre les plus petits et les plus volumineux, on trouve une série de dimensions intermédiaires : on doit donc supposer qu'une fois formés ils s'accroissent dans le sang.

Nous avons constaté que les globules blancs, dans certains cas déterminés, peuvent naître dans le sang d'autres globules blancs, puis s'accroître, se différencier pour se multiplier eux-mêmes à un moment donné, et cela tout aussi bien chez l'homme que chez les animaux inférieurs.

Nous avons vu les globules rouges du sang de la lamproie naître des globules blancs, comme G. Pouchet l'avait constaté chez le protée. Au cours de nos recherches, nous avons sans cesse eu l'attention attirée vers les globules granuleux (globules blancs de Semmer) sans pouvoir constater leur transformation en globules rouges. Le disque des jeunes globules du sang de lamproie est, en effet, hyalin et dépourvu d'hémoglobine, leur noyau est bourgeonnant et non arrondi comme celui des globules blancs de Semmer. Il est donc probable que ces globules chargés de grains colorés ont des fonctions plutôt nutritives que sanguiformatives, et que les globules rouges nucléés proviennent des globules blancs ordinaires et non des globules non chargés de graisse et de grains protéiques.

L'examen comparatif du sang de la lamproie et de celui du fœtus montre que les globules rouges à noyau ont deux formes bien distinctes : l'une circulaire, qui répond à la phase inférieure du développement ; l'autre, discoïde, qui répond à la phase supérieure et représente la forme définitive que l'on retrouve chez les amammaliens adultes. On savait, du reste, depuis longtemps que le sang des têtards, des batraciens anoures n'a que des globules rouges arrondis ; l'ammocète, qui est une larve arrêtée dans son développement, n'a aussi dans le sang que des globules rouges circulaires.

On voit, enfin, que le sang définitif de l'embryon a d'abord des globules petits qui s'accroissent ensuite dans le sang circulant. On pourrait conclure de tout cela que les globules blancs se multiplient seuls dans le sang, que les globules à noyau y peuvent naître des blancs et ensuite s'accroître et se développer dans le plasma sanguin sans s'y multiplier; que les globules sans noyau des mammifères ne peuvent naître dans le sang et ne font que s'y accroître.

J'ai voulu présenter ici au lecteur quelques faits précis, sans discuter les théories générales qui ont actuellement cours sur le développement des globules rouges cellulaires ou non cellaires. Je ferai remarquer seulement, en terminant, que les recherches de presque tous les observateurs ont confirmé l'hypothèse produite par M. Vulpian sur l'origine des globules rouges nucléés [1], tandis qu'il a été impossible à la plupart des histologistes de vérifier la théorie dite des hématoblastes proposée par mon ami M. Hayem pour expliquer la régénération des globules rouges du sang de l'homme et des mammifères.

EXPLICATION DE LA PLANCHE 5.

Fig. 1. — Sang de leucémique fixé par les vapeurs osmiques (Ocul. 1, obj. 9, immersion de Vérick — mm' 20 μ projetés). Chambre claire. 1, petit globule blanc. 2, 3. 4, 5, globules blanc hyalins, à noyau bosselé ou bourgeonnant. *d*, globule blanc à deux noyaux. *g'*, globule blanc à granulations graisseuses. *g'*, globule blanc à granulations protéiques. *S*, globule rouge du sang.

Fig. 2. — Sang de leucémique fixé par la solution d'acide osmique à 1 p. 100 (même grossissement). Chambre claire.

a, *b*, *c*, *d*, globules blancs hyalins. *G*, globules à granulations graisseuses. *S*, globules rouges.

Fig. 3. — Sang de leucémique maintenu dans la chambre humide et coloré au picro-carminate (même grossissement). Chambre claire. *a*, globule blanc granuleux présentant une vacuole. *b*, globule blanc avec une goutte sarcodique en forme de pointe. *c*, globule blanc à noyau étranglé. *d*, globule blanc à deux noyaux. *g*, globule blanc géant, à granulations protéiques. *G*, globule blanc géant à granulations graisseuses.

Fig. 4. — Un capillaire sanguin de la chorio-capillaire de l'Espadon (obj. 7, ocul. 1. Verick). Chambre claire.

C, capillaire centre du tourbillon. *R*, globules rouges ordinaires. *r*, petit globule rouge à disque à peine coloré. *g*, *g*, globule

[1] Vulpian. *Compt. rend. de l'Acad. des sciences*, 4 juin 1877.

blancs ordinaires. *G*, globule blanc géant à grains protéiques. *Gg*, *Gg*, globules blancs géants à granulations graisseuses. *p*, *p*, *p'*, cellules périvasculaires. *E*, cellules endothéliales du capillaire.

FIG. 5. — Phases du mouvement amiboïde d'un globule à grains graisseux de l'ammocœte branchialis (obj. 7, ocul. 1. Verick) pendant cinq minutes.

FIG. 6. — Phases du mouvement d'un globule hyalin du même animal, pendant six minutes (même grossissement).

FIG. 7. — Sang de la grande lamproie (P. MARINUS) fixé par la solution d'acide osmique à 1 p. 100. Coloration au picro-carminate (obj. 7, ocul. 1. Verick). Chambre claire.

1, Globule blanc déjà limité par une exoplasme. 2, jeune globule rouge à noyau bourgeonnant et à disque incolore. 3, 4, 5, globules rouges à noyau bourgeonnant et à disque circulaire.

gb, globule blanc hyalin; *g'b'*, globule blanc granuleux.

e, globule rouge elliptique à noyau bourgeonnant.

e', globule rouge elliptique géant, à deux noyaux (globule rouge monstrueux).

e'', globule rouge elliptique à noyau mûriforme.

d, *d*, *d*, globules rouges ordinaires à disque circulaire.

FIG. 8. — Sang des vaisseaux hépatiques de l'embryon de mouton, long de trois centimètres (même système, tube levé, chambre claire).

A, globule circulaire à noyau ayant subi l'action de l'eau; *n*, noyau; e, exoplasme à double contour; *g*, granulations du stroma globulaire.

B, *B*, *B*, globules définitifs sans noyau et discoïdes.

C, *C*, *C*, globules définitifs sans noyau et globuleux.

D, *D*, *D*, globules primordiaux à noyau rond et circulaires.

E, *E*, *E*, globules primordiaux elliptiques et à noyau mûriforme.

X

MÉMOIRE SUR LES SACS LYMPHATIQUES PÉRILOBULAIRES SEMI-CLOISONNÉS ET COMMUNICANTS DU POUMON DU BŒUF,

par **A. PIERRET** et **J. RENAUT**.

L'étude précise du système lymphatique du poumon, et de ses rapports avec la surface respiratoire, c'est-à-dire avec celle du lobule pulmonaire, reste encore, malgré de nombreuses et savantes recherches, une question complètement ouverte. Que l'on se place d'ailleurs au point de vue de la morphologie pure, de la physiologie ou de l'anatomie pathologique, le problème offre un égal intérêt; il peut se formuler ainsi : déterminer l'origine exacte des lympatiques si nombreux et si aisément reconnaissables contenus dans les tractus ramifiés qui renferment à la fois les arborisations des bronches et celles des vaisseaux sanguins du poumon.

Si l'on connaît bien en effet le réseau lymphatique sous-pleural et les troncs efférents qui longent les branches de l'artère pulmonaire, on ne sait pas encore précisément comment ces deux systèmes communiquent entre eux et quels sont leurs rapports avec les lobules, ni comment ils se comportent dans l'intervalle de ces derniers. Il ne suffit pas en effet de piquer la plèvre avec une seringue de Pravaz, de pousser une injection de bleu de Prusse soluble dans le tissu sous-pleural et d'injecter ainsi les lymphatiques canaliculés périartériels, pour être autorisé à conclure que toutes les voies parcourues par l'injection appartiennent au système lymphatique proprement dit. M. Ranvier, par sa boule d'œdème artificiel écrasée, injecte aussi les lymphatiques du pli de l'aine chez le chien ; il ne s'ensuit pas qu'il ait d'abord rempli une cavité véritablement lymphatique ; l'expérience démontre seulement que le tissu conjonctif communique avec les lymphatiques canaliculés. De même, le tissu qui unit et sépare les lobules pulmonaires et qui se remplit de masse à injection pourrait n'être que du tissu connectif plus ou moins lamelleux, origine des canaux lymphatiques vrais des pédicules lobulaires, comme le tissu conjonctif du pli de l'aine l'est d'un certain nombre de vaisseaux blancs de cette région.

Dans l'état actuel de la science, pour affirmer la nature lymphatique d'un espace donné, il n'existe qu'un moyen : démontrer par les imprégnations au nitrate d'argent que la paroi de cet espace est revêtue d'un endothélium continu caractéristique, c'est-à-dire dont les cellules montrent des contours sinueux, festonnés à la façon des feuilles de chêne ou des pièces d'un jeu de patience. En dehors de cette constatation positive, tous les résultats ne peuvent conduire qu'à des hypothèses plus ou moins soutenables et vraisemblables, mais nullement à la certitude.

Or, ni le poumon de l'homme et des mammifères étudiés ordinairement dans les laboratoires, ni même celui de l'enfant nouveau-né et des animaux très jeunes, ne se prêtent facilement à la recherche qu'il est indispensable de faire pour faire acquérir la certitude à laquelle nous venons de faire allusion. Il ne peut être d'autre part question des poumons simples des animaux inférieurs tels que la grenouille et les sauriens, puisqu'ils se composent d'un seul lobule plongeant dans le sac pleural, et que les lymphatiques canaliculés n'entrent que peu ou pas dans la constitution de leur pédicule bronchio-vasculaire lorsqu'ils en possèdent un. Cependant il existe un objet d'étude éminemment favorable, et dont l'un d'entre nous[1] a découvert l'existence en étudiant, pour le

[1] M. Pierret.

cours d'anatomie pathologique de la Faculté, les lésions encore mal connues de la péripneumonie contagieuse. C'est le poumon du bœuf adulte, dont les lobules sont si lâchement unis les uns aux autres qu'il suffit de les écarter avec les doigts ou de les disséquer avec une sonde cannelée, quand on a arraché la plèvre, pour les isoler comme on ferait des grains glandulaires d'une sous-maxillaire ou d'une parotide. En possession de cet objet, nous nous sommes réunis pour attaquer de nouveau le problème de l'origine des lymphatiques pulmonaires, et nous avons été assez heureux pour le résoudre d'une manière satisfaisante dans le cas particulier du poumon du bœuf.

Avant de faire connaître les résultats de cette recherche, nous croyons nécessaire d'exposer sommairement l'état de la science en nous plaçant, non au point de vue tout spécial du poumon des ruminants qui paraît avoir été peu étudié jusqu'ici, mais au contraire au point de vue des connaissances générales que l'on possède actuellement sur les lymphatiques pulmonaires de l'homme et des animaux.

I

HISTORIQUE ET THÉORIES.

Influence des théories sur l'étude du système lymphatique pleuro-pulmonaire. — Théorie de Wirchow : travaux de Wywodzoff (1860). — Théorie des canaux du suc : travaux de Sikorsky (1870) et de E. Klein (1875). — Théorie de Ranvier : travail de Grancher (1877). — Critique, et exposé des problèmes qui subsistent sur la question.

Les travaux faits dans ces vingt dernières années sur le système lymphatique pulmonaire sont plus ou moins complets et concordants tant qu'il s'agit des vaisseaux blancs canaliculés, injectables par le bleu de Prusse soluble ou par le mercure ; ils divergent totalement entre eux relativement aux origines du système et à ses rapports avec la paroi alvéolaire qui limite le lobule à sa périphérie.

La raison de cette divergence est toute simple : Les auteurs ont été successivement influencés par les théories en faveur au moment où ils écrivaient. Depuis 1860, en effet, les idées théoriques sur la constitution du tissu conjonctif ont beaucoup varié, et comme ce tissu a toujours été regardé avec raison comme l'origine des lymphatiques, quelles que fussent d'ailleurs les notions générales que l'on possédât sur sa structure intime, il s'ensuit que l'on a considéré successivement comme les premières voies lymphatiques du poumon des objets tout à fait différents.

(A) En 1860, régnait la théorie bien connue de la *cellule plasmatique*, formulée par Virchow et considérée par tous les histologistes, sauf MM. Henle et Charles Robin, comme définitivement démontrée. On croyait que les cellules fixes du tissu conjonctif étaient de véritables corps creux, à prolongements étoilés, canaliculés, anastomosés, dans lesquels circulait le suc nutritif ou *plasma*. Ce réseau creux était considéré comme l'origine première des lymphatiques, et, là où on le rencontrait, on voyait naturellement l'origine des vaisseaux blancs.

A cette époque, Wywodzoff[1] étudia les lymphatiques du poumon du chien et du cheval. Il les vit naître au niveau des alvéoles sous forme de petits espaces anastomosés en réseau *dépourvus d'endothélium limitant* et situés dans la paroi connective alvéolaire, toujours étendus dans le plan de cette paroi. Leurs branches suivaient d'abord la direction des fibres élastiques, puis le trajet des capillaires sanguins, croisant cependant çà et là ces derniers et s'unissant pour former des confluents dans les intervalles des mailles vasculaires sanguines. Ces radicules, d'après Wywodzoff, se jettent ensuite dans deux sortes de vaisseaux blancs plus larges : Les uns, profonds, accolés aux bronches et aux vaisseaux bronchio-pulmonaires gagnent le hile du poumon ; les autres, superficiels, entourent comme d'un filet la face externe ou pleurale des lobules ; ils forment donc un lacis sous-pleural et de là, chez l'homme, se poursuivent par un trajet indépendant jusqu'au hile, ou se jettent de distance en

[1] *Wiener Medicinische Jahrbücher*, Bd XI, 1866.

distance dans des canaux qui les font communiquer avec les lympatiques profonds.

A ce même moment, parut le travail de Dybkowski [1] sur les communications poreuses existant entre la cavité pleurale et les lympatiques sous-pleuraux. Nous ne faisons que mentionner ce travail dont les conclusions furent ensuite successivement confirmées par les recherches de *Sikorsky* (1870), de *B. Walther* (1872) [2] et *Klein* (1875), parce que, dans notre travail, nous n'avons pas aborbé l'étude des communications des lymphatiques du poumon avec la cavité pleurale.

(B) Dès 1862, et de là jusqu'à nos jours, sous l'influence des travaux bien connus de *Recklinghausen* [3], la théorie des *canaux du suc* fut en faveur. Tout ce qui, dans une préparation à l'argent, était réservé en blanc était regardé comme un canal plasmatique. Une cellule fixe du tissu conjonctif ménagée par l'imprégnation et adjacente à un canal lymphatique muni de son endothélium caractéristique était considérée comme se continuant avec lui et contribuant à former l'une de ses origines. Les travaux de Sikorsky [4] et de Klein [5] ont été évidemment influencés par cette conception erronée.

Sikorsky trouva dans les parois alvéolaires un réseau spécial d'espaces du suc, consistant en des canalicules et en des lacunes. Ces dernières occupent d'après lui les points nodaux formés par la confluence des canalicules. Les lacunes sont irrégulières et ont une forme soit triangulaire, soit quadrilatérale, soit stellaire. Toujours on les trouve au milieu des mailles interceptées par les vaisseaux sanguins. Les canalicules du suc croisent les capillaires alvéolaires dans toutes les directions. Le système des canaux et des lacunes

1 *Arbeiten aus der Physiolog.* Anstalt in Leipzig, 1866.

2 Walther. Beitrag zur Histologie des Brustfells (in *Beitrage zur Anatomie und Histologie*, herausgegeben von Landzert. S. 76-98, I. Tafel, 1872.

3 Recklinghausen. Die Lymphgefasse und ihre Beziehung zum Bindegewebe (Berlin 1862). — Zur Fettresorption, *Virchow's Arch.*, Bd XXVI. — Ueber Eiter und Bindegewebskörperchen (*Ibidem*, Bd XVVIII).

4 Sikorsky. *Centralblat f. Medicin*, n° 50, 1870.

5 E. Klein. *The Anatomy of Lymphatic system*, II. The Lung (London, 1875).

constitue la portion radiculaire des troncs lymphatiques qui accompagnent les vaisseaux sanguins larges, artériels et veineux. Ces troncs sont situés dans la unique adventice des artères et des veines; il en existe ordinairement deux satellites du même vaisseau sanguin ; ils entrent avec les veines dans le pédicule pulmonaire. D'autre part, Sikorsky admit que les lacunes du suc situées dans les parois interalvéolaires sont mises en communication directe avec les cavités des alvéoles par de fins canaux, semblables à ceux du réseau pariétal, opinion partagée par *Buhl* [1] et sur laquelle nous n'avons pas à insister ici.

Dans son travail très étendu sur le système lymphatique pleuro-pulmonaire, Klein arrive à des conclusions analogues à celles de Wywodzoff et de Sikorsky, relativement à l'origine des lymphatiques dans la paroi propre des alvéoles. Il admet que dans cette paroi[2] « le tissu connectif se montre sous « la forme de cellules transparentes, plates et munies d'un « noyau. Ces cellules sont munies de prolongements anas- « tomosés en réseau. Aux cellules plates du tissu conjonctif « correspondent des espaces d'aspect lacunaire plus ou moins « irréguliers, c'est-à-dire que les cellules plates limitent un « système d'espaces analogue à celui des canalicules lym- « phatiques des autres tissus. » Les préparations faites avec le nitrate d'argent lui ont montré ces espaces lymphatiques sous forme d'un système de lacunes irrégulières anastomosées par de fins canaux, *juste comme ceux qu'on voit dans la cornée traitée par le nitrate d'argent* [3]. Klein ne peut mieux indiquer au lecteur qu'il a obtenu l'imprégnation négative d'une lame de tissu connectif, et non un système de canaux ; et ses figures (fig. 12, 13 du mém. cité) ne laissent pas non plus le moindre doute à cet égard.

Bien qu'il n'ait pas vu l'origine exacte du réseau lymphatique du poumon, Klein a fait faire par ses recherches un

[1] Buhl. Lungen-Etzündung. *Tuberculose und Schwindsucht.* München, 1872, p. 5.

[2] *Loco citato*, p. 32.

[3] Just as those seen in the cornea after treatment with nitrate of silver (*Ibidem*, p. 32).

grand pas à la question. Il a donné la description parfaite du réseau des gros lymphatiques sous-pleuraux. Il a bien décrit certains lymphatiques satellites des bronches et des vaisseaux de distribution. Son schéma général du système entier est d'ailleurs le suivant :

Les racines du système lymphatique pulmonaire viennent de trois sources : 1° les parois des alvéoles ; 2° les parois des bronches ; 3° la plèvre pulmonaire.

Le premier système est représenté par des lacunes irrégulières et des canaux du suc anastomosés, interceptés par les intervalles des corpuscules branchés du tissu connectif. Ils donnent origine à des lymphatiques limités par un endothélium. Ces derniers doivent être distingués en superficiels et profonds. Les superficiels sont les *lymphatiques sous-pleuraux* qui forment un réseau d'où naissent des troncs efférents qui marchent le long des ligaments du poumon vers le hile de cet organe. Les profonds sont les lymphatiques *péri-vasculaires* et les lymphatiques *péribronchiques*. Ces derniers sont situés dans les parois des bronches et sont représentés par les lacunes irrégulières et les canaux séreux anastomosés au sein de la muqueuse bronchique (espaces du tissu conjonctif) d'où naissent des canaux tapissés d'endothélium, et qui suivent les bronches en communiquant fréquemment avec les lymphatiques péri-artériels. Chez le cobaye et le lapin, les parois des bronches renferment également des follicules clos en connexion avec les parois des canaux lymphatiques satellites des bronches.

Jusqu'à présent, on le voit[1], l'origine du système lymphatique du poumon est prise constamment dans le tissu connectif considéré soit comme criblé de canaux formés par des cellules plasmatiques creuses (Wywodzoff), soit comme étant constitué par des espaces libres où circule le suc et dont les parois sont tapissées par des cellules fixes de tissu connectif

[1] Nous nous bornons à signaler un travail d'HOFFMANN (1876) *Die Lungen-Lymphgefasse der Rana temporaria*. Dorpat. Dissert. inaug. L'auteur décrit dans le pédicule trois troncs distincts, dont deux naissant de troncules péri-alvéolaires et munis d'une paroi endothéliale.

suivant la conception de Recklinghausen et de Waldeyer (Sikorsky — Klein).

Le dernier travail dont nous avons à parler est l'un des plus courts et certainement c'est le plus important de tous. En 1877, GRANCHER[1] reprit la question au point de vue de l'anatomie générale médicale et la développa avec la hauteur de vues qui signale ordinairement toutes ses conceptions.

Il employa comme objet d'étude le poumon humain, légèrement hydrotomisé au préalable et dont les vaisseaux sanguins avaient été remplis d'une masse au carmin. Pour marquer les lymphatiques, il se servit d'injections interstitielles de bleu de Prusse. Cette méthode, excellente pour remplir les lymphatiques canaliculés et les espaces du tissu connectif, mais présentant le défaut capital de ne pas permettre de s'assurer positivement de l'existence des endothéliums continus caractéristiques des voies lymphatiques, l'a néanmoins conduit à des notions d'un extrême intérêt.

Le résultat fondamental et original des recherches de Grancher peut se résumer dans la conception suivante : le lobule pulmonaire, *l'unité anatomique du poumon humain* (ce que M. Milne-Edwards nomme poumon élémentaire ou pulmonite), est enveloppé de toutes parts de vaisseaux lymphatiques qui se moulent sur lui. Chacun des petits systèmes aériens est plongé dans une sorte de sac lymphatique.

Nous ferons remarquer ici que, pour Grancher, ce sac est plutôt un *filet* qu'une double *surface*, car il l'a trouvé formé par un ensemble de lacunes ou d'espaces étoilés, tapissés par un endothélium, et limités par des faisceaux connectifs. Les mailles de ce réseau lui ont paru « extrêmement étroites, mais leur configuration fixe dépend de la configuration même du lobule ».

Sous la plèvre, les rapports du système lymphatiqne réticulé avec les éléments premiers du lobule sont dessinés par l'injection bleue avec une extrême netteté. Un premier réseau (*périlobulaire*) dessine le lobule ; de ce réseau en part

[1] GRANCHER. Note sur les lymphatiques du poumon. *Gazette médicale de Paris*, p. 103-105, et *Compt. rend. de la Société de biologie*, 10 février 1877.

un plus serré (*périinfundibulaire*) qui dessine l'infundibulum ou lobulin. Enfin chaque alvéole est aussi entouré de mailles plus fines, radicules du système entier (réseau *périalvéolaire*). Sur ce réseau originel l'endothélium ne peut être poursuivi [1].

Dans la profondeur du poumon existe un système de manchons périvasculaires s'effilant en pointe sur les artérioles et ne se continuant pas sur les alvéoles interstitiels.

Enfin, les systèmes périlobulaires communiquent largement entre eux et ce n'est que sous forte pression, quand la communication interlobulaire s'est déjà établie, que la masse pénètre dans le lobule et dessine ses réseaux infundibulaires et alvéolaires.

Grancher déduisit en outre de son étude ce fait d'une haute importance que les vaisseaux lymphatiques du poumon *font partie intime du tissu conjonctif de cet organe ;* que les espaces interfasciculaires du tissu conjonctif sont des capillaires lymphatiques, et que les réseaux variqueux des auteurs ne sont plus particulièrement que des vaisseaux lymphatiques, sans autre paroi que l'endothélium limitant des faisceaux conjonctifs.

La conception de notre savant ami Grancher, acceptée et exposée publiquement par M. Charcot[2] a obtenu en France le succès et la consécration qu'elle méritait. Elle avait cependant besoin d'être étayée par de nouvelles recherches, car elle renfermait quelques points demeurés obscurs ou contestables.

Quelque étroite que soit l'homologie du tissu connectif lâche et du système lymphatique, on sait aujourd'hui que, dans ce tissu, les cellules fixes ne sont pas ordonnées par rapport aux faisceaux, elles forment un réseau indépendant de la trame connective, réseau qui ne peut plus être considéré, sauf dans le tissu connectif modelé[3] comme jouant à l'égard de cette trame le rôle d'un revêtement endothélial même discontinu.

[1] *Gazette médicale*, 1877.
[2] Cours de la Faculté de Paris, 1877.
[3] Tendons, aponévroses, tissu fibreux en général.

De deux choses l'une : ou le réseau périlobulaire, périinfundibulaire, périalvéolaire est du tissu connectif lâche dont le bleu occupe les espaces interorganiques, et il peut être considéré comme le lieu où naissent les lymphatiques vrais d'une façon encore inconnue, ici comme ailleurs, mais nullement comme un réseau de canaux séreux ; ou ce lac de matière bleue a des parois membraniformes, et il s'agit de savoir si l'endothélium dont Grancher n'a pu voir que les noyaux, nullement la continuité, constitue un revêtement vrai. Si ce revêtement existe, où et comment finit-il ? Le lobule est-il entouré de simples boyaux lymphatiques anastomosés en filet, ou sa surface est-elle limitée de tous côtés par un vernis endothélial ? Le réseau péri-alvéolaire, où aucune trace d'endothélium n'a été constatée, a-t-il une existence réelle ou est-il déterminé par des ruptures ? Enfin, comment se comporte exactement, au moment où il s'effile, le manchon périartériel dont Grancher a indiqué le parcours ?

Voilà une série de questions qui, si elles ne sont pas résolues, laisseront indéfiniment planer l'incertitude sur l'origine du système lymphatique périlobulaire ; car, ni avant, ni après l'injection au bleu, l'on ne peut faire les imprégnations d'argent nécessaires pour marquer les endothéliums. Le bleu de Prusse rendu soluble dans l'eau distillée empêche l'argent de se réduire sur les ciments intercellulaires et efface sa réduction sur ces mêmes ciments lorsqu'elle a été préalablement opérée [1].

Notre travail a pour objet de tourner la difficulté à l'aide d'une méthode particulière ; nous avons mis en évidence tout le système lymphatique du poumon du bœuf (sous-pleural, périlobulaire et périartériel) imprégné d'argent régulièrement partout et fixé dans sa forme exacte à l'état de développement. Dans ces conditions, les problèmes qui subsistent pourront être facilement résolus, les limites du système données, ses rapports avec le poumon élémentaire déterminés ; enfin, une série de faits nouveaux pourront être mis en lumière et rece-

[1] Ce fait est inexpliqué, mais bien connu de tous ceux qui s'occupent de technique histologique.

voir du même coup une démonstration définitive et rigoureuse.

II

ANATOMIE NORMALE DU SYSTÈME LYMPHATIQUE PÉRILOBULAIRE.

1° ÉTUDE A L'ŒIL NU. — Lobules cunéiformes sous-pleuraux. — Lobules profonds polyédriques. — Lobules conjugués : jumeaux ou multiples. — Nappe lâche sous-pleurale semi-cloisonnée. — Tissu lâche semi-cloisonné des lignes et des cloisons interlobulaires. — Fausses valvules. — Lignes pédiculaires. — Lignes interlobulaires des lobules profonds.

Les lobules du poumon du bœuf sont des polyèdres de dimensions variables et comparables à celles des divers dés à jouer. Quand on fait une coupe sur le poumon frais, on reconnaît facilement que de tous côtés, excepté au niveau du pédicule bronchio-vasculaire, ces lobules sont limités par des surfaces planes ou légèrement incurvées, séparées de la surface des lobules voisins par une ligne de tissu celluleux lâche qui unit et sépare les deux surfaces lobulaires adjacentes entre elles.

Si l'on fait des coupes parallèles de façon à détacher une tranche de poumon de 2 ou 3 millimètres d'épaisseur et comprenant une série de lobules, si ensuite on tend cette lame sur une plaque de verre et qu'on la regarde à contre-jour quand elle a été ainsi tendue, on voit que les lignes celluleuses qui séparent les lobules et qui, dans l'extension, offrent une largeur de 1 ou 2 millimètres ou plus, sont traversées par une série de tractus blancs, disposés en réseau et offrant à l'œil nu une apparence analogue à celle que présente la moelle de sureau sous un faible grossissement. Ceci revient à dire que le tissu celluleux de ces bandes paraît formé d'alvéoles.

Si, à l'aide d'une seringue à injection remplie d'air et munie d'une canule-trocart, on insuffle ces bandes par simple piqûre, elles se développent considérablement et se montrent comme des trajets boursouflés, cloisonnés incomplètement à la façon de sacs entés les uns sur les autres et ouverts irrégulièrement les uns dans les autres. Les lobules sont alors entourés complètement de bandes insufflées, l'air se propage au pourtour d'une série d'entre eux, et si l'on poursuit l'insufflation, toute la région du poumon voisine du point piqué s'emplit d'air de proche en proche : ce qui démontre d'abord que les mailles des lignes interlobulaires communiquent largement les unes avec les autres à la façon des espaces du tissu conjonctif lâche sous-cutané.

Lorsque l'on fait sécher le poumon insufflé de cette façon et qu'on y pratique ensuite des coupes un peu épaisses, on voit que les larges lignes de séparation des lobules sont cloisonnées non par des fibres conjonctives, mais par des membranes minces entrecoupées de diverses façons et montrant en section des éléments de surfaces courbes. Il semble que tout l'interligne soit occupé par une série de valvules analogues à celles des canaux lymphatiques. Mais on reconnaît facilement que ces nids de pigeon entés les uns sur les autres de diverses façons, et dont la concavité n'est pas disposée dans un sens précis, sont percés au niveau de leur fond ou de leurs parties latérales, par des orifices irréguliers, ovalaires, arrondis ou semi-lunaires, qui les font communiquer entre eux dans toutes les directions. Au milieu de ce système, passent et repassent de fins tractus allant d'un lobule à l'autre et offrant exactement l'apparence de faisceaux conjonctifs délicats et extrêmement fragiles.

Quand on souffle dans l'eau de savon un peu épaisse, on produit une série de bulles entées les unes sur les autres et qui communiquent entre elles par des orifices diversement configurés au travers des lames de savon. Supposons ce système solidifié de façon qu'on y puisse pratiquer une coupe, et nous aurons exactement, sur cette coupe, les dispositions que nous venons de décrire dans la ligne interlobulaire du poumon de bœuf insufflé et desséché : on y verra des éléments de surfaces courbes simulant de *fausses valvules*, des lames, des trous diversement disposés.

Nous ferons remarquer que l'insufflation, non plus que les injections interstitielles de liquides colorés, ne forment jamais, au point piqué, de boules comparables à cet œdème artificiel que l'on produit à volonté dans le tissu conjonctif lâche; les bulles d'air ou les liquides injectés filent dans les interlignes des lobules, difficilement comme dans un canal cloisonné, mais sans créer de place en place de développements ovoïdes ou en boule. Cette observation fait pressentir que le tissu lamelleux, semi-cloisonné et coupé de fausses valvules, qui sépare les lobules voisins sur leur ligne de contact, est autre chose que du tissu cellulaire analogue au tissu conjonctif lâche sous-cutané.

Après l'injection d'air ou d'eau, et même sans aucune préparation, on reconnaît facilement que tous les lobules sont absolument libres les uns par rapport aux autres. On les fait jouer les uns sur les autres, glisser, on les énuclée exactement comme s'ils étaient individualisés et plongés dans le tissu connectif lâche. Il n'est pas plus difficile d'isoler l'un d'eux qu'il ne l'est de séparer des autres un quelconque des ganglions de la masse ganglionnaire préparotidienne. Si, enfin, l'on fait bouillir pendant trois ou quatre heures un fragment de poumon de bœuf, les bandes celluleuses qui les séparent se dissolvent et l'on peut résoudre le fragment entier en ses lobules, qui ne tiennent plus les uns aux autres que par leurs pédicules bronchio-vasculaires.

De distance en distance, au milieu de lobules bien individualisés, on en rencontre de fusionnés, à travers un interligne celluleux, par un pont de parenchyme alvéolaire. Le tissu lamelleux semi-cloisonné de l'interligne contourne ce pont et se poursuit sur ses côtés ainsi qu'au-dessus et audessous. Beaucoup de lobules sont géminés par leur pédicule, d'autres le sont en dehors de ce point. On en trouve aussi de trigéminés ou même de quadrigéminés.

Sous la plèvre, les lobules sont rangés en série régulière et leur topographie est, comme on sait, plus facilement reconnaissable que partout ailleurs. Comme tous les lobules sont à peu près de même hauteur, on peut facilement voir la ligne générale de leurs pédicules. Cette ligne suit leur bord inférieur (*ligne pédiculaire*) et renferme des bronches interlobulaires et des vaisseaux sanguins de distribution. Les petites bronches et les ramifications de l'artère pulmonaire qui commandent chaque lobule pénètrent ce dernier de bas en haut, gagnent son centre et, là, donnent une série de bronchioles et d'artérioles, qui se distribuent à chaque *lobulin* entrant dans la composition du lobule entier. Ces lobulins ne sont pas séparables et ne se montrent pas individualisés par des prolongements des bandes lamelleuses interlobulaires. Ce qui est individualisé par le tissu celluleux que nous venons de décrire, c'est donc le *lobule secondaire*, le pulmonite de Milne-Edwards, répondant, par exemple, au poumon tout entier unilobulaire d'un saurien supérieur ou d'un crocodilien.

Les lobules sous-pleuraux sont légèrement atténués au niveau de leur insertion à la ligne pédiculaire : ils ont donc une apparence cunéiforme. Les lobules profonds sont irrégulièrement polyédriques. A quelque profondeur que ce soit, tous sont séparés par des bandes celluleuses qui les enveloppent de toutes parts, excepté au niveau de leur pédicule, et qui communiquent à travers la ligne pédiculaire des lobules sous-pleuraux avec les interlignes de ces derniers et avec la nappe lâche sous-pleurale qui les limite en dehors, comme le prouve, jusqu'à l'évidence, la marche des insufflations et des injections.

2° Analyse histologique du système cloisonné périlobulobulaire. — Revêtement séreux sous-pleural, latéral, pédiculaire. — Enveloppement total du lobule par une surface formée d'*endothélium festonné continu*. — Boyaux sous-pleuraux. Confluents triangulaires. — Fentes interlobulaires. — Boyaux de communication tubulés interlobulaires. — Cloisons courbes membraniformes ; leur union pour former des sacs communicants semi-cloisonnés. — Gaines des vaisseaux. — Interlignes juxta-pédiculaires étroits à double endothélium. — Groupement des boyaux, des sacs, et des fentes autour des artères dans la ligne pédiculaire; leur communication avec les lymphatiques vrais musclés et valvulés. — Rapport du tissu connectif lâche avec le système lymphatique péri-lobulaire.

Pour savoir si le système que nous venons de décrire à l'œil nu appartient au tissu connectif lâche, à celui des séreuses ou aux voies lymphatiques proprement dites, il faut absolument le déployer, l'imprégner d'argent, le fixer dans l'état de déploiement et l'observer dans cet état. Pour arriver à ce résultat nous avons employé la méthode instituée par l'un de nous, au laboratoire d'anatomie générale, pour l'étude des lymphatiques de l'appendice iléo-cœcal du lapin. Sur le poumon du bœuf qui vient d'être sacrifié l'on injecte, par piqûre, soit sous la plèvre, soit directement dans une ligne interlobulaire profondément située dans le parenchyme pulmonaire, une ou deux pleines seringues de Pravaz d'eau distillée. Les interlignes semi-cloisonnés se distendent, l'injection file d'interligne en interligne, enveloppe les lobules que l'on voit en forme d'îlots dans un réseau gélatineux dessiné par les lignes d'œdème. A ce moment l'injection est continuée avec une solution de nitrate d'argent à 1 p. 400. La distension des interlignes s'exagère, bientôt tous prennent un aspect laiteux. L'imprégnation est terminée. Il faut maintenant fixer les parties à l'état de déploiement. Pour cela, au lieu d'injecter de l'alcool, suivant le procédé de M. Malassez, on arrose simplement la surface de l'organe avec ce dernier réactif coagulant. Il importe d'employer de l'alcool fort, sans quoi la fixation brusque sur place ne pourrait être obtenue. Rapidement la superficie de la pièce imprégnée est durcie ; elle ne se rétractera plus que très légèrement. Pour fixer en déploiement les parties profondes, il suffira de plonger le fragment de poumon, limité par une écorce déjà suffisamment solidifiée, dans l'alcool à 36° de Cartier et de l'y abandonner pendant 24 heures à la lumière diffuse. Au bout de ce temps on peut pratiquer des coupes dans tous les sens; on les reçoit dans l'alcool afin de ne pas déranger la disposition des parties fixées et on les monte dans le baume. Si l'on veut colorer les coupes minces, pour marquer les noyaux des endothéliums, on les charge sur la lame de verre sans les faire passer par l'eau. On ne fait agir celle-ci que progressivement, quand la coupe, en se desséchant, a déjà adhéré au verre par ses bords. Elle ne se rétracte plus; on la traite alors par le picro-carminate d'ammoniaque, et on l'observe dans la glycérine picro-carminée.

a) Une coupe parallèle à la surface de la plèvre et dont l'endothélium pleural a été enlevé à l'aide d'un pinceau rude, montre les faces superficielles d'une série de lobules. Dans le tissu sous-pleural on voit courir les vaisseaux sanguins dont la disposition est bien connue. Dans l'intervalle de ces derniers, on reconnaît un réseau grossier d'énormes boyaux lymphatiques fixés distendus, s'ouvrant tous les uns dans les autres et tapissés d'endothélium festonné. C'est le réseau de grands capillaires lymphatiques décrit très exactement par M. Grancher. Au-dessous d'eux, la surface externe du lobule se montre *revêtue partout d'endothélium découpé en jeu de patience*. La lame endothéliale planiforme est adossée exactement aux alvéoles. De distance en distance, elle se relève sous forme d'infundibulum qui rapidement donne naissance à un boyau lymphatique qui va s'ouvrir dans l'un des gros lymphatiques sous-pleuraux anastomosés en réseau.

b) Sur les limites des lobules, on voit de larges bandes claires répondant aux lignes interlobulaires. La nappe endothéliale qui couvre le lobule ne passe pas sur cette bande ; elle se réfléchit sur ses bords, et s'enfonce dans la profondeur sans rien perdre de sa continuité ni de sa netteté, en restant toujours accolée exactement à la paroi du lobule. Au niveau des points où trois lobules voisins interceptent un espace libre de forme triangulaire, cet aspect est surtout frappant. L'enveloppe endothéliale suit les faces des trois lobules, les boyaux lymphatiques s'enfoncent dans la fente, suivant les vaisseaux sanguins. Ces derniers sont, isolément ou par groupes, entourés sur ce point d'une gaine endothéliale à cellules sinueuses, fournie par des expansions des boyaux lymphatiques qui prennent alors la figure de manchon.

c) Énucléons maintenant un lobule enveloppé de tous côtés par l'injection interstitielle et faisons une série de coupes intéressant son parenchyme alvéolaire et parallèles à ses plans côtés. Nous aurons ainsi toutes ses surfaces latérales étalées à plat.

Qu'il s'agisse d'un lobule pris sous la plèvre ou d'un autre pris au milieu même du poumon, le résultat est le même ; chaque face est limitée en dehors par un endothélium continu, caractéristique, à cellules découpées en jeu de patience et engrenées par leurs bords sinueux.

Cet endothélium est étendu comme un vernis sur le fond des alvéoles voisins de la surface du lobule et qui forment sa limite extérieure. Là où les groupes alvéolaires forment des bouillons convexes, à la façon d'une surface formée par des bulles, les cellules endothéliales sont *arrangées* de façon à recouvrir exactement la convexité comme il est figuré dans la planche 6, figure 1.

On ne peut aucunement séparer le revêtement endothélial du fond des alvéoles qui le supportent, ni le séparer en membrane distincte.

Mais, de distance en distance, on voit partir de la surface du lobule une série de lames courbes ou planes, qui flottent librement dans le liquide additionnel et qui se ploient à la façon de pans d'étoffe. Ces lames sont formées d'une trame connective délicate, à faisceaux rectilignes et entrecroisés, comme ceux de l'épiploon non fenêtré du lapin. L'endothélium festonné se continue sur elles. Ce sont des expansions membraneuses de la surface lymphatique périlobulaire entrant dans la constitution du système cloisonné des interlignes, comme nous le montrerons tout à l'heure.

La face du lobule qui donne insertion au pédicule bronchio-vasculaire est tapissée de la même façon. Sur le point de pénétration du pédicule, qui constitue comme le hile du petit poumon élémentaire, le vernis endothélial se replie le long de la paroi, monte le long des vaisseaux, gagne le centre du lobule et là se replie pour former une double gaine à l'artère pulmonaire en abandonnant à ses artérioles une nappe simple qui les suit jusqu'à leur terminaison en capillaires et les enveloppe à la façon de la gaine de Henle des petits nerfs, restant toujours formée d'une couche continue d'endothélium festonné.

Il résulte de ce qui précède que : *La surface entière de tous les lobules du poumon du bœuf est tapissée d'une couche continue d'endothélium découpé en jeu de patience. A la périphérie de chaque lobule, la surface respiratoire est doublée d'une surface lymphatique, qui lui est adossée sans intermédiaire sur la majorité des points, et limite le pulmonite en dehors.*

Nous ne disons pas, il importe de le remarquer, que cette couche limitante est une surface séreuse. Son endothélium s'écarte du type polygonal propre, chez les animaux supérieurs, au revêtement séreux pleuro-péritonéal. Il s'agit bien ici d'une surface lymphatique ; le revêtement est en effet identique à celui des capillaires et des vaisseaux lymphatiques proprement dits.

d) Nous allons maintenant montrer que les surfaces lymphatiques périlobulaires communiquent largement entre elles, de lobule à lobule et à travers les lignes interlobulaires, de façon à former un système partout continu dans chaque lobe du poumon.

Sur les pièces saisies par l'alcool, tous les lymphatiques déployés par l'injection paraissent comme insufflés et sont imprégnés avec une régularité très grande. Les boyaux sous-pleuraux vus au binoculaire se montrent béants là où ils ont été sectionnés, et avec le relief de tubes transparents quand on les voit en projection. Il en est de même de la disposition semi-cloisonnée des fentes interlobulaires.

On reconnaît alors que le cloisonnement de ces dernières est formé soit par de fins boyaux qui, partis de relèvements en entonnoir émanés de la paroi d'un lobule situé à gauche, par exemple, se poursuivent dans la fente à l'état de boyau vide et s'insèrent sur le lobule situé à droite par un nouvel élargissement infundibuliforme. Ce sont là les *boyaux communicants*. Sur d'autres points, le relèvement s'est opéré sous forme de deux nappes curvilignes qui s'adossent par leur convexité au milieu de l'interligne et interceptent, avec des lames dirigées en sens inverse parties d'un point des deux lobules situé plus haut ou plus bas dans la fente, des sortes de sacs dont la section prend grossièrement l'aspect de valvules. Tous ces sacs sont ouverts les uns dans les autres, ainsi que nous l'avons expliqué, et comme on le voit si bien dans les préparations injectées d'air et soumises à la dessiccation. Tous sont tapissés d'une simple couche d'endothélium sinueux. Ce sont encore des surfaces lymphatiques ; ce sont les *sacs lymphatiques interlobulaires communicants*.

Les vaisseaux qui passent dans les fentes interlobulaires ainsi cloisonnées se revêtent, chemin faisant, de gaines endothéliales à épithélium festonné, ces gaines envoient çà et là des expansions rejoignant les boyaux, les parois des sacs, etc., de façon que l'interligne est, sur nombre de points, comme réticulé par des membranes ou des alvéoles, ou des tractus de configurations impossibles à décrire dans leurs détails précis, et à la surface libre desquelles le revêtement endothélial caractéristique se poursuit sans aucune discontinuité autre que celle résultant d'accidents de préparation.

e) Au voisinage des faces pédiculaires des lobules, les interlignes des faces latérales deviennent ordinairement étroits. Les faces lymphatiques des lobules viennent au contact. L'interligne est alors limité par l'endothélium de chaque face lobulaire ; il n'est plus traversé par des expansions membraneuses ni des boyaux. Peut-être est-ce ainsi que les lobules de l'homme, du cheval, du chien, etc., sont accolés, et peut-être aussi est-ce la raison pour laquelle on n'a pu mettre aisément en évidence le revêtement endothélial qui vraisemblablement les limite.

f) Au voisinage du pédicule, dans ce que nous appelons la ligne pédiculaire, les interlignes s'écartent de nouveau et les sacs communicants reparaissent largement. Souvent à ce niveau, dans l'espace laissé par les expansions membraniformes parties de deux points de la surface du lobule pour s'accoler plus loin dos à dos, existent des points limités où les alvéoles ne sont pas doublés d'endothélium. Il existe là du tissu connectif lâche ordinaire, infiltré d'un nombre considérable de cellules lymphatiques.

L'axe de la ligne pédiculaire est formé par les ramifications des vaisseaux sanguins et des bronches entourées de faisceaux de tissu connectif fasciculé parallèles à leur direction. Mais le système des sacs cloisonnés se poursuit dans le tissu conjonctif modelé. De chaque côté, la ligne connective est bordée de sacs et de fentes tapissés d'endothélium sinueux, et ces cavités la traversent irrégulièrement de façon à demeurer continues.

Les lignes cloisonnées périlobulaires des lobules profonds communiquent de cette façon avec celles des superficiels sans aucune discontinuité.

Au pourtour des pédicules, on observe une autre disposition intéressante. Les sacs communicants se multiplient au voisinage des grosses branches artérielles et se disposent autour d'elles sous forme d'un manchon à double paroi, pariétale et viscérale, revêtue d'endothélium sinueux. Enfin, au centre de groupes formés par ces mêmes sacs, on voit, de distance en distance, d'énormes vaisseaux lymphatiques reconnaissables à leur tunique musculaire à fibres dirigées dans tous les sens. Si la coupe est épaisse, on peut voir la communication de ces vaisseaux avec les boyaux et les sacs lymphatiques, car tout le système paraît béant comme sur une pièce insufflée, et l'on constate directement l'ouverture des boyaux et des sacs dans les véritables lymphatiques musclés et nettement canaliculés qui suivent les vaisseaux et les bronches.

Ces dernières sont ordinairement, chez le bœuf, situées au sein de bandes de tissu fibreux dense ; et les expansions des sacs lymphatiques, qui au contraire forment une double gaine aux artères, ne viennent pas à leur contact. Il en est de même pour les petites bronches qui montent dans le lobule composé, et *à fortiori* pour les bronchioles de chaque lobulin. Nous n'en avons vu aucune suivie par les gaines lymphatiques, quand bien même ces gaines sont imprégnées régulièrement autour des artérioles adjacentes et que l'argent a diffusé de façon à marquer l'endothélium des capillaires et des fossettes alvéolaires du parenchyme du poumon.

Nous venons de faire voir que, dans le poumon du bœuf, le *pulmonite élémentaire*, le lobule composé de lobulins, est limité de tous côtés par une surface lymphatique vraie, dont la nature est mise hors de doute par la forme du revêtement endothélial sinueux qui la constitue.

Nous avons montré que cette surface se continue de lobule à lobule par la voie des boyaux et des expansions membraniformes des interlignes, de telle façon que les éléments respiratoires de tout le poumon plongent, en fin de compte, dans un vaste sac lymphatique cloisonné.

Ce sac n'est pas une expansion de la séreuse pleurale, mais bien une dépendance des voies lymphatiques vraies. Il se continue sous la plèvre directement avec les capillaires énormes déjà bien connus, et, au niveau du pédicule de chaque lobule, avec les lymphatiques canaliculés qui suivent le paquet bronchio-vasculaire et se rendent au hile du poumon.

3° Signification morphologique générale ; origine du système lymphatique du poumon. — Comparaison avec le schéma de Milne-Edwards. — Déductions physiologiques. — Conclusion fournie par l'analyse histologique.

L'origine des lymphatiques du poumon est donc tout entière dans le système périlobulaire et dans celui des sacs semi-cloisonnés des interlignes qui communique avec lui.

Partout ce système est clos et remplace presque entièrement le tissu connectif lâche. Ici, par une substitution du plus haut intérêt au point de vue de l'adaptation, c'est le système lymphatique *vrai* qui unit et sépare les éléments d'organe qui forment, par leur réunion, le poumon tout entier ; c'est lui qui prend la place du tissu connectif lâche réduit à des rudiments : nouvelle preuve de l'homologie qui partout semble exister pour les deux systèmes.

M. Milne-Edwards a posé cette loi : que partout le poumon est entouré par une expansion de la grande séreuse viscérale. Ici, le poumon composé voit chacun de ses pulmonites élémentaires baigner dans une cavité qui contient de la lymphe. Mais cette lymphe n'est plus celle des cavités, c'est celle des canaux. Le poumon du bœuf obéit à la loi d'Edwards, car la signification de toutes les cavités lymphatiques est au fond la même. Il y a lieu cependant de se demander si la contiguité d'une vaste surface lymphatique et de la surface respiratoire ne répond pas, par une disposition unique, à un double perfectionnement du système respiratoire et du système lymphatique.

On sait que les éléments cellulaires de la lymphe des canaux, les globules blancs, sont inertes et n'ont plus de mouvements actifs faute d'oxygène. Il est très vraisemblable que la lymphe des voies périlobulaires, en contact exact avec la surface respiratoire, subit sur ce point un commencement d'oxygénation. D'un autre côté, la paroi du lobule, immédiatement adossée à une surface lymphatique, se trouve disposée de la façon la plus heureuse pour jeter immédiatement, dans le sac lymphatique cloisonné qui l'environne, une série de substances absorbables, comme elle le ferait dans les bouches béantes d'un égout. On s'explique ainsi plus facilement cette observation ancienne de Magendie, qui montrait qu'en piquant le poumon et en y injectant des solutions toxiques, on les y voyait aussitôt disparaître, et leur effet se produire comme si on les eût poussées dans une veine ouverte.

EXPLICATION DE LA PLANCHE 6.

FIG. 1. — Surface latérale d'un lobule profond du poumon du bœuf (injection interstitielle de nitrate d'argent). *Ca Ca*, cloisons interalvéolaires vues par transparence. *E*, endothélium sinueux passant comme une nappe sur les cloisons interalvéolaires et ne se réfléchissant sur aucune pour pénétrer dans la profondeur du lobule. (Obj. 2 (ancien) de Nachet, ocul. 1 Verick, tube levé, chambre claire.)

FIG. 2. — Coupe du poumon de bœuf pour montrer l'aspect macroscopique des fentes interlobulaires (péripneumonie). *P*, plèvre viscérale. *Fl, Fl*, fentes interlobulaires semi-cloisonnées. *f*, Gaine de l'artériole intralobulaire. *L, L*, lobules normaux. *Lt, Lt*, lobules tachés (grandeur naturelle).

FIG. 3. — Une fente interlobulaire semi-cloisonnée *F*, avec ses fausses cloisons valvuloïdes, revêtues d'endothélium, sinueux. *P*, plèvre viscérale. *L, L*, lobules adjacents à la fente (faible grossissement).

XI

SYSTÈME HYALIN DE SOUTÈNEMENT DES CENTRES NERVEUX ET DE QUELQUES ORGANES DES SENS,

par **J. RENAUT.**

SOMMAIRE. — (I) Système hyalin périmédullaire et périencéphalique des cyclostomes. — (II) Cupule hyaline rétrorétinienne du pétromyzon; — anneau hyalin du nerf optique du caméléon; — coussinet hyalin du nerf acoustique de l'ammocète. — (III) Signification morphologique du système; *tissu fibreux hyalin;* — pièces adventices d'extension, pièces adventices d'adaptation formées par les parties fibreuses du squelette des animaux.

Dans un précédent mémoire [1], j'ai fait connaître et j'ai décrit le *système hyalin intra-vaginal* des nerfs périphériques des solipèdes. Je vais actuellement donner la description

[1] J. RENAUT. *Recherches sur quelques points particuliers de l'histologie des nerfs.* (*Archives de physiologie*, 1881, nº 2, mars-avril.) Dans un travail publié récemment, et postérieur de plusieurs mois au mémoire de moi auquel

sommaire d'un système très analogue, et qui joue, je crois, un rôle important dans le soutènement et la protection des centres nerveux et de certains organes des sens chez quelques vertébrés inférieurs. Après avoir étudié analytiquement ce système, je m'efforcerai d'en déterminer la signification morphologique et histologique générales.

I

SYSTÈME HYALIN DE SOUTÈNEMENT DES CENTRES NERVEUX DES CYCLOSTOMES.

A) La moelle épinière d'une ammocète ou d'une lamproie a la forme d'un ruban concave sur sa face antérieure ou ven-

je viens de renvoyer le lecteur, M. Sigmund Mayer (de Prague) a fait remarquer avec raison (*Ueber Vorgänge der De-und Regeneration in Nervensystem*, p. 15, note 2) qu'il avait le premier constaté que les nerfs normaux peuvent renfermer des fibres à myéline en voie de dégénération et de régénération. Les travaux de S. Mayer sur ce point particulier n'étaient pas parvenus à ma connaissance, sans quoi je les aurais cités quand j'ai parlé des fibres à moelle dégénérées que l'on trouve communément dans les nerfs des membres du cheval et de l'âne.

Mais dans le même mémoire, mon distingué collègue réclame aussi une part dans la découverte des *segments courts intercalaires*, auxquels il donne le nom de *Schaltstücke*, simple traduction du terme français que j'ai adopté. Il fonde sa réclamation sur ce fait que, bien que le terme « Schalstücke » ne se trouve dans aucune de ses publications antérieures à la mienne, il l'a souvent employé dans les *explications privées* qu'il a faites de ses travaux (*Mémoire* cité, page 69-70, note 1), et ajoute « pour éviter toute ambiguité » que « *dans son 3e travail* (page 11 du tirage à part) et dans sa communica-« tion V (*Académie des sciences de Vienne*, n. XXV, 1879, et *Prager medicin* « *Wochenschrift*, 1879, n° 51) ses découvertes sur ce point sont incontestable-« blement indiquées ; on lit en effet § 6 : « *J'ai trouvé sur des nerfs exempts* « *de toute lésion l'énorme variété d'images que l'on a décrites dans les* « *nerfs qui, après leur section, subissent d'abord la dégénération et ensuite* « *se régénèrent; les phénomènes intéressent souvent une petie étendue du* « *faisceau.* »

Cette citation suffit pour montrer que si M. Sigmund Mayer a, comme il l'affirme, vu de son côté les segments courts intercalaires que moi-même je décrivais en 1877-78 dans mes leçons publiques de la faculté de Lyon, il est moins autorisé à réclamer la priorité pour la découverte de ce petit fait, important non parce qu'il appartient à l'histoire de la régénération nerveuse, mais parce qu'il montre que les nerfs peuvent non seulement s'accroître par leur extrémité, mais aussi par leur continuité, au moyen de pièces intercalaires déterminant l'allongement de la fibre nerveuse par leur interposition entre ses éléments segmentaires préexistants.

trale, convexe sur sa face postérieure ou dorsale. Par sa concavité elle se moule sur le relief postérieur de la corde dorsale, relief qui soulève et rend convexe du côté du dos la face antérieure ou ventrale du canal rachidien fibreux. La moelle adhère à cette paroi par sa face concave, mais entre sa face convexe ou dorsale et la paroi postérieure (ou supérieure) du canal rachidien, existe une masse gélatineuse qui apparaît, sur les coupes perpendiculaires à l'axe du corps, comme un croissant ou une calotte. Cette calotte coiffe la moelle en arrière, et, en s'interposant entre elle et la voûte du canal rachidien, elle la refoule et l'applique pour ainsi dire sur le plancher de ce dernier, en avant, de façon à lui faire prendre l'empreinte de la corde dorsale, et à l'éloigner du contact des masses musculaires situées au-dessus de la ligne latérale. Les mouvements énergiques de ces masses en divers sens ne peuvent donc ébranler l'axe nerveux qu'indirectement, c'est-à-dire après avoir traversé le coussinet gélatineux protecteur au sein duquel les actions mécaniques se régularisent et s'atténuent. Un simple coup d'œil sur la figure 1 de la planche 7, met hors de doute le rôle protecteur de la masse gélatineuse que je décris, et dont l'existence est d'ailleurs bien connue chez certains poissons.

Mais quelle est la nature précise de la masse gélatineuse rétro-médullaire? La majorité des auteurs considèrent cette masse comme constituée par du tissu adipeux ordinaire; cependant, quand on fixe dans sa forme, par les vapeurs ou les solutions d'acide osmique, un tronçon d'ammocète comprenant le canal rachidien et la moelle en place, on ne voit point les éléments du coussinet gélatineux prendre la coloration noire caractéristique, tandis que, dans le voisinage immédiat de ce coussinet, et notamment tout autour du canal rachidien, les pelotons adipeux intermusculaires sont énergiquement teints en noir d'encre de Chine [1]. Cette réaction se produit constamment sur les ammocètes grands ou petits; elle indique de prime abord la probabilité d'une différence

[1] Cette coloration noir d'encre de Chine s'observe chez la plupart des poissons.

entre les éléments anatomiques du coussinet rétro-médullaire et ceux du tissu adipeux ordinaire abondamment répandu, d'ailleurs, dans le tissu connectif lâche de l'animal.

Une analyse histologique un peu délicate corrobore pleinement cette présomption. Sur les tronçons d'*Ammocoetes branchialis* fixés dans leur forme par un séjour de douze heures dans les vapeurs osmiques, puis durcis pendant vingt-quatre heures dans l'alcool à 36° de Cartier, je pratique des coupes transversales, bien perpendiculaires à l'axe de la moelle et comprenant la totalité du corps au-dessus de la ligne latérale et aussi la corde dorsale tout entière. Ces coupes minces sont reçues dans l'alcool, chargées sur la lame de verre, traitées avec précaution par l'eau, puis colorées pendant 10 à 15 minutes à l'aide de la glycérine hématoxylique. La moelle, la masse gélatineuse rétro-médullaire, la corde, les masses musculaires dorsales gardent dans ces conditions tous leurs rapports. On recouvre la préparation d'une lamelle et on observe [1].

La moelle de l'ammocète, de même que celle du *Petromyzon marinus*, est limitée sur son pourtour par une membrane fibreuse qui représente la pie-mère et dans laquelle se distribuent les vaisseaux sanguins. Sur la face antérieure (ventrale) de la moelle, cette membrane est lâchement lamelleuse et en contact avec la paroi du canal rachidien. Sur la face postérieure (dorsale) de la moelle, elle est beaucoup moins épaisse et formée de lamelles plus minces et plus serrées. Au niveau du point où la gaine lamelleuse de la moelle se réfléchit de sa face ventrale sur sa face dorsale, ses lamelles les plus externes se dissocient en un pinceau de fibres délicates qui divergent à la façon des rayons d'un éventail et qui s'épanouissent dans l'espace compris entre la face postérieure de la moelle et la voûte du canal rachidien. Du côté opposé,

[1] On met aux coins de la lamelle 4 gouttes de paraffine et, avant de luter définitivement la préparation, on attend 8 ou 10 jours. Si, au bout de ce temps, ce qui arrive fréquemment, l'hématoxyline a trop poussé au noir, on introduit par capillarité sous la lamelle une goutte de glycérine formiquée, de façon à ramener la coloration au degré convenable. On lute ensuite avec la cire d'Espagne ou le baume du Canada.

l'on remarque une disposition identique; et les deux systèmes, se rejoignant au milieu de l'espace libre rétro-médullaire, forment le stroma de la masse gélatineuse qui remplit ce dernier. (*Pl.* 7, *fig.* 2.)

La trame connective ainsi produite comprend deux ordres de faisceaux conjonctifs : les uns sont des faisceaux fibreux, épais, cylindriques, droits et rigides, qui s'entrelacent les uns avec les autres de façon à déterminer par leur concours des aires polygonales; ce sont eux qui donnent au système sa résistance et sa solidité. Mais sur un certain point de leur parcours ces faisceaux se dissocient en pinceaux de fibrilles connectives d'une délicatesse extrême, disposées, soit à l'extrémité du faisceau qui leur a donné naissance, soit le long de lui à la façon des barbes d'une plume. Les intervalles des faisceaux sont ainsi remplis par un tissu fibrillaire délicat, de consistance analogue à celle des faisceaux connectifs ordinaires traités par les acides faibles. On ne pourrait mieux comparer cette charpente conjonctive qu'à celle du nodule sésamoïde du tendon d'Achille, des grenouilles que j'ai étudiée dans un autre travail avec assez de détails pour ne pas en reproduire ici la description[1].

La masse rétro-médullaire, formée par la dissociation de la trame connective de la pie-mère lamelleuse qui entoure la moelle épinière, reçoit aussi une partie de ses éléments de l'étui fibreux qui représente le canal rachidien. Comme la pie-mère, cet étui fibreux se dissocie, sur sa face interne, en faisceaux qui deviennent pénicillés, pénètrent dans la masse gélatineuse et concourent à sa formation. Le stroma connectif de la masse gélatineuse ne renferme pas de fibres élastiques.

Examinons actuellement les éléments cellulaires de cette masse : Au niveau des points où, de la pie-mère ou de la paroi du canal rachidien, se détachent des faisceaux fibreux isolés, ces éléments cellulaires sont constitués par les cellules fixes du tissu fibreux : plates, ordonnées par rapport aux faisceaux,

[1] J. Renaut *Mémoire sur la transformation vésiculeuse des éléments cellulaires des tendons, Arch. de physiologie*, 1872.

renfermant un noyau vésiculeux plat et nucléolé. Quand les faisceaux principaux commencent à se dissocier en fibrilles, on voit les cellules fixes se gonfler et devenir globuleuses et ovoïdes. Cette déformation se produit parce qu'en un point de leur masse protoplasmique s'est accumulée une grosse goutte d'une substance claire et transparente comme le verre et que l'acide osmique ne noircit jamais. Quelquefois de pareilles cellules, occupant les intervalles de faisceaux fibreux épais et à peu près parallèles, ne se peuvent pas développer librement et prendre une forme arrondie ou elliptique régulière; leur configuration est alors commandée par la forme même de l'espace dans laquelle elles se développent : elles présentent des formes bizarres parfois corolliformes, reproduisant ainsi le type des cellules que j'ai nommées *godronnées*. Mais le plus ordinairement elles se développent librement au sein des faisceaux réduits en fibrilles fines, prennent la forme sphérique, se creusent des loges dans la trame connective molle qui les entoure, refoulent cette trame autour d'elles en la feutrant et en lui donnant dans leur voisinage l'aspect d'une fine membrane. La cellule ainsi transformée est régulièrement arrondie, avec un ou parfois deux noyaux ronds, plats, nucléolés, placés à la surface de l'élément, au sein d'une lame finement granuleuse de protoplasma. La portion centrale de la cellule est claire, transparente comme une goutte de verre fondu qui serait entourée d'une pellicule granuleuse. Enfin l'élément tout entier est limité par un exoplasme à double contour (*pl.* 7, *fig.* 3) qui n'est séparé de la pellicule protoplasmique qu'il recouvre par aucun intervalle.

Chez l'ammocète, les cellules globuleuses que je viens de décrire ont le volume des vésicules adipeuses du même animal, mais elles en diffèrent absolument par leur constitution. Leur masse protoplasmique est semée de granulations ambrées très fines, dont toujours quelques-unes forment un ou plusieurs amas distincts sur un point situé à distance du noyau et que le carmin colore en rose vif. A côté de ces granulations on trouve quelques granulations graisseuses, mais toujours petites, peu nombreuses, constamment distinctes au sein de l'élément qui cependant a pris sa forme définitive régulièrement sphérique, et qui s'est limité par son exoplasme. Or, pour former une vésicule adipeuse, les cellules fixes du tissu connectif ne commencent pas par se remplir d'un liquide clair, pour ensuite se charger de graisse lorsqu'elles ont acquis la forme ronde et qu'elles ont sécrété leur capsule. C'est au contraire par suite de la production de grains graisseux isolés d'abord, puis confluents, et enfin réunis en une seule et énorme goutte de graisse, que la cellule fixe, de plate et membraniforme, devient globuleuse et arrondie.

Les seuls éléments anatomiques dont on puisse rapprocher les cellules que je décris, sont ceux du nodule sésamoïde du tendon d'Achille des batraciens anoures, ceux des points cartilaginiformes des tendons de la patte des oiseaux, et enfin les cellules godronnées du système intra-vaginal des nerfs périphériques des solipèdes.

Chez les cyclostomes adultes, tels que le Pétromyzon marinus, la confusion avec les vésicules adipeuses serait plus facile à faire que chez l'Ammocète. Le protoplasma des cellules globuleuses de la masse rétro-médullaire est en effet semé de nombreuses gouttes de graisse, mais ces gouttes sont toujours distinctes, et le centre du globe cellulaire est toujours constitué par une masse réfringente, absolument claire, et se déformant sous les pressions comme du verre fondu.

D'ailleurs, en suivant la masse gélatineuse rétro-médullaire de l'ammocète et de la lamproie jusque dans la boîte crânienne, on la voit se modifier d'une manière curieuse, et cette étude montre bien qu'il s'agit ici d'un tissu particulier formant un système de soutènement et non pas d'un tissu adipeux plus ou moins modifié.

B) Pas plus que la moelle, comme on sait, l'encéphale des cyclostomes ne remplit toute la cavité du crâne fibro-cartilagineux. Sur les côtés des masses encéphaliques, au-dessus du quatrième ventricule, au pourtour des expansions des plexus choroïdes, etc., l'espace vide est occupé par une masse gélatineuse qui fait suite à la masse rétro-médullaire e qui n'en est qu'une simple modification. A mesure que l'on remonte vers le cerveau, l'on voit en effet les cellules globuleuses de cette masse devenir plus nombreuses, puis arriver au contact exactement comme au centre d'un nodule sésamoïde du tendon d'Achille d'une grenouille. Les cellules pressées les unes contre les autres, de sphériques qu'elles étaient, deviennent polyédriques. La trame connective qui les unit et les sépare se réduit progressivement à une sorte de ciment que je n'ai pu développer en faisceaux connectifs ni en fibrilles, ou à de minces lames au sein desquelles existent des noyaux plats, vésiculeux, appartenant à des cellules fixes non transformées ou à des capillaires sanguins. Dans ces traînées de substance connective on voit apparaître des chromoblastes à ramifications magnifiques, qui s'anastomosent par leurs prolongements dans les interlignes des cellules globuleuses dont la constitution ne change pas sensiblement. Ces cellules sont en effet formées, comme dans la région de la moelle, par une masse centrale claire, hyaline, réfringente, entourée d'une pellicule protoplasmique granuleuse renfermant un noyau plat, des grains protéiques, et quelques granulations graisseuses. Ici, toute confusion avec le tissu adipeux est impossible et la ressemblance avec le tissu cartilaginiforme du nodule sésamoïde devient telle, qu'on est naturellement conduit à conclure que les deux productions sont de simples variétés d'un même tissu.

La masse gélatineuse périencéphalique tient d'une part à la pie-mère, de l'autre à la paroi fibreuse du crâne, sans aucun intermédiaire, mais la trame connective intercellulaire étant réduite presque partout à un ciment, on ne voit point pénétrer dans cette masse de faisceaux fibreux isolés.

Ainsi donc les centres nerveux des cyclostomes, moelle et masse encéphalique, sont isolés des pièces fibreuses du squelette par un système hyalin, offrant dans sa constitution de nombreux rapports avec le système hyalin intra-vaginal des cordons nerveux des solipèdes, et formé comme ce dernier par une adaptation particulière du tissu fibreux au soutènement et à la protection d'organes délicats.

II

SYSTÈME HYALIN DE SOUTÈNEMENT DANS SES RAPPORTS AVEC LES ORGANES DES SENS.

Après avoir fait l'étude qui précède, je fus naturellement conduit à chercher si le système hyalin de soutènement n'entrait pas dans la constitution de certains organes des sens, et surtout de l'œil qui peut être à juste titre considéré comme un prolongement des centres nerveux exposé à l'extérieur. Je fis dans ce but l'étude de l'œil de la grande lamproie (Petromyzon marinus).

A) Chez cet animal, la rétine ne repose pas sur une choroïde appliquée directement sur la sclérotique et la suivant dans son parcours. Le sac rétinien, limité en avant par l'*Ora-serrata* et renfermant le corps vitré, ne remplit pas plus la cavité du sac sclérotical que la moelle épinière ne remplit le canal rachidien fibreux. La rétine est séparée de la sclérotique par une masse gélatiniforme, sorte de calotte sphérique ouverte en avant, traversée en arrière par le nerf optique, et cessant d'exister seulement à quelque distance de l'*Ora-serrata;* elle est montée, pour ainsi dire, dans cette calotte comme un gland de chêne dans sa cupule.

Le tissu gélatiniforme de la cupule hyaline part de la chorio-capillaire à laquelle il adhère énergiquement, de telle sorte que la paroi interne ou concave de cette cupule est lisse ; la paroi externe ou convexe, au contraire, n'est unie à la sclérotique que par l'intermédiaire de vaisseaux sanguins veineux représentant ceux de la choroïde proprement dite. Sur les coupes faites suivant un plan méridien, au travers de la sphère oculaire, la cupule hyaline paraît comme un croissant dont le plein est perforé par le nerf optique et dont les cornes sont légèrement arrondies un peu en arrière de l'*Ora-serrata.* La convexité de ce croissant est largement festonnée ; les festons font saillie du côté de la sclérotique. Dans les espaces interceptés par les festons et la face interne de la sclérotique, sont contenus de grands vaisseaux veineux, dont la section paraît de la sorte triangulaire sur les coupes méridiennes, et qui communiquent à travers la masse hyaline avec ceux de la membrane chorio-capillaire, immédiatement adjacente elle-même à la rétine et qui porte son épithélium pigmenté.

La structure de la cupule hyaline rétro-rétinienne[1] est à très peu près celle de la masse hyaline périencéphalique. Toutes les cellules globuleuses sont au contact. Les granulations graisseuses sont nombreuses au sein de la lame protoplasmique: dans les interlignes cellulaires, on voit de grands chromoblastes anastomosés par leurs prolongements. Sous la chorio-capillaire, ces chromoblastes sont très serrés et forment une ligne noire et irrégulière de pigment.

Un certain nombre de cellules globuleuses de la cupule présentent une modification assez curieuse de leur globe hyalin. Ce globe, même après fixation par les vapeurs osmiques, se rétracte sous l'influence de l'alcool à la manière d'un caillot de lymphe; il se montre ratatiné plus ou moins au centre de l'élément et présente à sa surface des sortes d'alvéoles, vraisemblablement dus au départ de nombreuses gouttes sarcodiques. Cette masse rétractée offre certaines des réactions histochimiques de l'hémoglobine; elle se teint notamment en beau rouge brique par l'éosine hématoxylique, à la façon des globules rouges du sang.

La cupule hyaline rétro-rétinienne est un appareil de perfectionnement; elle manque absolument dans l'œil embryonnaire de l'*Ammocoetes branchialis*.

Le système hyalin de soutènement rétro-rétinien, si nettement développé chez la grande lamproie, a complètement disparu chez la plupart des vertébrés supérieurs; mais on en trouve des rudiments chez quelques-uns d'entre eux et notamment chez le caméléon commun.

Au niveau du point où le nerf optique de cet animal perce

[1] J'emploie ce terme pour établir l'homologie entre le système hyalin de la moelle et celui de l'œil. J'ai appelé le premier rétro-médullaire, bien qu'entre lui et la moelle existât la pie-mère; j'appelle le second rétro-rétinien, bien que la chorio-capillaire le sépare de la rétine et soit interposée entre les deux.

la sclérotique pour se distribuer à la rétine, existe un anneau hyalin disposé par rapport au nerf à peu près à la façon d'un curseur. Sur les coupes parallèles à la direction axiale du nerf optique et comprenant la rétine, l'*aditus nervi optici*, la choroïde, la sclérotique et le pédicule du nerf, on voit de chaque côté de ce dernier deux ailes arrondies répondant à la section de l'anneau hyalin. La sclérotique, pour laisser entrer le nerf optique, est taillée obliquement aux dépens de sa face externe, le nerf reste cylindrique ; entre lui et la sclérotique il existe donc, à son point d'entrée, un espace, cunéiforme sur les coupes, affectant en réalité la forme d'une rigole annulaire dans l'état naturel ; c'est cet espace qui est rempli par l'anneau de tissu hyalin. La structure de l'anneau que je décris est absolument celle du nodule du tendon d'Achille des grenouilles ; les cellules globuleuses sont claires, absolument dépourvues de graisse, munies d'un noyau plat nucléolé ovalaire ou arrondi. Le stroma fibreux tire son origine à la fois de la gaine du nerf optique et de la sclérotique. Les faisceaux connectifs partent principalement du sommet du coin formé par le concours de la sclérotique évidée et du pourtour du nerf optique ; ils se répandent ensuite d'avant en arrière dans la masse hyaline, en divergeant à la façon des rayons d'un éventail entr'ouvert.

B) Le nerf acoustique de la lamproie et de l'ammocète, après qu'il a pénétré dans l'oreille interne, offre un ganglion volumineux dont les cellules nerveuses offrent des dimensions colossales. Ce ganglion est séparé de la paroi cartilagieuse de l'oreille interne par une masse gélatiniforme ayant exactement la structure de celle qui entoure l'encéphale et le sépare de la boîte crânienne.

C) Enfin chez les animaux tout à fait supérieurs, la masse hyaline du bourrelet annulaire externe des poils tactiles (rat et cobaye), les grosses cellules qui forment la charpente des corpuscules du tact du bec du canard et entre lesquelles viennent se terminer les nerfs sensitifs disposés en disques tactiles, présentent avec le système hyalin que je viens de décrire de si nombreuses analogies que je suis conduit à penser qu'ils ne sont que des adaptations particulières de ce système à des fonctions spéciales. J'ai du reste insisté ailleurs assez sur ce point pour ne pas y revenir encore ici[1].

III

SIGNIFICATION MORPHOLOGIQUE GÉNÉRALE DU SYSTÈME ; TISSU FIBREUX HYALIN.

Dans mon premier mémoire sur le système hyalin et dans le présent travail, j'ai décrit une série de dispositions présentant des analogies et des différences, mais offrant plusieurs points communs qui permettent d'aborder maintenant deux questions intéressantes d'histologie générale : la signification morphologique du système hyalin de soutènement ; la place qu'il convient d'assigner à ses éléments constitutifs dans la série des tissus.

Qu'il s'agisse du système intra-vaginal de soutènement d'un nerf périphérique de cheval ou d'âne, de celui qui soutient la rétine du Pétromyzon ou qui protège en arrière la moelle du même animal, qu'il s'agisse encore du nodule sésamoïde du tendon d'Achille ou du tissu hyalin des gouttières tendineuses plantaires ou palmaires de la grenouille et des autres batraciens anoures, toujours nous voyons les cellules, soit globuleuses, soit godronnées, et aussi le stroma connectif de ces diverses productions similaires, provenir d'une simple modification des éléments du tissu fibreux.

Dans certaines circonstances donc, le tissu fibreux peut se modifier pour constituer des pièces particulières destinées à un mode de soutènement délicat[2], ou de protection[3], ou enfin au remplacement du cartilage proprement dit[4], sans pour cela

[1] Voyez NERVEUX (SYSTÈME) in *Dictionnaire encyclopédique des sciences médicales* (Corpuscules du tact, poils tactiles).

[2] Masse rétro-rétinienne.

[3] Masses rétro-médullaire et rétro-encéphalique. (Le tissu analogue décrit par Math. Duval, au-dessus du sinus rhomboïdal des oiseaux, rentre probablement dans le système hyalin, du moins d'après la description de l'auteur que je n'ai pas eu l'occasion de vérifier jusqu'ici.)

[4] Nodule sésamoïde du tendon d'Achille des grenouilles.

se transformer entièrement ou donner naissance à un tissu nouveau, en passant par la phase embryonnaire et en réédifiant ensuite, sur un autre type, le tissu nécessaire à la fonction. Le tissu fibreux s'*adapte* simplement à la nécessité physiologique survenue. Dans cette conception, les cellules godronnées, celles des masses gélatiniformes qui entourent le système nerveux central de certains poissons, celles du nodule sésamoïde du tendon d'Achille des grenouilles, etc., sont des éléments anatomiques absolument *homologues* quand bien même leur forme varie. Toujours ces cellules sont constituées par une masse hyaline, de nature non graisseuse, transparente et malléable comme du verre fluide. Toujours elles sont contenues dans un stroma de fibres connectives, plus ou moins développé, plus ou moins délicat ou même réduit, et dans la constitution duquel le tissu jaune élastique ne prend aucune part.

Chez les vertébrés, cette forme particulière du tissu fibreux, à laquelle conviendrait peut-être le nom de *tissu fibreux hyalin*, ne se rencontre pas d'ordinaire largement répandue dans l'organisme. Au contraire, chez certains invertébrés supérieurs, on la voit prédominer d'une façon telle, que sa signification et son rôle dans le soutènement des organes ne peuvent rester douteux un instant.

Chez les mollusques gastéropodes du genre Hélice (Hélix pomatia, Hélix hortensis, etc.) tout le squelette intérieur est formé exclusivement par le tissu fibreux; nulle part on ne trouve de pièce solide comme l'os des seiches ou la plume des calmars. Mais au sein de ce tissu fibreux, partout où doit exister une pièce de soutènement à la fois élastique et résistante, se développent des cellules globuleuses présentant le caractère exact des cellules du nodule sésamoïde du tendon d'Achille des grenouilles : forme sphérique, masse claire et malléable comme le verre, noyau plat vésiculeux nucléolé, amas distinct de granulations de Ranvier, rien n'y manque. Arrivées au contact, sur certains points, ces cellules forment des bandes hyalines qui jouent le rôle du cartilage; mais d'un cartilage d'une délicatesse et d'une souplesse infinies, et cependant résistant : pièce du squelette en rapport avec la souplesse et l'extrême variété de mouvements dont un colimaçon ou une limace sont capables.

Les bandes de tissu fibreux hyalin de soutènement s'insinuent entre les acini du foie et maintiennent la forme de leur cavité; elles filent entre les lobes de la glande hermaphrodite; on les trouve dans la tunique fibreuse du tube digestif; enfin, tout autour des ganglions nerveux cérébriformes, le long des commissures et des connectifs du collier œsophagien, le tissu fibro-hyalin se répand de façon à soutenir, à protéger les éléments nerveux. Tout le système ganglionnaire d'un escargot est comme plongé dans la masse hyaline.

De même donc que le tissu fibreux devient, chez les vertébrés supérieurs, le lieu de production et pour ainsi dire la matrice de ce que l'on pourrait appeler *les pièces adventices d'extension du squelette* ostéo-cartilagineux; de même que par exemple l'os se prolonge à une certaine hauteur dans une insertion tendineuse d'adulte, et le cartilage dans la même insertion sur le fœtus; — de même les bandes, les cloisons, les expansions du squelette fibreux, peuvent produire, en se transformant en tissu fibreux hyalin, *des pièces adventices d'adaptation,* destinées au soutien plus énergique, ou à la protection, ou au glissement des parties, etc.

Les pièces adventices d'adaptation du tissu fibreux, considérées de cette façon, sont de deux ordres : 1° *pièces de soutènement, hyalines ou cartilaginiformes* : (nodule sésamoïde, cupule rétro-rétinienne, nodules hyalins des nerfs des solipèdes); elles prennent alors l'apparence grossière du tissu gélatineux d'un enchondrome ou même celle d'un cartilage vrai; 2° *pièces de soutènement ossiformes ;* tels sont les tendons filiformes de la patte des oiseaux transformés en un tissu osseux sans connexion avec un os préexistant, tissu formé uniquement de faisceaux connectifs calcifiés dans l'intervalle desquels les cellules fixes continuent à former des séries longitudinales, bien qu'elles se soient changées en corpuscules osseux directement, en dehors de l'action ossificatrice des vaisseaux sanguins, puisque le tendon ossiforme ne contient pas un seul système de Havers.

Chez les mollusques gastéropodes, le squelette intérieur

est entièrement formé de tissu fibreux; le seul tissu cartilaginiforme que l'on rencontre dans l'organisme est le tissu fibro-hyalin. Cette forme du squelette pourrait donc être considérée comme la forme primordiale. Chez les vertebrés inférieurs elle existe encore, moins abondamment répandue. Enfin, chez les animaux de cette classe qui occupent un rang élevé dans la série, elle s'atténue jusqu'à disparaître excepté sur quelques points particuliers. La forme disparue dans l'organisme y est ainsi ramenée par la fonction ; l'analyse histologique seule ne peut alors indiquer sa signification morphologique générale; pour déterminer cette dernière, l'anatomiste est forcé de prendre le chemin long et détourné de l'histologie comparée.

EXPLICATION DES FIGURES DE LA PLANCHE 7.

Fig. 1. — Coupe transversale de la moelle épinière du canal rachidien, de la corde dorsale et des masses musculaires dorsales de l'*Ammocoetes branchialis*. (Acide osmique, alcool, glycérine neutre.—Obj. 1 (ancien) de Nachet, ocul. 1, Verick; chambre claire, projection sur la table (tube baissé).

Cd, corde dorsale. — *M*, moelle épinière. — *n*, *n*, coupe d'une paire de nerfs rachidiens. — *G*, masse gélatineuse rétro-médullaire rétractée en *O* et renfermant les cellules globuleuses dont une seule est chargée de graisse en quantité suffisante pour paraître noire. — *Cr*, paroi fibreuse du canal rachidien. — *e*, enveloppe de la corde dorsale. — *a*, *a*, *a*, îlots de vésicules adipeuses rendues absolument noires par l'acide osmique. — 1, 2, 3, coupes des masses musculaires dorsales dont les détails de structure n'ont pas été dessinés.

Fig. 2. — Mode de formation de la masse gélatineuse rétro-médullaire de l'*Ammocoetes branchialis*. (Acide osmique, alcool, glycérine hématoxylique. — Obj. 7, ocul. 1, de Vérick, tube baissé, projection sur la table.

M, moelle épinière coupée en travers et dont on ne voit que le quart postérieur dont les détails de structure n'ont pas été dessinés.— *m*, surface extérieure de la moelle. — *n*, grosse fibre nerveuse médullaire coupée en travers. — *gg'*, gaine lamelleuse de la moelle (pie-mère), se dissociant en *g* pour former la trame connective de la masse gélatineuse. — *R*, canal rachidien fibreux se dissociant en *r* et tout le long de son bord interne pour concourir aussi à former la masse gélatineuse. — *g'* point où la gaine pie-mérienne est soulevée avec la masse gélatineuse. — *H*, *H'*, *H''* cellules globuleuses ; en *H'* la cellule globuleuse a deux noyaux ; en *H''* le noyau est sur la face profonde et ne se voit pas. — *f*, cellules fixes de la masse gélatineuse. — *f'*, cellules d'apparence endothéliale sur les limites de la masse gélatineuse et du canal rachidien fibreux. — *Cl*, faisceaux connectifs du tissu hyalin à direction longitudinale ; *Ct*, faisceaux connectifs coupés en travers. — *a*, vésicules adipeuses noircies par l'osmium.

Fig. 3. — Deux cellules globuleuses de la masse gélatineuse rétro-médullaire de l'ammocète (ac. osmique, alcool, glyc. hématoxylique. — Ocul. 1, obj. 7, de Verick, tube levé, chambre claire, projection sur la table).
A, *A*, cellules globuleuses rompues sur un côté, renfermant un protoplasma transparent semé de granulations protéiques et de quelques grains de graisse. — *B*, exoplasme de ces cellules. — *C*, grosse granulation protoplasmique colorée en violet. — *D*, *D*, cellules fixes de la trame connective de la masse gélatineuse. — *E*, trame connective délicate de cette masse montrant l'arrangement des faisceaux connectifs autour des cellules globuleuses.

XII

RECHERCHES HISTOLOGIQUES SUR LE GLOMÉRULE ET LES ÉPITHÉLIUMS DU REIN,

par le Dr **Ch. HORTOLÈS**, préparateur du cours d'anatomie générale de la Faculté de médecine de Lyon.

SOMMAIRE. — Rein simple des cyclostomes. Il représente un seul lobulin. Étude du système glomérulaire; cavité glomérulaire, ses rapports avec les tubes, anses vasculaires du glomérule, elles sont entourées de tissu conjonctif; cellules plates de la surface, variétés de l'épithélium.

Appareil glomérulo-tubulaire de l'homme et des mammifères. — Développement; formation de la capsule glomérulaire dans le rein embryonnaire et dans le rein fœtal. — Endothélium de la capsule, sa continuation sur le col du tube contourné; épithélium plat et sinueux des tubes contournés. — Basale des tubes. — Constitution des espaces intertubulaires; à quoi se réduit le tissu conjonctif de la substance corticale; les lacunes de Ludwig et de Zavarikyn ne sont pas revêtues d'endothélium festonné.

Constitution du glomérule vasculaire de l'homme et des mammifères. Noyaux des capillaires; impossibilité de montrer par l'action du nitrate d'argent l'existence de traits endothéliaux. — Les vaisseaux glomérulaires du rein adulte ont une constitution analogue à celle des vaisseaux embryonnaires. — Couche rameuse péri-vasculaire; sa disposition à la surface du bouquet. Il n'existe pas de couche épithéliale proprement dite à la surface des vaisseaux glomérulaires.

Notions utilisables, en anatomie pathologique, sur les vaisseaux sanguins artériels, capillaires et veineux de la substance corticale. — Anneau musculaire de l'artériole efférente. — Absence de couche musculaire dans les veines interlobulaires.

Étude de l'épithélium strié des tubes contournés et des tubes intermédiaires; contractilité probable de cet épithélium; formation des boules sarcodiques à ses dépens; utilisation de cette donnée pour l'examen des reins pathologiques.

La structure du glomérule rénal de l'homme et des animaux supérieurs est aujourd'hui connue dans ses traits principaux, il est donc inutile de faire précéder le présent travail d'un exposé historique et bibliographique complet. Cet exposé a été fait d'une manière magistrale par M. le professeur Charcot dans ses leçons professées à la Faculté de médecine de Paris en 1876. Je considérerai donc comme connu tout ce qui a rapport à l'histologie du rein telle qu'elle est présentée dans cet exposé ; et aussi relativement à la topographie du lobule rénal, je me reporterai à la description donnée par le professeur Charcot, simplement précisée dans quelques-uns de ses termes par M. le professeur Renaut dans son cours fait à la Faculté de Lyon en 1879[1].

Mais outre ces données générales, l'histologie normale du rein présente à considérer certains faits sur lesquels les auteurs classiques n'ont pas suffisamment insisté, ou même qui leur ont complètement échappé.

Il importe tout d'abord de faire remarquer que l'élément

[1] Les tubes collecteurs, disposés en faisceaux rapprochés à direction parallèle, forment, par leur réunion dans la substance médullaire, les pyramides de Malpighi ; mais ces pyramides, en entrant dans la substance corticale, se dissocient plus ou moins et envoient dans la portion centrale de chaque lobule rénal un pinceau de tubes collecteurs. Ces tubes sont groupés en fascicules, qui forment une série de bandelettes distinctes, situées en dedans du cercle décrit par la ligne des glomérules et des vaisseaux interlobulaires, et auxquelles Ludwig a donné le nom de faisceaux ou irradiations médullaires. M. le professeur Renaut appelle rayon médullaire chacun des tubes collecteurs qui forment, par leur réunion, l'irradiation tout entière.

Les rayons médullaires comprennent des tubes de deux sortes : 1° des tubes collecteurs proprement dits, qui sont la prolongation de ceux de Bellini ; 2° des tubes intermédiaires à l'épithélium strié, faisant suite à la portion ascendante de l'anse de Henle et la reliant aux tubes collecteurs. On conçoit facilement qu'une série de ces derniers tubes, se jetant à diverses hauteurs dans le tube collecteur aboutissant, prennent pour le gagner la voie de l'irradiation médullaire et deviennent, sur certains points de leurs parcours, adjacents et parallèles aux rayons médullaires proprement dits.

Sur une coupe parallèle à la surface du rein, portant sur la substance corticale, le lobule perpendiculairement coupé offrira la disposition suivante : au centre, section des tubes de l'irradiation médullaire avec leur épithélium prismatique clair ; autour de la section de ces rayons médullaires, coupe des tubes de Ferrein avec leurs interstices remplis ou non par les vaisseaux et possédant un épithélium cylindrique avec des stries et des bâtonnets très délicats. Enfin, plus en dehors, couronne des glomérules et enfin section des différentes artères interlobulaires et des veines correspondantes ayant l'aspect de lacunes lymphatiques, qui entourent et commandent le lobule.

essentiel du rein consiste dans l'appareil glomérulaire, ou *rein sanguin élémentaire*. Il serait assez difficile de prendre une idée simple de la constitution de ce système en faisant l'analyse histologique du rein compliqué des mammifères, ou même de celui relativement plus simple des reptiles et des batraciens. L'appareil émulgent n'est réduit à son maximum de simplicité que chez les vertébrés les plus inférieurs, les cyclostomes par exemple. Chez ces animaux, en effet, non seulement le rein n'est autre chose qu'un corps de Wolff devenu l'organe définitif de l'uropoïèse, mais encore les parties qui composent ce corps de Wolff: système glomérulaire, tubes contournés, tubes excréteurs, présentent une constitution et un arrangement tellement simples que l'on peut considérer l'organe comme constituant un véritable schéma du rein.

Le rein de la grande lamproie (Petromyzon marinus) peut être considéré comme représentant un seul lobulin rénal; et dans certaines circonstances ce lobulin paraît réduit à un seul et unique glomérule qui se poursuit sur tout le bord adhérent du rein et dans toute sa hauteur, recevant chemin faisant une multitude d'artérioles émanées de l'artère émulgente qui suit également dans sa longueur le bord adhérent du corps de Wolff. Comme l'étude de ce glomérule et surtout celle de ses bouquets vasculaires va nous donner la clef de la constitution du bouquet vasculaire du glomérule du rein des animaux supérieurs, nous allons en faire d'abord brièvement la description.

Les vaisseaux glomérulaires sont disposés en bouquet dont le pied répond aux artérioles émanées de l'artère émulgente qui les commande et dont la partie convexe flotte librement dans une cavité qui représente la capsule de Bowman. Ces bouquets ou lobes glomérulaires communiquent les uns avec les autres par des anastomoses, de telle façon que tout le système forme un réseau capillaire festonné dont les parties communiquent toutes entre elles. Les vaisseaux capillaires ne sont point nus comme ils paraissent l'être dans les bouquets glomérulaires du rein des animaux supérieurs. Chaque capillaire est entouré par du tissu connectif très délicat, riche en cellules fixes et contenant aussi des cellules arrondies identiques avec les globules blancs du sang. Le manteau de tissu connectif qui sépare les anses capillaires détachées de la cavité capsulaire est ordinairement disposé de façon à former des couches concentriques autour du capillaire qu'il enveloppe. De cette façon le vaisseau coupé en travers paraît entouré comme par un empelotonnement de tissu conjonctif délicat. Ce tissu conjonctif se termine à la surface par une couche de cellules plates ayant l'apparence de cellules endothéliales [1].

La cavité qui représente dans le rein de la lamproie celle de la capsule de Bowman du glomérule des animaux supérieurs, n'est pas toute occupée par les bouquets vasculaires que nous venons de décrire, sur les préparations elle se montre comme un espace vide qui pendant la vie est rempli probablement par le produit urinaire. Elle est tapissée par un revêtement de cellules endothéliales, et la membrane propre est constituée par du tissu fibreux lamellaire d'où partent des cloisons délicates qui pénètrent dans la portion tubuleuse et s'y perdent bientôt. La paroi capsulaire est percée de distance en distance, et par les trous qu'elle présente les tubes contournés viennent s'ouvrir un à un dans sa cavité. Le glomérule unique reçoit donc une infinité de tubuli-contorti; la division du travail, qui chez les animaux supérieurs détermine l'individualisation de chacun des tubes contournés, de façon qu'il soit commandé par un glomérule qui lui appartient en particulier, ne s'est pas encore opérée.

Les anses capillaires que forment les vaisseaux glomérulaires se réunissent en un étroit pédicule au niveau de l'artériole émanée de l'artère émulgente qui commande leur circulation. En se rassemblant, elles se confondent par leurs gaines connectives qui forment ainsi une masse de tissu conjonctif lâche parcouru par des vaisseaux.

[1] Nous avons essayé vainement d'imprégner d'argent la surface du glomérule du rein wolffien de la lamproie, cette étude sera reprise plus tard au laboratoire; si elle n'a pas été poursuivie jusqu'à sa solution, positive ou négative, relativement à l'existence de l'endothélium, c'est parce que les objets d'étude, difficiles à se procurer en dehors de l'époque du passage des lamproies, nous ont manqué.

Les dispositions que nous venons de décrire sont de haute importance. Elles nous montrent la disposition que l'on pourrait considérer comme primordiale pour les vaisseaux glomérulaires. On voit de la sorte, entre le sang qui circule dans les capillaires du glomérule et la cavité qui doit recevoir le produit de la filtration rénale, exister le tissu conjonctif, non pas ici réduit à des rudiments, ni représenté simplement par une couche de cellules, mais existant dans sa totalité : réseau cellulaire et trame connective. En un mot, *le produit de la filtration doit nécessairement traverser, pour se rendre dans le système capsulo-tubulaire, le tissu conjonctif qui environne les vaisseaux.*

Nous ferons cependant remarquer qu'entre le tissu connectif et la cavité de la capsule existe une couche de cellules plates disposées à la façon d'un endothélium et qui établit la limite de séparation entre le rein sanguin représenté par le glomérule, et le rein glandulaire représenté par le système capsulo-tubulaire.

La disposition que nous venons de décrire est du reste générale ; elle satisfait à la loi de Bichat, qui pose en principe que partout où pénètrent les vaisseaux sanguins le tissu connectif les accompagne dans leur parcours. Nous verrons bientôt que chez les animaux supérieurs la même disposition fondamentale existe dans le système glomérulaire, mais qu'elle y est modifiée pour les besoins de la fonction dont le mécanisme s'est compliqué, et qu'elle y devient pour ainsi dire cachée.

Les tubes contournés du rein du Pétromyzon, sont tapissés par un épithélium prismatique répondant absolument à la description donnée par Heidenhain, pour le rein du chien. Cela revient à dire que cet épithélium est strié à la façon de celui des canaux juxtalobulaires et interlobulaires des glandes salivaires. Il repose sur une membrane propre offrant les caractères d'une membrane basale et en dehors de laquelle on trouve l'endothélium des capillaires sanguins qui se moule exactement sur la forme des espaces intertubulaires. Dans les régions les plus voisines du point où ces vaisseaux contournés vont s'aboucher dans les tubes collecteurs qui représentent les canaux de Bellini, les cellules épithéliales striées présentent sur un certain nombre de tubes une particularité extrêmement curieuse sur laquelle je dois attirer l'attention, parce qu'elle est peut-être propre à jeter quelque lumière sur les fonctions de l'épithélium strié de cette portion du tractus urinaire qui représente les canaux intermédiaires du rein des mammifères, c'est-à-dire la portion interposée à l'anse ascendante de Henle et au commencement des tubes de Bellini. Les cellules épithéliales sont, en effet, sur le rein durci dans le liquide de Müller et coloré par la glycérine hématoxylique, imprégnées d'une substance transparente, réfringente et présentant, avec un éclat et un brillant tout particuliers, la teinte vert émeraude du pigment biliaire qui teint uniformément les cellules hépatiques de la lamproie. Il est vraisemblable que ce point des tubes est destiné à l'élimination du pigment biliaire en surcroît; et cette notion devient intéressante si on la rapproche de ce fait que, traitées de la même façon, les cellules striées des canaux intermédiaires du rein des mammifères présentent une coloration ambrée très intense et quelquefois même d'un jaune verdâtre. De même donc que certaines matières colorantes, telles que le carmin d'indigo, paraissent s'éliminer exclusivement par les épithéliums striés des tubes contournés, de même il se pourrait que les matières colorantes d'origine pigmentaire s'éliminassent aussi par ces cellules. Cette conception, tout hypothétique qu'elle soit, serait peut-être préférable à la généralisation proposée par Heidenhain, qui croit pouvoir conclure, de ce fait que le carmin d'indigo s'élimine par l'épithélium strié, que l'urée s'élimine aussi par la même voie. Cette hypothèse ne doit d'ailleurs conserver qu'une valeur historique, bien qu'elle ait reçu l'appui de hautes autorités, puisque von Wittich[1] a démontré que certaines substances, telles que le carmin ordinaire, s'éliminent non par l'épithélium des tubes contournés, mais par le glomérule.

Nous allons maintenant exposer quelques faits ressortissant à l'anatomie normale du système glomérulaire des mam-

[1] *Voir* Wittich, in *Arch. für microscop. Anat.*, 1875, t. IX, p. 75.

mifères, et qui sont destinés comme les précédents à jeter une certaine lumière sur quelques points d'anatomie pathologique dont nous devons ultérieurement nous occuper.

Chez l'homme et les animaux supérieurs, le système glomérulaire se développe à l'extrémité de chaque tube contourné, de façon que le rein tubuleux, représenté par le bourgeonnement de la partie inférieure du corps de Wolff, vienne mettre chacune de ses branches terminales en rapport avec un bourgeonnement du rein sanguin représenté par les ramifications de l'artère émulgente. A l'origine, ce double bourgeonnement tubuleux et vasculaire s'effectue au sein d'une masse de tissu embryonnaire qui, dès le deuxième mois chez l'embryon humain, affecte déjà nettement les caractères du tissu connectif à la phase muqueuse. Les vaisseaux et les tubes rénaux en voie d'évolution sont donc à cette époque plongés dans le tissu connectif, fait qui montre bien que, quelle que soit sa disparition apparente par la suite, le tissu conjonctif existe toujours en puissance dans les espaces interorganiques du rein. Le lobule hépatique, au contraire, qui chez l'adulte ne renferme pas de tissu conjonctif, est à l'origine représenté par une masse compacte de cellules glandulaires au sein de laquelle se forment par simple différenciation les îlots de Wolff et de Pander, mais qui ne renferme à aucune époque de tissu muqueux proprement dit[1].

Quant au développement du glomérule, il paraît se faire, du moins d'après nos observations, de la façon indiquée dernièrement par Ribbert[2]. A son extrémité terminale, le tube contourné s'effile en pointe et cette pointe se recourbe à la façon d'un hameçon ou d'une crosse d'évêque ; dans l'extrémité de cette volute, entre la pointe refléchie et la paroi du tube, pénètrent les vaisseaux artériels qui bourgeonnent ensuite à l'extrémité de l'anse formée, et se développent à l'état de capillaires glomérulaires. Initialement donc le bouquet vasculaire tout entier est séparé de la cavité du tube par la

[1] J. Renaut. Cours d'anatomie générale de la Faculté de Lyon, 2e semestre, 1878.

[2] Ribbert. Ueber die Entwicklungsgeschichte der Glomeruli. *Archiv f. mikrosc. Anat.*, t. XVII.

paroi propre de ce dernier, revêtue d'épithélium embryonnaire prismatique et qui lui forme un revêtement viscéral. Un épithélium tout à fait semblable tapisse la portion du tube infléchie qui deviendra la capsule de Bowman ; les deux rangées de cellules prismatiques, affrontées, ne laissent entre elles qu'une minime lumière qui sera plus tard la cavité capsulaire. Telle est la constitution du glomérule que l'on pourrait appeler embryonnaire. A partir du quatrième mois environ de la vie intra utérine, des changements importants se produisent dans le système. L'épithélium pariétal s'aplatit et devient l'endothélium de la capsule. L'épithélium viscéral, c'est-à-dire celui qui recouvre le bouquet glomérulaire diminue également de hauteur, s'aplatit de plus en plus et à la naissance on n'en trouve plus de traces.

L'existence d'un épithéliun à la surface du bouquet glomérulaire, dans les premiers stades du développement, présence sur laquelle Schweigger-Seidel[1] a beaucoup insisté, a été considérée par la majorité des histologistes comme impliquant nécessairement l'existence d'un revêtement analogue à la surface du bouquet glomérulaire du rein adulte. Nombre d'auteurs parmi lesquels Isaac[2], Kölliker[3], Seng[4], etc., ont essayé de mettre en évidence cet épithélium viscéral du glomérule. Mais jusqu'ici il a été la plupart du temps impossible de donner la démonstration de son existence. L'importance prépondérante que prend le glomérule dans la production d'une série de lésions rénales exige cependant que l'on soit nettement fixé sur sa constitution histologique. Le revêtement épithélial du glomérule doit nécessairement, s'il existe, jouer un rôle dans les lésions qui vont nous occuper. C'est pourquoi j'ai repris la question et je me suis efforcé de savoir si, oui ou non, il existe à la surface du glomérule une couche cellulaire répondant à la définition des épithéliums, ou des endothéliums qui sont un cas particulier de ces derniers.

[1] SCHWEIGGER-SEIDEL. *Die Niere der Menschen und der Saügerthiere*, Halle, 1867.

[2] ISAAC. *Anat. d. Niere*, tiré du *New-York Journal*, in *Schmidt's Jahrb.* 1857.

[3] KÖLLIKER. *Histologie humaine*, p. 650.

[4] SENG. *Centralblatt*, 13 janv. 1873.

Pour marquer un endothélium sur des points non étalés en surface et où la production recherchée est par cela même difficile à mettre en évidence, il n'existe actuellement qu'une seule méthode qui donne des résultats indiscutables lorsqu'elle est convenablement appliquée : c'est la méthode d'imprégnation par le nitrate d'argent. Quand il s'agit d'organes tubulés, le nitrate d'argent ne peut être porté sur les parties qu'au moyen des injections. C'est donc à la méthode d'injections par le nitrate d'argent que j'ai eu recours. Mes expériences ont porté sur le rein du lapin ; la constitution du glomérule est en effet très sensiblement la même chez cet animal que chez l'homme. Le bouquet glomérulaire est formé de vaisseaux recourbés en anses qui communiquent fréquemment entre elles par des anastomoses transversales, et qui forment des lobes dont le pied commun est constitué par le point de concours des vaisseaux afférents et efférents. Quand ces vaisseaux sont vides de sang, on voit de distance en distance les noyaux propres des capillaires qui les forment et, en outre, une série de noyaux manifestement extérieurs aux capillaires et qui semblent suivre le parcours de ces derniers. Il s'agit de savoir si ces derniers sont ceux d'un épithélium plat ou d'un endothélium.

Il semblerait logique d'essayer d'imprégner les épithéliums de la capsule de Bowman et ceux qui forment, s'il existe, le revêtement viscéral du glomérule, en injectant au nitrate d'argent les tubes urinifères par l'uretère. Mais Kölliker fait remarquer avec raison que ce procédé peut facilement devenir la cause d'une erreur. Il peut se faire en effet que l'injection détache mécaniquement des lambeaux d'épithélium des tubes contournés et vienne coller ces lambeaux à la surface du glomérule. De plus, avec un pareil procédé, le glomérule doit être fatalement refoulé au fond de la capsule de Bowman; de telle sorte qu'on ne le verra jamais dans son état de développement, mais bien sous la forme d'un petit paquet de capillaires aplatis les uns sur les autres et dans lequel on ne pourra le plus souvent discerner aucun détail de structure.

Il est vrai d'autre part qu'en injectant de nitrate d'argent l'artère émulgente, et en examinant ensuite le rein par la méthode ordinaire, c'est-à-dire après l'avoir laissé macérer quelques heures dans l'eau distillée et en faisant ensuite des coupes dans cet état, l'affaissement des vaisseaux imprégnés des glomérules et des capsules de Bowman devra aussi s'effectuer. Dans ces conditions, il était nécessaire de modifier la méthode et de faire en sorte que les parties injectées et imprégnées d'argent restassent sur les coupes dans leur plein état d'extension de façon à se montrer avec l'apparence de vaisseaux distendus et comme insufflés.

Pour obtenir ce résultat, nous avons employé la méthode d'injection et de fixation que M. Renaut a imaginée pour obtenir des préparations régulières de vaisseaux sanguins et lymphatiques imprégnés d'argent.

Un lapin est sacrifié par la section du bulbe ; le ventre est ouvert, l'artère et la veine émulgente ainsi que l'uretère sont soigneusement isolés. On place une canule dans l'artère et dans la veine, et l'on fait passer dans les vaisseaux du rein un courant de sérum artificiel destiné à chasser complètement le sang sans altérer les endothéliums. On sait en effet que les endothéliums, et d'une manière générale les parties vivantes, continuent à vivre pendant quelques temps dans un milieu formé par le sérum artificiel. Quand le liquide, injecté très doucement pour éviter toute rupture, ressort entièrement incolore par la canule adaptée à la veine, on substitue au courant de sérum un courant d'eau distillée. Très rapidement le chlorure de sodium est expulsé, et si l'on a agi avec la célérité nécessaire, le courant d'eau ne détermine aucune lésion des épithéliums. On fait alors passer dans le rein un courant de solution de nitrate d'argent à $\frac{1}{500}$. Immédiatement on voit l'organe blanchir par points ; quelques minutes suffisent pour que l'imprégnation soit convenable. De cette façon tous les lobules de la substance corticale du rein ne sont pas imprégnés, mais les systèmes lobulaires qui le sont se détacheront avec une entière netteté sur les parties non imprégnées. Pour terminer l'opération, on fait de nouveau passer un courant d'eau distillée, puis on lie l'uretère, la veine, l'artère ; on enlève le rein avec son conduit excréteur et ses vaisseaux, et on le suspend dans environ 300 grammes d'alcool à 90° centésimaux.

C'est ce dernier traitement qui donne à la méthode son originalité et aussi toute sa valeur. Très rapidement, l'alcool coagule la surface du rein, de telle sorte que l'organe est enveloppé dans une coque rigide : les vaisseaux injectés, les capsules de Bowman, les portions cervicales des systèmes de tubes contournés atteints par l'imprégnation ne se rétracteront plus ; et le durcissement pourra se poursuivre régulièrement de façon qu'au bout de vingt-quatre heures on puisse pratiquer des coupes minces dans la substance corticale et dans la médullaire.

Ce procédé nous a paru sensiblement supérieur à celui proposé par MM. Malassez et de Sinéty, qui consiste à envoyer dans les vaisseaux un courant d'alcool fort, et qui a l'inconvénient de ne s'appliquer qu'à des injections tout à fait partielles, car au bout de peu d'instants l'alcool produit des coagulations dans les vaisseaux et le courant ne pénètre plus.

Sur le rein préparé comme il vient d'être dit, on pratique des coupes qui, montées dans la glycérine ou dans le baume de Canada, montrent les vaisseaux, les glomérules, les capsules de Bowman et l'origine des tubes contournés, à la fois imprégnés d'argent et distendus comme s'ils avaient été insufflés.

Les artères interlobulaires et les systèmes glomérulaires qui leur sont appendus offrent dans les coupes faites parallèlement à leur direction axiale une parfaite individualité. On peut ainsi constater que l'artériole afférente des glomérules est toujours munie, jusqu'à son entrée dans la capsule de Bowman, d'une couche de fibres musculaires annulaires absolument continue. Le rameau efférent au contraire, plus grêle que l'afférent, ne présente de fibres annulaires qu'au voisinage immédiat de la capsule ; à une très courte distance de cette dernière, il prend les caractères d'un capillaire vrai non musclé, circonstance intéressante qui a été d'ailleurs mentionnée et figurée par Kölliker, mais sur laquelle il convient d'appeler de nouveau l'attention. En effet, cette disposition montre que non seulement la pression vasculaire, comme l'a indiqué Ludwig[1], atteint son maximum dans le glomérule à cause de l'étroitesse du rameau vasculaire efférent, mais encore que cette pression peut être *réglée* par les alternatives de contraction et de relâchement des fibres musculaires de ce que l'on pourrait appeler le sphincter du rameau efférent du glomérule.

Les veines interlobulaires ont exactement la disposition des rameaux centro-lobulaires de la veine sushépatique. Leur paroi mince est absolument dépourvue de muscles, comme le montrent bien les imprégnations les mieux réussies ; elle est intimement adhérente aux tubes contournés dont elle occupe les intervalles. Cette disposition est éminemment favorable à la production des congestions passives : les vaisseaux veineux collecteurs étant à la fois inertes et à parois minces extrêmement dilatables.

Les capsules de Bowman sont développées et se montrent comme de petits ballons insufflés. Sur les coupes minces colorées au picro-carminate d'ammoniaque, on reconnaît qu'elles sont constituées par une membrane propre transparente comme du verre et présentant les caractères des membranes basales. A la face interne de cette membrane est un endothélium continu formé de grandes cellules à bords droits, dessinant des polygones d'une extrême régularité. Cet endothélium présente des caractères identiques à celui du péricarde ou de la plèvre, par exemple. Le réseau endothélial imprégné se poursuit sur le col du glomérule ; nous décrirons dans un instant la façon dont il se transforme en épithélium de revêtement des tubes contournés. Les cellules de l'endothélium de la capsule renferment chacune un noyau plat, arrondi ou ovalaire, nucléolé, n'occupant pas toujours le centre de l'élément. Sur beaucoup de points le noyau est excentrique et touche presque la ligne de ciment qui sépare la cellule à laquelle il appartient, de sa voisine. Cette dernière possède aussi dans ce cas un noyau excentrique, adjacent lui aussi à la ligne cimentaire séparant les deux cellules, de telle sorte

[1] LUDWIG, in *Zeitschr. f. rat. Méd.*, XX.

que, sur les préparations non imprégnées, on voit toujours certains noyaux de l'endothélium capsulaire placés côte à côte à la façon des noyaux émanant de la division d'une seule cellule sous l'influence d'un processus irritatif. C'est là une disposition qu'il faut aussi retenir, sans quoi, dans les preparations pathologiques, on pourrait croire que la capsule de Bowman est irritée et enflammée à la façon d'une séreuse dont l'endothélium se multiplie par la division de ses noyaux.

Nous voici arrivés au cœur de la question que nous nous sommes proposé de résoudre. Les vaisseaux afférents et efférents du glomérule ont non seulement leur endothélium, mais leurs fibres musculaires imprégnées d'argent d'une façon très pure. L'injection a donc marqué les endothéliums jusqu'au point d'entrée des vaisseaux dans le système glomérulaire.

La capsule de Bowman et le col du glomérule sont également imprégnés d'argent ; en traversant le glomérule, la solution argentique n'a donc pas perdu ses propriétés, puisque, diffusant au delà du bouquet glomérulaire, elle est allée plus loin imprégner les endothéliums.

Or si l'on examine le bouquet vasculaire du glomérule, dont les anses paraissent contournées et distendues en état de plein développement, on constate deux faits absolument inattendus et qui sont dans l'espèce d'une importance capitale :

1° Les vaisseaux glomérulaires, qu'on ne peut jamais mieux voir que sur de pareilles préparations, puisqu'ils y sont entièrement développés, sont uniformément teints en brun clair, à la façon de la substance fondamentale du tissu connectif imprégné d'argent. On n'y voit point se dessiner à l'intérieur de réseaux endothéliaux.

2° A la surface externe du bouquet glomérulaire pas plus qu'à la surface de chacun des lobes qui le composent, lorsque ces lobes se montrent séparés, on ne distingue aucun système de traits d'argent indiquant la présence d'un revêtement endothélial extérieur.

Au niveau du point d'entrée des vaisseaux qui commandent le bouquet glomérulaire, la capsule de Bowman paraît percée d'un trou au niveau duquel il n'existe, le long du pédicule du bouquet, aucun reploiement de son endothélium.

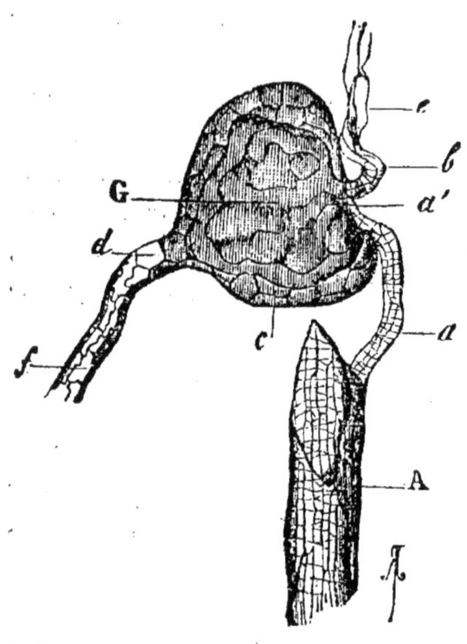

A, Artère interlobulaire dont l'endothélium et les fibres musculaires sont régulièrement imprégnés.
a, Artériole afférente du glomérule G dont l'endothélium et les fibres musculaires ont partout subi l'imprégnation.
a', Point d'entrée du vaisseau afférent dans le bouquet glomérulaire.
b', Vaisseau afférent n'ayant de fibres musculaires qu'immédiatement à sa sortie du glomérule en *b*.
c, Endothélium capsulaire à bords rectilignes.
d, Son prolongement sur le col du tube contourné.
f, Épithélium sinueux du tube contourné.
G, Bouquet glomérulaire mis à nu par la section de la capsule ; il est teint par l'argent en brun clair et ne montre de dessins endothéliaux ni le long de ses capillaires ni à la surface de ceux-ci.
Objectif 7, *Oculaire* 1 de Vérick.

FIG. 1. — Un système glomérulaire du rein du lapin injecté au nitrate d'argent.

Force est donc de conclure que l'endothélium, qui nécessairement existe à la face interne des vaisseaux et qui limite leur lumière, se comporte à la façon de l'endothélium des vaisseaux en voie de développement de la lame natatoire du têtard, de la grenouille par exemple. On sait en effet que jamais on n'a réussi à imprégner cet endothélium.

Il est donc aussi absolument certain que l'endothélium interne des vaisseaux glomérulaires est formé par une couche de protoplasma semée de noyaux, et que les éléments cellulaires de cette dernière ne sont pas individualisés en cellules ; en un mot, il s'agit ici d'un épithélium embryonnaire qui, dans l'ensemble du bouquet glomérulaire, se poursuit à l'intérieur des vaisseaux, et dont la signification est celle d'une cellule endothéliale à noyaux multiples tout à fait analogue à celle qui forme la paroi d'un réseau vaso-formatif.

C'est pour cette raison que les injections de nitrate d'argent teignent uniformément les anses glomérulaires en brun clair, à la façon des lames protoplasmiques non encore desséchées et qui réduisent l'argent d'une façon diffuse à l'état d'albuminate.

On peut, du reste, proposer une explication pour se rendre compte de la raison morphologique de cette disposition. On sait qu'il est absolument impossible de réussir une injection vasculaire chez le fœtus, même à terme.

Si la masse injectée est solide, comme une masse de gélatine par exemple, les vaisseaux sont rompus parce qu'ils sont friables ; si l'on emploie une masse liquide comme le bleu de Prusse soluble dans l'eau, l'injection diffuse partout le long des vaisseaux.

Or le glomérule rénal est destiné, chez les animaux supérieurs, à laisser diffuser d'une manière continuelle les éléments liquides de l'urine. Toutes les théories admettent que le glomérule laisse passer l'eau du liquide urinaire quand bien même quelques-unes n'admettent pas que le passage des cristalloïdes de l'urine, tels que l'urée, s'effectue à son niveau. Pour pouvoir laisser diffuser cette eau, les capillaires glomérulaires conservent la disposition anatomique qui favorise au plus haut degré la diffusion.

Nos injections démontrent du reste que l'eau ou les cristalloïdes, tels que le nitrate d'argent en solution, passent librement au travers des vaisseaux du glomérule, puisque la solution argentique est allée colorer l'endothélium de la capsule et celui du commencement du tube contourné. Je ferai remarquer que ce passage s'est effectué, dans le cas qui nous occupe, en dehors de toute rupture vasculaire, car le liquide n'est jamais allé injecter les tubes de Bellini et n'est jamais ressorti par l'uretère, ce qui aurait eu lieu infailliblement si des ruptures s'étaient produites, comme le savent tous les anatomistes qui se sont familiarisés avec les injections du rein.

Il nous faut expliquer maintenant l'absence de tout revêtement endothélial à la surface du glomérule. Et tout d'abord on ne peut faire à nos injections le reproche de l'avoir décollé et poussé dans le tube contourné commandé par le glomérule ; sur nos préparations, la lumière de ces tubes contournés est constamment libre, et leur épithélium constamment imprégné forme une bande étroite sur les bords de la coupe optique répondant à la section longitudinale du tube. Comme cette lumière est libre jusque et au delà du point où l'épithélium pariétal cesse d'être marqué par l'argent, et que par conséquent nous avons ici la preuve que la solution argentée qui a passé par le glomérule n'est pas allée plus loin, force est donc de conclure qu'elle n'a rien décollé à la surface du glomérule, puisqu'elle n'a entraîné aucun lambeau cellulaire sur toute la longueur qu'elle a parcourue dans les premières voies urinaires.

A quoi répondent donc les noyaux placés à la surface des anses glomérulaires et occupant les intervalles de ces dernières ?

On sait que les vaisseaux capillaires sont entourés d'une couche cellulaire rameuse qui leur forme un revêtement discontinu : c'est le périthélium d'Eberth (couche rameuse périvasculaire de M. le professeur Renaut). Le mot de périthélium, qui ne veut dire autre chose qu'épithélium placé autour d'un objet, doit être en effet rejeté de la nomenclature pour cette simple raison que les éléments cellulaires qui suivent la direction des vaisseaux et les enveloppent de leurs ramifications protoplasmiques ne satisfont pas à la définition des épithéliums : les cellules de la couche périvasculaire ne sont pas unies entre elles par un ciment de façon à former un revêtement continu.

Dans le cours d'anatomie générale fait à la Faculté de Lyon en 1879, M. le professeur Renaut assimila les cellules qui recouvrent les anses glomérulaires aux éléments de la couche périvasculaire. Voici comment la démonstration du fait a été obtenue : Un rein de lapin est injecté avec une masse au bleu soluble et à la gélatine, puis durci dans une solution de bichromate d'ammoniaque ; le durcissement est achevé à l'aide de la gomme et de l'alcool ; on peut alors faire des coupes très minces soit parallèles à la surface naturelle du rein, soit normales à cette même surface et suivant exactement la direction des irradiations médullaires. Sur de pareilles préparations colorées par le picrocarminate d'ammoniaque, ou mieux encore par le rose de *Magdala*, on peut observer des capillaires du bouquet glomérulaire à l'état de plein développement, et comme les noyaux propres de ces capillaires sont noyés dans la masse à injection, les noyaux extérieurs sont seuls colorés par le réactif. Dans les préparations au rose de Magdala examinées dans l'eau, les noyaux sont teints en violet pur et le protoplasma des cellules auxquelles ils appartiennent est coloré en rose amarante ; dans ces conditions, il est facile de voir que la plupart des noyaux occupent le rentrant des festons formés par les anses capillaires, et que la mince lame du protoplasma qui les entoure s'étend à droite et à gauche jusqu'à une certaine distance en recouvrant la paroi extérieure des deux capillaires adjacents comme d'un mince chapeau. C'est une disposition tout à fait analogue à celle des cellules endothéliales de l'alvéole pulmonaire par rapport aux capillaires du poumon. Cette disposition a du reste été constatée il y a plusieurs années par Schweigger-Seidel; mais un pareil examen, s'il nous renseigne sur la disposition générale de la couche cellulaire périvasculaire, ne nous apprend pas si cette couche forme extérieurement un revêtement continu séparant la cavité de la capsule de Bowman des vaisseaux sanguins comme l'endothélium pulmonaire sépare la cavité de l'alvéole des capillaires pariétaux.

Pour acquérir une notion précise sur le sujet qui nous occupe, il convient de dissocier le bouquet glomérulaire et d'étaler ses vaisseaux capillaires. On voit alors que chaque capillaire est suivi dans tout son parcours par des cellules plates communiquant les unes avec les autres par des expansions protoplasmiques membraniformes présentant la même disposition que celle de la couche rameuse périvasculaire du mésocolon transverse du cochon d'Inde par exemple.

Cette constatation suffit pour déterminer la signification morphologique des cellules disposées extérieurement aux capillaires du glomérule et qui lui forment son revêtement. Mais, si l'on veut acquérir une notion exacte de la façon particulière dont cette couche rameuse périvasculaire se comporte dans le cas particulier du glomérule rénal, il faut revenir à l'examen des reins injectés par les artères au moyen de la solution de nitrate d'argent.

Au bout de quelques semaines ces préparations exposées à la lumière diffuse se sont considérablement foncées ; les noyaux des cellules de la couche périvasculaire deviennent alors visibles sous forme de petits cercles réservés en blanc. Si l'on choisit pour l'observer un glomérule qui présente un de ses lobes vasculaires étalés à plat, on voit qu'à la surface de ce lobe les noyaux de la couche rameuse sont équidistants et reliés entre eux par des nuages d'albuminate d'argent répondant à des granulations protoplasmiques et indiquant, à n'en pas douter, l'existence d'une mince pellicule continue de substance protoplasmique reliant entre elles les cellules disposées à la surface des vaisseaux. Ici les parties vivantes ont été fixées en place par l'argent, tandis que, sur d'autres préparations, faites après durcissement dans le bichromate, la gomme et l'alcool, les cellules ont subi une rétraction appréciable autour de leurs noyaux.

Nous devons conclure qu'à la surface du glomérule, de même que partout où s'exercent des pressions continues dans un sens déterminé, les cellules connectives qui forment la couche rameuse périvasculaire se sont étalées jusqu'à se confondre. Le glomérule est donc enveloppé par une mince pellicule protoplasmique semée de noyaux. Chacun de ces capillaires se trouve dans les conditions d'un capillaire en voie de développement : son endothélium propre n'est pas encore divisé en cellules et sa couche rameuse périvasculaire affecte, comme cet endothélium, le caractère d'une cellule à noyaux multiples formée par une lame excessivement mince de protoplasma semée de noyaux.

Il y a loin de cette disposition à l'épithélium de revêtement décrit et mesuré par Isaac.

En définitive la disposition des capillaires glomérulaires est celle de vaisseaux qui restent constamment à l'état embryonnaire, c'est-à-dire dans les meilleures conditions pour que la dialyse s'effectue à travers la triple couche constituée par l'endothélium, la membrane propre du capillaire et la couche rameuse qui environne ce dernier. Quant à la membrane basale du tube contourné qui a servi à former le glomérule, on n'en peut trouver de trace à la surface du bouquet vasculaire pas plus qu'on ne trouve de trace de l'épithélium prismatique qu'elle supportait ; elle a disparu à la façon de la membrane basale des bourgeons terminaux du poumon embryonnaire, basale que l'on aperçoit très distinctement sur le poumon du fœtus humain de trois mois et qui est complètement effacée sur celui d'un fœtus à terme. Le bouquet vasculaire n'est donc pas nu dans la capsule de Bowman, mais revêtu d'une mince pellicule protoplasmique dont les éléments cellulaires représentent le tissu connectif constamment interposé entre les vaisseaux et les produits de diffusion qui en émanent, soit pour la sécrétion, soit pour la nutrition, soit pour l'excrétion, c'est-à-dire dans tous les cas où un produit quelconque se sépare de la masse du sang.

Une objection à cette manière de voir, c'est que l'urine a une action particulière extrêmement nuisible sur les éléments du tissu connectif. On se rend difficilement compte d'un passage incessant du liquide urinaire à travers une masse connective sans que cette dernière soit aussi incessamment détruite, comme le sont les éléments du tissu conjonctif lâche quand on injecte de l'urine prise dans la vessie dans les mailles de ce tissu. Mais d'un côté rien n'est venu jusqu'ici démontrer que l'urine passe toute faite par les capillaires du glomérule, et d'un autre côté le mince voile connectif placé à la surface de ce dernier nous apparaissant toujours dans l'état embryonnaire, s'il était incessamment lésé par la diffusion du liquide filtré, pourrait être considéré comme se reformant aussi incessamment, puisqu'il est en instance continue d'organisation.

La constitution du glomérule, telle qu'elle vient d'être exposée, montre donc que chez les animaux supérieurs l'appareil glomérulaire est fondamentalement semblable à celui que l'on trouve dans le rein wolffien des cyclostomes. Le revêtement épithélial disparaît à la surface du glomérule, la glande est remaniée par les vaisseaux qui font saillie dans la lumière de ses éléments tubulés. Le rein, au point de vue de ses vaisseaux, se comporte comme une glande conglobée si l'on se rapporte à la définition qui a été donnée de ces organes glandulaires par M. le professeur Renaut[1].

Nous allons maintenant attaquer un autre problème intéressant, dont la solution nous a été également fournie par nos injections de nitrate d'argent : il s'agit de la disposition et de la nature des espaces intertubulaires dont les uns, depuis les recherches de Ludwig, sont considérés comme contenant des vaisseaux, et dont les autres ont été décrits comme des lacunes lymphatiques tapissées d'endothéliums caractéristiques, dentelés en feuille de chêne.

C'est en piquant le tissu du rein avec la canule trocart d'une seringue de Pravaz chargée de nitrate d'argent que Ludwig et Zavarikyn sont parvenus à développer les espaces intertubulaires et à constater que la paroi de ceux de ces espaces qui ne contiennent pas de vaisseaux sanguins, aussi bien du reste que de ceux qui en contiennent, est revêtue d'un réseau de figures découpées en jeu de patience. Tout naturellement, de l'existence de ce réseau, les auteurs précités conclurent à la nature lymphatique des espaces et considérèrent le revêtement comme formé par les cellules endothéliales caractéristiques des voies lymphatiques. Cette opinion était d'ailleurs corroborée par ce fait qu'en injectant des lacunes intertubulaires, on finissait par voir s'injecter aussi les vaisseaux lymphatiques sous-capsulaires qui forment à la surface du rein un réseau de vaisseaux blancs bien connus. Le tissu conjonctif de la substance corticale devait donc être considéré dans cette conception comme une véritable éponge lymphatique, comme un sac lymphatique cloisonné dans lequel étaient plongés les éléments tubuleux du rein et les vaisseaux sanguins.

Mais les conclusions de Ludwig ne peuvent pas être maintenues : le revêtement de figure endothéliforme qui limite ces espaces n'appartient pas en effet à un endothélium lympha-

[1] J. RENAUT. Essai d'une nomenclature méthodique des glandes, *Archives de physiologie*, mai 1881.

tique, il n'est autre chose que le dessin de la base d'implantation des cellules épithéliales striées des tubes contournés : on le démontre de la manière suivante.

Nous avons vu que les injections de nitrate d'argent filent par simple diffusion à une certaine distance au delà des bouquets glomérulaires et vont imprégner l'endothélium de la capsule de Bowman, celui du col du glomérule et, sur un trajet plus ou moins long, se poursuivent dans le tube contourné en fixant son revêtement épithélial dans sa forme et

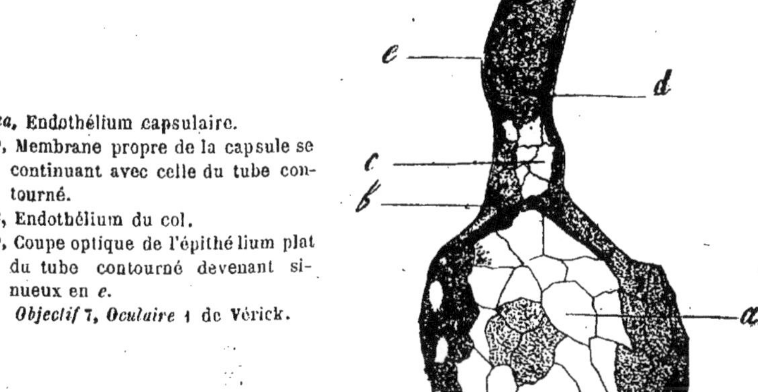

Fig. 2. — La capsule de Bowman et le col du glomérule (le bouquet glomérulaire a été enlevé par la coupe).

en l'imprégnant. Sur le col, le revêtement épithélial est formé simplement par un endothélium véritable, qui fait suite à celui de la capsule de Bowman et qui est constitué par de grandes cellules en forme de polygones à bords rectilignes. Mais, après un très court trajet, la forme des cellules devient rapidement et brusquement dentelée, on dirait que l'endothélium de la capsule se continue sous forme d'endothélium découpé en jeu de patience interposé à l'épithélium strié du tube contourné et à la membrane propre de ce même tube;

mais il n'en est rien : un examen même superficiel permet de reconnaître que les figures festonnées sont simplement le dessin de la base des cellules épithéliales qui revêtent le tube ; en effet, en coupe optique on voit les traits d'argent se détacher de la figure festonnée à la façon d'un rebord. Ce rebord monte dans toute l'épaisseur de la ligne épithéliale pour se terminer à la surface libre de cette dernière. Enfin, sur des préparations colorées au picro-carminate après l'argentation, il n'y a jamais qu'un seul noyau répondant à chaque figure festonnée et occupant son centre ; ce noyau appartient à la cellule épithéliale et occupe le milieu de l'épaisseur de la ligne de hauteur de cette dernière. Il n'y a donc point ici d'endothélium sous-épithélial de nature lymphatique ; et de plus, la ligne des figures festonnées formant un manchon continu au tube contourné est toujours intérieure à la membrane propre ou basale du tube. Par conséquent les figures en feuilles de chêne n'appartiennent pas à l'espace intertubulaire. Dans les préparations très purement imprégnées, montrant les espaces intertubulaires sectionnés transversalement ou obliquement, on voit toujours ces espaces limités par les basales des tubes adjacents, et jamais je n'en ai trouvé de tapissées par un endothélium lymphatique qui leur fût propre.

Les lacunes intertubulaires ont néanmoins la signification d'espaces du tissu conjonctif. Mais ce tissu connectif se réduit, à leur intérieur, aux éléments cellulaires qui suivent les vaisseaux sanguins dans leur trajet. La membrane basale qui forme la paroi des tubes prend dans cette conception la signification de la substance fondamentale du tissu conjonctif à la façon de la cristalloïde, qui, dans l'âge adulte, représente seule le tissu connectif sur lequel reposent les fibres cristalliniennes.

Ce qui contribue à corroborer cette manière de voir, c'est que dans la pyramide la paroi propre des tubes de Bellini s'atténue jusqu'à disparaître, en même temps que se montrent dans l'intervalle des tubes les éléments ordinaires, réseaux cellulaires et trame conjonctive, du tissu cellulaire lâche ou de la nutrition.

Il n'était pas indifférent de mettre en lumière la cause de

l'erreur commise par un observateur aussi éminent que Ludwig.

De plus la forme réelle, sinueuse et découpée des cellules épithéliales des tubes contournés est un fait qui, en anatomie générale, ne manque pas de valeur et qui n'avait pas été constaté jusqu'ici.

Plus on avance le long des tubes contournés dans la direction du système de Henle, plus on voit la forme des cellules épithéliales se régulariser. Dans les dernières portions des tubes contournés ces cellules sont redevenues nettement polyédriques, et leur rebord se termine par des arêtes vives. Nous ne devons pas quitter l'histoire de ces éléments cellulaires sans mentionner un autre fait dont l'importance en anatomie pathologique est tout à fait capitale, je veux parler des altérations qu'ils subissent dans le rein le plus normal quand on cherche à les fixer dans leur forme par les solutions coagulantes (alcool, bichromates alcalins, et même solution à 1/100 d'acide osmique).

Depuis le mémoire célèbre de Heidenhain, on sait que l'épithélium des tubes contournés est strié à la façon de celui qui revêt les premiers canaux excréteurs des glandes salivaires. A la périphérie de la masse de protoplasma qui forme la cellule existent des bâtonnets clairs, transparents et délicats qui enveloppent le centre de l'élément comme le feraient les traits parallèles d'un faisceau de javelots disposés autour d'une masse de cire par exemple. C'est la portion basale de la cellule qui est striée de cette façon. On retrouve une disposition analogue dans la base d'implantation des cellules génératrices de l'ectoderme qui recouvre la face antérieure de la cornée (Langerhans, Ranvier), et au contraire dans la portion libre des cellules ectodermiques les plus superficielles de la peau de l'ammocète (Renaut), le noyau est ordinairement situé au-dessus de cette base striée dans une portion de la cellule restée hyaline et qui confine à la lumière du tube contourné. M. Ranvier a émis l'hypothèse très plausible que de pareilles cellules sont douées de contractilité[1];

[1] Frey, prem. édit. française annotée par Ranvier, 1871 (glandes salivaires).

ce qui se passe quand la mort survient dans ces éléments viendrait du reste à l'appui de cette conception. Si l'on observe une coupe mince de substance corticale du rein du chien, montée dans la chambre humide et à air dans son propre plasma, on distingue tout d'abord la division de la base des cellules des tubes contournés en bâtonnets brillants et homogènes, tous parallèles entre eux et à la hauteur de l'élément. Bientôt le tissu rénal meurt, et au moment où on voit apparaître, comme signe certain de la mort, le noyau au sein de chacune des cellules épithéliales, on voit aussi la striation basilaire se troubler, les bâtonnets se réduire en grains brillants, et en même temps la cellule se rétracter en expulsant dans la lumière du tube une ou plusieurs boules sarcodiques. Il semble que cette cellule revienne sur elle-même et écrase son propre tissu sous l'influence de la rigidité cadavérique qui se produit. Ce résultat s'observe constamment quand le rein meurt dans une solution qui rétracte les éléments en les coagulant. Pour que les lumières des tubes contournés ne soient pas envahies par de nombreuses boules sarcodiques, et que l'épithélium strié qui les revêt ne se creuse pas de vacuoles qui lui donnent l'aspect d'un revêtement formé par des cellules caliciformes, il est nécessaire de fixer de très petits morceaux de parenchyme rénal instantanément dans leur forme par les vapeurs d'acide osmique, c'est-à-dire par un réactif dont l'agent coagulant exerce son action directement, sans l'intermédiaire d un véhicule aqueux.

Les boules sarcodiques s'amassent dans la lumière des tubes contournés et y confluent de façon à y constituer un moule hyalin, festonné sur ses bords à la façon des caillots de lymphe. De pareils caillots ont été décrits par M. Cornil (*Journal d'anatomie*, 1879) et considérés par cet auteur comme constituant l'origine des cylindres colloïdes dans certaines formes de néphrites. Nous ferons remarquer ici combien une semblable interprétation doit être entourée de réserves. Avant de dire que les cellules des tubes contournés sécrètent dans la maladie de Bright la matière qui forme les cylindres colloïdes, il eût été nécessaire de constater que, sur le rein examiné frais et pour ainsi dire encore vivant, de pareils moules existent et ne sont pas le simple résultat de phénomènes cadavériques, puisque nous venons de voir que l'épithélium strié de tout rein, même normal, qui meurt lentement, soit sur le cadavre, soit dans une solution coagulante quelconque, revient sur lui-même et remplit la lumière des tubes de boules sarcodiques conglomérées sous forme de moules hyalins.

XIII

HISTOLOGIE PATHOLOGIQUE DE L'ŒDÈME AIGU CONGESTIF DU REIN,

(INFILTRATION EMBRYONNAIRE PAR DIAPÉDÈSE),

par le Dr **Ch. HORTOLÈS,**

préparateur du cours d'anatomie générale de la Faculté de médecine de Lyon.

SOMMAIRE. — Des diverses sortes d'œdèmes; œdème aigu congestif; œdème aigu catarrhal; œdème passif ou par stase (œdème vulgaire).

L'œdème aigu congestif du rein a son type dans la scarlatine; il consiste dans une infiltration embryonnaire des espaces intertubulaires du rein, produite par diapédèse des globules blancs sans exsudat fibrineux.

Examen du rein scarlatineux; état du glomérule. Développement hypérémique des capillaires intertubulaires; cette hypérémie est la principale origine de la diapédèse.

Distribution des globules blancs émigrés dans les espaces intertubulaires; lacs périlobulaires, pénétration progressive du centre du lobule.

Analogie du rein scarlatineux avec la peau atteinte par l'érysipèle ou par l'érythème papuleux.

État de l'épithélium strié; lésions épithéliales des tubes de Henle et des tubes collecteurs.

Évolution des globules blancs infiltrés; gonflement protoplasmique; formation des séries épithélioïdes intertubulaires ou circumcapsulaires.

Évolution ordinaire de l'œdème congestif, mécanisme de la résolution.

Comparaison de l'œdème aigu congestif avec l'œdème phlegmoneux; étude de l'abcès métastatique du rein.

Comparaison avec l'envahissement leucémique; étude du lymphadénome diffus du rein dans la leucocythémie.

Étude des foyers persistants périlobulaires et péri-artériels; première origine des nœuds et des bandes de sclérose.

L'inflammation aiguë du parenchyme rénal se produit, dans certaines néphrites, dont celle qui complique la scarlatine peut être considérée comme le type, avec des caractères tout spéciaux sur lesquels il importe d'insister ; de même en effet que, dans la peau et le tissu connectif sous-cutané, l'on observe des modes d'inflammation très divers : inflammation congestive, inflammation suppurative, phlegmon diffus, etc., et qu'il ne conviendrait par de comprendre sans différence l'érysipèle et le phlegmon de la peau sous le titre commun et unique de *dermite interstitielle;* de même, dans le rein, les diverses néphrites interstitielles aiguës doivent être décrites par groupes séparés. Ce mémoire a pour but de faire l'analyse histologique de la néphrite scarlatineuse, et d'indiquer la place qu'elle doit occuper dans la série des inflammations rénales.

L'histoire de l'inflammation d'un tissu ou d'un organe quelconque est inséparable de celle de l'œdème du même tissu ou du même organe. De même que, dans la peau, certaines dermites sont constituées par un œdème aigu congestif (érysipèle), d'autres par un œdème phlegmoneux et fibrineux (phlegmon dermique), d'autres enfin sont plus ou moins satellites de l'œdème passif; de même aussi, dans les parenchymes complexes et constitués par l'union de parties vaso-connectives, on trouve les variétés d'inflammation auxquelles correspondent des variétés d'œdème dont il nous faut tout d'abord rappeler la définition.

L'œdème inflammatoire, phlegmoneux, est caractérisé par l'issue des globules blancs et d'un certain nombre de globules rouges hors des vaisseaux capillaires ; les éléments figurés sont contenus dans un liquide exsudé, capable de donner lieu à la production de la fibrine fibrillaire ou granuleuse pendant la vie et dans les espaces interorganiques occupés par l'œdème produit. En d'autres termes, l'œdème phlegmoneux est caractérisé par la diapédèse active accompagnant une inondation des espaces interorganiques par le *plasma sanguin* ou par un liquide qui du moins ne diffère pas de ce plasma quant aux fibrinogènes dont il est chargé.

L'œdème congestif, dont on peut prendre le type dans les inflammations fugaces de la peau, telles que l'érysipèle ou l'érythème papuleux, est caractérisé par une active diapédèse et une inondation des espaces interorganiques par invasion d'un liquide sorti des vaisseaux, mais dépourvu de fibrinogène. Dans cette circonstance, l'inflammation prend sa caractéristique dans l'existence d'une prolifération des éléments des tissus conjonctifs au sein desquels elle se produit. Sans cette circonstance histologique, il serait impossible de distinguer anatomiquement l'œdème congestif de l'œdème vulgaire.

Quant à l'œdème catarrhal, c'est tout simplement celui qui accompagne l'inflammation catarrhale des muqueuses et en général des surfaces revêtues d'épithélium.

Enfin l'œdème vulgaire, celui qui se produit mécaniquement lorsque la pression dans les capillaires dépasse un certain degré, se distingue des œdèmes inflammatoires par cette circonstance qu'il n'est pas accompagné au début de phénomènes irritatifs; ce n'est que secondairement qu'il devient par sa présence même une cause d'inflammation dans l'organe ou le tissu au sein duquel il s'est produit.

L'œdème et l'inflammation sont donc deux états que l'on pourrait appeler conjugués, puisque la tuméfaction œdémateuse est inséparable des trois formes inflammatoires : phlegmoneuse, congestive et catarrhale; et que, d'un autre côté, l'œdème vulgaire déterminé par la stase est constamment l'origine d'inflammations subaiguës qui se produisent secondairement sous son influence, d'après la loi générale établie par M. Renaut et que nous démontrerons du reste dans le cas particulier du rein. Ce que nous venons de dire explique pourquoi nous donnerons dans la description des néphrites une large place aux œdèmes inflammatoires et même aux œdèmes vulgaires produits sous l'influence de diverses causes.

Le type de l'inflammation congestive du rein est représenté par la néphrite scarlatineuse. Cette néphrite, considérée à l'origine comme étant de nature catarrhale et consistant dans l'hypérémie vasculaire et la tuméfaction trouble de l'épithélium, avait été jusqu'à ces derniers temps prise pour type de la néphrite parenchymateuse. Il faut arriver au travail de Kelsch[1] pour voir se substituer à cette notion celle diamé-

[1] KELSCH. Revue critique et recherches anatomo-pathologiques sur la maladie de Bright. *Archives de physiologie*, septembre 1874.

tralement opposée de la néphrite interstitielle qui fut établie par l'auteur de la façon suivante: pour Kelsch, la caractère principal de la néphrite scarlatineuse consiste dans une néphrite interstitielle indiquée par l'infiltration cellulaire des espaces interorganiques de la substance corticale.

Dans les cas qu'il a décrits, les tubes du rein étaient « suffisamment conservés, mais dissociés et comme disséqués par des nappes et des traînées de jeunes cellules embryonnaires tassées les unes contre les autres et soutenues par de fines fibrilles à peine visibles ». Autour des glomérules, M. Kelsch décrivit de véritables bourgeons charnus interstitiels ; le glomérule lui-même était revenu à l'état embryonnaire, car, dit l'auteur, « toute la masse du glomérule donnait l'impression d'une grappe de jeunes cellules très serrées. En même temps l'épithélium des tubes dissociés était devenu granulo-graisseux, peu tuméfié, partout adhérent, et le canal central libre sur tout son parcours. »

Cette description mérite d'être reprise ; elle repose sur une analyse histologique extrêmement sommaire. La néphrite scarlatineuse est considérée comme une néphrite interstitielle déjà formée et suffisamment avancée pour avoir donné naissance à de véritables bourgeons charnus ; enfin le glomérule lui-même, sur le simple aspect qu'il présente, est considéré comme une sorte de bourgeon charnu formé par les vaisseaux capillaires contenus dans la capsule de Bowman. La description est aussi fautive que si, sur le simple examen, à un faible grossissement, d'une coupe de peau envahie par l'érysipèle, on décrivait dans le tégument atteint de dermite érysipélateuse des bourgeons charnus déjà formés et disposés en bandes ou en îlots. Une analyse histologique un peu délicate montrerait dans ce cas qu'on s'est trompé et qu'on a pris des traînées de cellules lymphatiques pour des bourgeons charnus.

Dans la néphrite scarlatineuse observée tout à fait au début on constate, comme Kelsch, l'existence de nombreuses cellules embryonnaires disposées dans les espaces intertubulaires de la substance corticale. Comme Klebs[1], on constate aussi des lésions glomérulaires.

[1] KLEBS. *Handbuch der pathologischen Anat.*, Berlin, 1870.

L'infiltration intertubulaire est formée par des globules blancs qui sont sortis des vaisseaux et qui sur certains points ont écarté mécaniquement les tubes les uns des autres. Les lacunes de Ludwig ont été ainsi développées et les globules blancs s'y sont accumulés sous forme de traînées ou de rubans. Les globules blancs émigrés sont accompagnés d'un petit nombre de globules rouges. Les vaisseaux sanguins occupent toujours le centre des traînées de globules blancs et sont eux-mêmes gorgés de sang ; sur les préparations colorées à l'éosine hématoxylique, les globules rouges accumulés dans les vaisseaux distendus ont une coloration rouge brique qui tranche vivement sur la coloration violette des bandes et des îlots formés de cellules lymphatiques. Sur certains points, le contenu des vaisseaux semble même constitué par des globules blancs qui injectent ces derniers. Cet aspect se trouve surtout sur les petits capillaires intertubulaires. Cette présence des globules blancs en quantité anormale dans la lumière des plus petits vaisseaux indique que le circulation rénale s'est, à un moment donné, ralentie en même temps que la pression augmentait dans le système artériel. Les préparations montrent que la processus a consisté initialement dans une congestion intense et soutenue, rapidement suivie du phénomène de diapédèse dans tout le domaine de la substance corticale.

Les globules blancs émigrés sont *libres les uns par rapport aux autres*. Ils ne sont nullement englobés dans un réseau formé de fines fibrilles, il n'y a pas entre eux de réseau de fibrine ni de trame connective délicate analogue à celle qui constitue le stroma d'un bourgeon charnu. Il s'agit donc ici d'un œdème congestif aigu et non pas encore d'une production néoplasique à proprement parler. Les lésions, bien que diffuses et en apparence colossales, ne sont pas fixes ; elles sont aussi mobiles que les lésions analogues d'une plaque d'érythème papuleux ou d'érysipèle. Cette première donnée, qui entraîne immédiatement une atténuation considérable de la conception de la néphrite interstitielle telle qu'elle est formulée par Kelsch, est justifiée par l'évolution clinique du processus que nous décrivons. Quoi de plus fugace en effet que la néphrite qui, dans la variole ou la scarlatine, vient le plus souvent introduire dans la maladie une période dangereuse qui une fois passée ne laisse plus de trace appréciable? Pas plus en effet que l'érysipèle qui ne se répète pas, la néphrite scarlatineuse n'entraîne à l'ordinaire de modifications durables du rein ; et l'on compte encore les cas de maladies de Brigth chroniques dont on peut rapporter plus ou moins hypothétiquement le point de départ à la scarlatine. La facile résolution de la néphrite scarlatineuse et son effacement complet en quelques jours ou quelques heures sont au contraire expliqués d'une manière tout à fait satisfaisante par la notion d'une lésion mobile telle que celle que nous décrivons, substituée à la notion d'une lésion fixe telle que celle que nous imposait, pour ainsi dire, la description sommaire de Kelsch.

Dans les espaces intertubulaires où ils sont rangés, les globules blancs, si l'infiltration est intense, se sont disposés les uns contre les autres pour ainsi dire sous pression, de façon à prendre sur certains points l'apparence de masses épithelioïdes. Tous ces globules sont donc bien vivants, leur noyau prend vivement l'hématoxyline, et leur protoplasma paraît granuleux et beaucoup plus gonflé qu'on ne l'observe dans les globules blancs du sang circulant. Ce phénomène se produit toutes les fois que les globules blancs sont sortis des vaisseaux par diapédèse. Dans les espaces interorganiques, les cellules lymphatiques ont une activité pour ainsi dire accrue ; elles y vivent comme d'une vie plus individuelle, se développent et se multiplient.

La diapédèse dont nous venons de parler, et qui injecte pour ainsi dire de globules blancs toute la substance corticale du rein scarlatineux, n'a nullement son origine principale dans le système des capillaires du glomérule. L'origine du mouvement diapédétique est dans les capillaires intermédiaires aux vaisseaux afférents glomérulaires et à ceux qui forment l'origine des veines interlobulaires du rein. Lorsque la congestion active de la substance corticale est devenue considérable et que les veines sont distendues au maximum, on sait qu'elles ne peuvent réagir utilement contre la haute pression produite par le sang dans leur intérieur puisqu'elles n'ont pas de tunique musculaire propre, et qu'en définitive elles représentent simplement de vastes capillaires veineux. Le ralentissement de la circulation se manifeste donc d'une façon pour ainsi dire fatale lorsque la haute pression se produit dans l'écorce du rein par suite de la dilatation neuroparalytique des artères interlobulaires. Tous les capillaires intertubulaires deviennent alors l'origine de l'émigration des globules blancs. C'est autour des vaisseaux hypérémiés que cette diapédèse commence, et on la voit se produire d'abord à la périphérie du lobule rénal, puis pénétrer de proche en proche en écartant les tubes contournés les uns des autres jusqu'au centre occupé par l'irradiation médullaire, c'est-à-dire par l'ensemble des tubes collecteurs de l'écorce ou rayons médullaires.

L'état du glomérule est tout particulier, le plus souvent la capsule de Bowman ne présente aucun indice de prolifération ; sur les coupes, on voit bien ses noyaux endothéliaux disposés par paires ; mais nous savons que cette disposition est normale. Le glomérule est ordinairement plein de sang : la congestion vasculaire qui existe partout ailleurs se montre en outre aussi à ce niveau. Le nombre des noyaux colorés en violet dans la masse glomérulaire est manifestement augmenté. C'est cet aspect qui a fait décrire à Klebs une glomérulite dans la néphrite scarlatineuse et à Kelsch un retour du glomérule à l'état embryonnaire dans la même affection. Mais on remarquera que, de même que tous les capillaires étroits dans lesquels la circulation s'est ralentie, les vaisseaux de glomérules contiennent un nombre anormal des globules blancs qui progressent lentement dans leur lumière en vertu de leur mouvement propre. Il est aussi probable qu'un certain nombre de ces globules émigrent et se répandent autour des vaisseaux, créant dans leurs intervalles de petits foyers de diapédèse. Ce sont là des phénomènes d'œdème congestif, mais non pas d'inflammation vasculaire proprement dite car les vaisseaux enflammés se ramollissent très rapidement pour laisser ensuite passer par masses le plasma sanguin et les globules rouges ; autour d'un vaisseau enflammé et ramolli, il se fait une hémorragie véritable.

Or, l'observation montre que la forme hémorragique n'existe pas à proprement parler dans les néphrites congestives. Sans doute l'urine est trouble, couleur de bouillon tourné, on y trouve quelques globules rouges, ces globules rouges ont envahi les tubes sur un point quelconque de leur parcours, et vraisemblablement à la suite d'un effort de diapédèse tellement intense sur un point déterminé que les globules blancs se sont répandus avec les globules rouges qui les accompagnent non seulement dans l'intervalle des tubes, mais même dans l'intérieur de ces derniers.

Les cellules lymphatiques, qui percent avec une extrême facilité la membrane propre d'un capillaire, percent anssi facilement la basale d'un tube contourné. D'ailleurs le sang que l'on trouve dans les tubes d'un rein scarlatineux se rencontre surtout dans l'intérieur des rayons médullaires ou dans les tubes de Bellini des pyramides, tubes, on le sait, dépourvus presque totalement de membrane propre, et dont l'épithélium repose directement sur une lame de tissu connectif simplement devenu membraniforme. Un fait qui est précisément très particulier au système glomérulaire, c'est que dans la néphrite congestive, la cavité de la capsule de Bowman n'apparaît jamais envahie ni par le sang ni par les globules blancs : *la diapédèse s'effectue partout, excepté dans la cavité glomérulaire.*

Mais si le glomérule ne donne pas lui-même naissance à la migration des globules dans la cavité des tubes urinifères, tous les capillaires intertubulaires de la région périphérique du lobule rénal sont développés au maximum, et entourés de larges bandes de diapédèse ; les cellules lymphatiques sont même beaucoup plus abondantes dans la région des glomérules que dans la région labyrinthique du lobule rénal ; souvent les cellules lymphatiques viennent se déposer à la surface extérieure des capsules glomérulaires de manière à constituer, pressées sur une ou deux rangées le unes contre les autres autour du glomérule, un revêtement d'apparence épithéloïde.

Lorsque les bouquets glomérulaires de ces capsules entourées d'une nappe épithélioïde formée par les globules blancs, remplissent exactement la cavité capsulaire, et qu'on voit leurs anses vasculaires gorgées de cellules lymphatiques en contact direct avec la membrane du glomérule, on pourrait croire que, contrairement à ce que nous venons de dire, le glomérule a été l'origine du lac de cellules épithélioïdes qui l'entoure et que ces cellules ont directement passé du bouquet glomérulaire à l'extérieur de la capsule de Bowman. Il n'en est rien ; en effet, sur les glomérules dont le bouquet ne remplit pas exactement la cavité capsulaire, on ne trouve ni globules blancs ni globules rouges entre le glomérule et la paroi. La raison pour laquelle ces cellules lymphatiques émigrées viennent se ranger à la surface extérieure de la capsule de Bowman, s'y presser les unes contre les autres et former en fin de compte une mosaïque de cellules rendues polygonales par pression réciproque, mosaïque qui se stratifie, à mesure qu'on s'éloigne du glomérule, de façon à devenir de moins en moins dense, la raison, disons-nous, pour laquelle les choses se passent ainsi doit être recherchée dans les conditions mêmes où s'effectue la diapédèse dans le rein. Dans la région glomérulaire, cette diapédèse se fait sous pression ; les globules blancs émigrés se répandent avec une activité très grande dans les espaces interorganiques; et comme la surface des glomérules, qui est sphérique, constitue relativement aux autres espaces un point où un plus petit nombre de globules pourrait se disposer pour un volume donné de substance corticale du rein, les globules qui se dispersent sur cette surface sont obligés de se presser les uns contre les autres jusqu'à devenir polyédriques. En d'autres termes, toute parcelle du tissu cortical ayant exactement le volume d'un glomérule est entourée d'espaces interorganiques présentant une surface plus grande que la surface du glomérule, laquelle, étant sphérique, enveloppe une parcelle du tissu rénal maxima en restant elle-même minima, c'est-à-dire, en fournissant la plus petite aire développable possible[1].

Au milieu de cette inondation de tous les espaces interor-

[1] Ceci résulte des relations bien connues de la surface de la sphère avec son volume.

ganiques développables par les globules blancs, il est extrêmement difficile de démêler les éléments du tissu connectif qui se réduisent à très peu près, dans la portion glomérulaire ou labyrinthique du lobule, à la couche de cellules connectives qui suit extérieurement les vaisseaux. Sur ce point encore nous ne pouvons donc pas savoir si les cellules fixes se multiplient. Mais lorsqu'on examine le centre du lobule, c'est-à-dire l'irradiation médullaire, on aperçoit alors nettement les cellules fixes entre chacun des tubes collecteurs qui constituent les rayons de l'irradiation. On sait, en effet, qu'entre les tubes collecteurs le tissu connectif peut être démontré avec facilité. Or, tandis que dans la pyramide et au voisinage de la papille les cellules fixes se montrent dans le tissu connectif délicat et à peine fibrillaire avec leurs grands noyaux ovalaires teints en bleu et leurs ramifications protoplasmiques, membraniformes et filiformes, communiquant entre elles et marquées en rose vif par l'éosine, dans la portion corticale de l'irradiation, outre les cellules migratrices, on voit les noyaux volumineux des cellules fixes, bosselés, étranglés en biscuits, repliés de diverses manières, et prenant des figures bizarres comme tous les noyaux soumis au remaniement qui précède la division cellulaire. La masse protoplasmique qui entoure ces noyaux n'est plus arborisée et n'envoie pas d'expansions régulières ; elle est revenue sur elle-même, forme de larges nuages granuleux autour des noyaux contournés, dont elle occupe le centre, et dont quelques-uns sont totalement divisés : bref, les cellules fixes du tissu connectif du rein ne sont pas simplement mécaniquement lésées comme dans l'œdème passif, elles ne sont pas semées de gouttes graisseuses ni de vacuoles ; leur protoplasma est granuleux, actif : ces cellules se divisent.

Ce fait a une importance capitale, il montre que la néphrite scarlatineuse est véritablement une inflammation du type congestif, différant du phlegmon en ce qu'elle n'est pas accompagnée d'exsudation fibrineuse, différant de l'œdème simple en ce que les cellules fixes du tissu envahi par la diapédèse participent à ce processus inflammatoire en se multipliant. En effet, on ne doit plus admettre avec Cohnheim que l'inflammation est caractérisée uniquement par le phénomène de la diapédèse; pour qu'il y ait inflammation congestive, c'est-à-dire inflammation du type le plus léger, le plus fugace et devenant le mieux susceptible de se terminer par une résolution complète, il faut que les éléments fixes des tissus participent à la néoplasie inflammatoire. Dans le rein scarlatineux, comme dans l'érysipèle, l'activité formative des cellules fixes, démontrée par nos recherches, donne à l'affection rénale sa signature inflammatoire.

Si maintenant nous revenons au glomérule, et si nous examinons analytiquement l'état dans lequel il se trouve dans la néphrite scarlatineuse au début, nous reconnaissons aisément qu'il est surtout le siège d'une congestion intense, que les parois vasculaires internes et la surface même du glomérule, au lieu d'être formées, comme dans le rein normal, par des lames protoplasmiques très faiblement granuleuses et semée de noyaux, présentent un état trouble très granuleux. Les lames protoplasmiques à noyaux multiples qui forment l'endothélium vasculaire du bouquet, et la couche analogue qui recouvre la surface des anses vasculaires, se sont donc comportées à la façon des éléments cellulaires en présence de l'œdème aigu. — Peut-être même dans ces conditions les noyaux endothéliaux et périthéliaux se multiplient comme tous les éléments anatomiques soumis à l'action de l'œdème prolongé ; mais il est difficile d'acquérir la preuve du fait, et d'après notre observation, c'est principalement à l'embarras des anses vasculaires par de nombreux globules blancs accumulés dans leur cavité qu'est dû l'aspect particulier du glomérule qui, à une inspection superficielle, se montre extrêmement riche en noyaux. C'est au terme précédent que doit se réduire la notion de la glomérulite proposée par Klebs. Quant à dire que certains glomérules ont pris la constitution des bourgeons charnus, c'est dépasser de beaucoup les faits observés. Ni dans la néphrite scarlatineuse, ni dans la néphrite suppurative, ni dans le rein atrophique dont le tissu néoformé s'agrandit par l'édification de véritables bourgeons

[1] CORNIL et RANVIER, p. 1181.

charnus interstitiels, à la façon des plaques de sclérose tuberculeuse du poumon, nous n'avons jamais trouvé une pareille modification du glomérule.

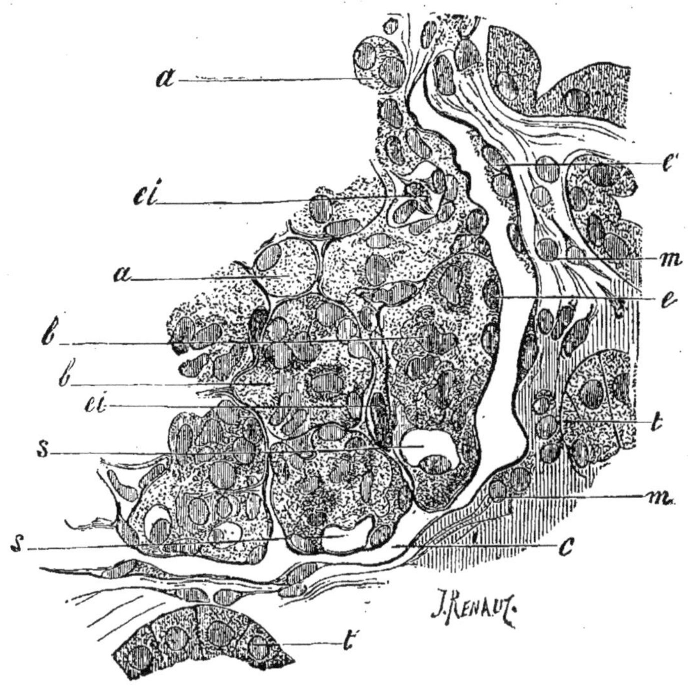

Fig. 4. — Glomérule dont les vaisseaux sont imperméables au sang et distendus par des globules blancs dans la néphrite congestive scarlatineuse.

aa, Coupes transversales d'anses glomérulaires ne renfermant rien que de la fibrine granuleuse.
bb, Capillaires coupés obliquement et en travers et distendus par des globules blancs entre lesquels existe de la fibrine granuleuse.
ss, Ces mêmes vaisseaux sur lesquels la coupe a enlevé une portion de la paroi.
ci ci, Cellules fixes intercapillaires proliférées.
e, Cellules formant l'endothélium embryonnaire des capillaires du glomérule.
c, Cavité de la capsule.
e, Son endothélium.
mm, Cellules migratrices.
tt, Tubes contournés coupés en travers.

Objectif 7, *oculaire de* Vérick, chambre claire, *projections sur la table, tube levé.*

Dans cet état, le glomérule rénal tuméfié et granuleux, s'il ne laisse pas passer les globules blancs et rouges dans les tubes contournés, continue à diffuser l'eau du liquide urinaire tant que les globules blancs qui sont accumulés dans la lumière de ces vaisseaux n'ont pas créé d'obstacles sérieux à la libre circulation du sang. Mais il peut arriver un moment où ces globules blancs, cheminant par le simple effet de leurs mouvements propres dans la lumière des vaisseaux glomérulaires, arrivent à l'obstruer assez efficacement pour empêcher le sang d'y circuler d'une façon régulière. On pourrait expliquer de cette façon la production de l'anurie qui, dans la néphrite scarlatineuse, n'est pas un phénomène rare. Mais ce n'est là qu'une hypothèse que nous ne proposons qu'avec réserve.

L'on ne trouve pas ordinairement non plus, dans la capsule et dans la lumière des tubes contournés, d'exsudats albumineux disposés sous forme de boules agglomérées ou de jets analogues dans leur forme aux moules de gélatine qui viennent remplir les tubes contournés, quand une injection vasculaire du rein a été poussée dans cet organe jusqu'à rupture des vaisseaux. Les moules ou cylindres colloïdes sont plutôt rares que fréquents dans la néphrite scarlatineuse observée à sa période d'activité. Ce qui donne lieu principalement à l'albuminurie, dans ce cas, c'est l'hémorragie intratubulaire, la *tubulhématie* du professeur Parrot, dont sont le siège souvent à un très haut degré les rayons médullaires qui occupent le centre des lobules rénaux, les tubes de Henle, et même les tubes de Bellini de la pyramide.

En résumé, au point de vue des lésions vasculaires, le rein scarlatineux est le siège d'un œdème aigu diapédétique produit par tous les vaisseaux de la substance corticale qui n'appartiennent pas au bouquet glomérulaire. Phénomène intéressant à noter, tous les capillaires ordinaires, en présence de la congestion inflammatoire, se comportent comme ceux du tissu connectif, du tissu fibreux du derme, etc. Ceux du bouquet glomérulaire qui ont une constitution anatomique spéciale, corrélative à la dialyse constante dont ils sont le siège, ne paraissent pas disposés pour devenir le point de départ de la diapédèse des globules blancs.

Dans toutes les voies collectrices, c'est-à-dire dans toutes les régions où les éléments tubuleux du rein ne sont pas soutenus par une membrane propre d'une certaine épaisseur, il se produit des ruptures vasculaires ; des hémorragies intra-canaliculaires suivent, et ainsi on a l'explication de cette forme de l'urine des néphritiques scarlatineux : urine rare, trouble, couleur de bouillon de bœuf aigri, contenant toujours une notable proportion des globules rouges du sang, et donnant un précipité massif d'albumine, suivant le mode ordinaire des urines sanglantes.

On voit par ce qui précède que le fond du processus est ici l'œdème aigu congestif, l'infiltration embryonnaire par diapédèse des globules blancs. Les épithéliums ne participent que faiblement à ce processus. Dans les tubes collecteurs (tubes de Bellini et rayons médullaires), on ne trouve que des signes de catarrhe léger. Dans la substance corticale, l'épithélium strié et celui du système de Henle présentent également une apparence à peu près normale. M. Kelsch dit expressément que cet épithélium, bien que peu altéré, devient granulo-graisseux. En réalité, nous n'avons pas trouvé de métamorphose graisseuse. L'épithélium strié offre dans l'état le plus normal sur les pièces cadavériques des granulations brillantes qui ne sont dues à autre chose qu'à la fragmentation *post mortem* des bâtonnets. Presque partout les noyaux se colorent d'une façon normale; ils paraissent avec leurs nucléoles simples ou doubles et avec leurs contours circulaires; la tuméfaction trouble, l'impossibilité de colorer les noyaux, c'est-à-dire les caractères spéciaux à la néphrite catarrhale mixte de la fièvre typhoïde décrite par M. le professeur Renaut[1], peuvent cependant être observés dans la substance corticale sur un très petit nombre de points. En effet, l'œdème ne peut se maintenir avec son intensité dans le parenchyme cortical du rein sans déterminer des lésions pour ainsi dire traumatiques de l'épithélium délicat qui revêt les tubes contournés. En présence d'un œdème inflammatoire devenu par trop intense, cet épithélium se comporte comme les fibres muscu-

[1] J. Renaut. Observation pour servir à l'histoire de la néphrite et de l'éclampsie typhoïdes. *Arch. de physiologie*, janvier 1881.

laires du cœur subjacentes à une nappe de péricardite; il ne réagit pas, il ne se multiplie pas à la façon des épithéliums soumis au processus catarrhal; cet élément hautement différencié, et dont la structure est très délicate, meurt purement et simplement dès qu'il ne peut plus trouver dans le milieu inflammatoire les éléments de sa nutrition régulière.

Ainsi donc de place en place, au sein de l'œdème congestif aigu dont le parenchyme rénal est le théâtre, on peut trouver des îlots de ce que l'on a appelé la néphrite parenchymateuse. De même dans l'érysipèle, de distance en distance, on voit le corps de Malpighi devenir le siège des phénomènes inflammatoires qui lui sont propres et qui aboutissent à sa destruction (vésicules, phlyctènes et phlycténules de l'érysipèle), mais ceci n'est qu'un accident et pour ainsi dire un épiphénomène au milieu du processus à physionomie si individuelle de l'œdème aigu inflammatoire du type congestif.

Lorsque l'œdème aigu congestif s'est produit dans le rein, il se comporte comme celui de l'érysipèle ou de l'érythème papuleux. Les globules blancs qui jouissent de leur activité se montrent toujours dans les lacunes intertubulaires avec un protoplasma gonflé et des noyaux bourgeonnants qui prennent vivement les matières colorantes. Ils cheminent dans les lacunes, puis finissent par gagner les trajets lymphatiques sous-capsulaires dont la communication avec les espaces intertubulaires a été démontrée par Ludwig. Ils peuvent ainsi disparaître rapidement et même lorsque la mort a lieu après une néphrite scarlatineuse bien confirmée, on peut trouver l'infiltration embryonnaire presque complètement effacée. Tel était en particulier le cas dans un rein provenant du service de M. le Dr Liebermann, rein d'un scarlatineux mort après une anurie de trois jours de durée et dans lequel toute l'infiltration intertubulaire avait disparu; il ne restait plus comme trace de la néphrite que les vaisseaux des glomérules qui presque tous étaient exsangues, granuleux, oblitérés par des globules blancs de telle sorte qu'il n'y avait plus de perméable que les artérioles afférentes, à leur entrée dans le bouquet glomérulaire. L'examen histologique de ce cas intéressant fut fait en 1875 au Collège de France par M. Renaut; l'observation est inscrite sous le n° 36, série A, du registre d'observations du laboratoire d'histologie du Collège de France, et nous avons eu entre les mains le double des préparations qui donnent au fait son authenticité. On peut donc affirmer que l'évolution de la néphrite scarlatineuse est absolument cyclique en ce qui concerne l'infiltration embryonnaire, que cette infiltration agit comme celle de l'érysipèle ou de l'érythème papuleux, et que sa principale gravité résulte des effets des modifications circulatoires sur le système glomérulaire, si particulier, et qui ne se comporte nullement comme les capillaires ordinaires dont il n'a pas non plus la structure. Ce système n'étant pas disposé pour la diapédèse peut en effet devenir imperméable au sang par suite de son envahissement par les globules blancs. Les effets qui suivent cette oblitération et qui ont pour point de départ l'annulation du système glomérulaire ne sont en réalité, au point de vue anatomo-pathologique, qu'un accident du processus. L'inflammation congestive du rein prend dans la disposition des parties où elle se produit le principal élément de sa haute gravité; de même l'érysipèle qui envahit le cuir chevelu, et s'accompagne alors d'accidents méningitiques, ou qui pénètre dans l'arbre respiratoire et crée un œdème de la glotte, n'a pas été pour cela changé dans son processus histologique, mais est devenu une source d'accidents par cela seul qu'il occupe un siège déterminé.

Lorsque l'oblitération des vaisseaux glomérulaires n'est pas excessive, au moment de la résolution, la désobstruction des anses du glomérule s'effectue, et le retour à l'état normal suit. Il n'est pas rare d'observer cependant dans un rein scarlatineux des glomérules où la désobstruction ne s'opérera pas. Dans ce cas, les globules blancs retenus sur place et exerçant lentement leur action mécanique sur les parois vasculaires les modifient peu à peu; les cellules endothéliales prolifèrent alors, reviennent à l'état embryonnaire. Il en est de même de la paroi capsulaire qui, comme toutes les substances non cellulaires adjacentes à des parties soumises à un processus irritatif intense et soutenu, se résorbe et disparaît. C'est dans ces conditions seulement que l'on est en présence d'un véritable glomérulite, pour adopter la nomenclature de Klebs. Ultérieurement le glomérule ne se reconstituera pas, il subira l'évolution ordinaire d'un îlot de prolifération inflammatoire; mais la lésion que nous venons de décrire atteint un si petit nombre de glomérules qu'on ne peut lui faire jouer le rôle capital que lui assigne Klebs, et encore moins la prendre pour type des modifications du rein particulières à la néphrite scarlatineuse.

Si la néphrite de la scarlatine a été choisie par nous comme le type de l'inflammation du rein affectant le caractère congestif, ce n'est pas à dire pour cela que cette néphrite ait une existence propre. En d'autres termes, je ne veux pas affirmer qu'il n'y ait que dans la scarlatine que le processus ci-dessus décrit se retrouve avec ses caractères typiques. Dans une série d'autres affections à déterminations rénales, l'inflammation congestive se produit avec des caractères et une évolution similaires de ceux constatés pour la scarlatine. Il en est ainsi de la plupart des processus histologiques connus. Dans l'érysipèle, dans l'érythème papuleux, dans la brûlure intense au premier degré, on observe des dermites histologiquement presque identiques; de même les bulles de la brûlure et celles du pemphigus ont une structure exactement semblable. Tout ceci montre que l'histologie pathologique ne saurait être considérée comme une source d'indications spécifiques applicables à la définition précise des causes qni ont mis en train, pour ainsi dire, les processus observés. Impressionnés d'une même façon par des agents divers, les organes montrent des réactions identiques, et faire l'étude des processus anatomopathologiques ne peut conduire que rarement, dans l'état actuel de la science, à la notion des causes précises qui les ont fait naître.

Il nous faut actuellement étudier la différence qui existe entre la néphrite congestive que nous venons de décrire et la néphrite phlegmoneuse proprement dite; nous prendrons le type de cette dernière dans l'abcès métastatique du rein.

Tandis que la néphrite aiguë congestive est ordinairement répandue largement dans toute la substance corticale, la néphrite phlegmoneuse, celle qui suppure et donne lieu aux abcès du rein, est toujours une affection circonscrite à l'aire de distribution de quelque vaisseau sanguin ; c'est une affection disséminée. Les foyers de suppuration et ceux d'infiltration cellulaire qui précèdent l'état purulent ne sont jamais reliés entre eux par des traînées de diapédèse continues; les lésions sont circonscrites et très souvent absolument isolées d'abord les unes des autres, bien qu'elles se produisent dans des points où les nodules inflammatoires finiront par devenir voisins jusqu'au contact.

Si l'on fait dans un rein qui est le siège d'une néphrite phlegmoneuse des coupes suivant l'axe d'une des pyramides (parallèlement à la direction des tubes collecteurs), on voit de distance en distance, au milieu du parenchyme rénal absolument normal, des fusées vasculaires qui naissent sur les limites de la substance corticale et de la médullaire, c'est-à-dire au niveau du point où les irradiations médullaires se détachent de la masse de la pyramide pour traverser, à la façon des traits d'un éventail, la substance tubulaire et la diviser en marquant le centre de chacun des lobules. Ces fusées au sein desquelles existe une injection permanente sont les artères et les veines qui commandent la circulation du point du rein envahi par l'abcès. La congestion dont elles sont le siège est d'une extrême intensité; cette injection naturelle se comporte absolument comme une injection forcée. Les tubes collecteurs immédiatement adjacents à la fusée congestive sont aplatis, et leur lumière est effacée par la dilatation latérale du vaisseau sanguin.

Si maintenant nous pratiquons des coupes méthodiques dans chacun des foyers de néphrite suppurative situés dans la substance corticale, nous trouvons des phénomènes bien différents de ceux que nous avons constatés dans la néphrite congestive.

Tandis que dans la néphrite congestive l'infiltration des espaces interorganiques est diffuse, peu considérable, presque toujours produite par la simple insinuation des globules blancs dans les espaces développables sans que ces derniers aient été réellement distendus par une haute pression, la diapédèse qui va former un foyer d'œdème phlegmoneux s'effectue d'un coup sur un point précis et dissocie, à proprement parler, tous les éléments du rein à la façon de la boule d'œdème artificiel de Ranvier faite avec la seringue de Pravaz.

Dans un premier cas, le point de départ de la diapédèse a été l'un des vaisseaux intertubulaires; on voit alors un foyer de plusieurs millimètres d'étendue formé par un exsudat coagulé sous forme de fibrine granuleuse et renfermant des globules blancs qui sont tous au contact sans arrangement les uns par rapport aux autres, tous petits, à noyaux bourgeonnants, à protoplasma peu volumineux. Au centre de cet îlot qui suppurera fatalement, on trouve çà et là des tubes contournés complètement isolés des autres et comme disséqués par le liquide exsudé. Sur la marge de l'ilot, les tubes deviennent plus nombreux et plus rapprochés; à la périphérie, le foyer de globules blancs envoie des prolongements qui pénètrent comme des cônes entre les éléments tubulaires et les dissocient incomplètement. Tout autour de ce foyer de diapédèse compacte, marqué sur les préparations observées à un faible grossissement par des nappes à bords étoilés colorés en violet ou en rouge homogène, suivant qu'on s'est servi de l'hématoxyline ou du carmin, existe une zone plus ou moins considérable d'inflammation congestive au delà de laquelle la substance tubuleuse reprend ses caractères normaux. Dans cette zone, les épithéliums striés sont restés absolument normaux; mais une congestion vasculaire intense existe, les vaisseaux efférents des glomérules sont énormément dilatés, les anses vasculaires sont développées et remplies de sang, sur certains points on trouve des globules rouges dans la capsule de Bowman au milieu de boules ou de grains albumineux que l'on rencontre sous forme de cylindres colloïdes qui injectent les tubes contournés commandés par le glomérule. Ce sont là les caractères de l'*œdème glomérulaire* décrit par M. Renaut dans la néphrite typhoïde.

Non seulement au centre du lac de globules blancs formant le foyer phlegmoneux on trouve des tubes contournés isolés et dont l'épithélium strié ne présente pas de modifications appréciables, mais aussi des tubes dont la paroi propre, attaquée par les globules blancs, a été détruite par eux; le tube contourné est de la sorte éventré, son épithélium perd sa régularité, il n'a plus de point d'implantation, puisque la basale lui fait défaut. Le reste du tube se reconnaît seulement parce que l'on voit, au sein de l'îlot des globules blancs, des cellules épithéliales du rein plus ou moins rangées en cercle. Sur beaucoup de points tout un segment du cercle épithélial a disparu. De même dans l'îlot, si grand qu'il soit, on ne trouve plus de vaisseaux capillaires ni de traces d'éléments connectifs. Ces phénomènes de destruction sont caractéristiques de l'inflammation phlegmoneuse; devant elles tout disparaît, tout revient à l'état embryonnaire ou est détruit, membrane propre et éléments cellulaires du capillaire, membrane propre et éléments épithéliaux des tubes contournés.

Dans la néphrite phlegmoneuse, le point de départ de l'inflammation cellulaire peut être aussi bien le glomérule que tout autre vaisseau; on voit alors les globules blancs remplir la capsule, s'amasser autour d'elle et au delà, dissocier les tubes contournés, puis détruire et faire fondre pour ainsi dire avec une rapidité plus ou moins grande les capillaires du glomérule, la capsule de Bowman, et les éléments qui remplissent les espaces intertubulaires qui sont au delà de cette capsule.

D'autre fois c'est dans la gaine connective d'une artériole ou même d'une artère intertubulaire que se produit le foyer phlegmoneux : les fibres élastiques, les faisceaux connectifs se ramollissent et disparaissent, les cellules fixes prolifèrent activement, et contribuent pour leur part à la néoplasie inflammatoire.

Bientôt les éléments embryonnaires des foyers phlegmoneux, soit constitués par des globules blancs émigrés, soit résultant de la prolifération des éléments cellulaires fixes, subissent la mort sur place et se transforment en globules de pus. L'inflammation est suppurée et l'on est en présence de véritables abcès. Alors la masse du foyer formée par les globules devient cassante, se désagrège, se sème de granulations graisseuses, et, sur les préparations recueillies dans l'eau, s'émiette de façon à laisser voir de larges pertes de substance au milieu de foyers.

Ce processus est tout à fait différent de celui que l'on constate dans la néphrite congestive. On pourrait dire que, dans cette néphrite les globules blancs s'insinuent par leur activité propre dans les espaces interorganiques, tandis que dans la néphrite phlegmoneuse la diapédèse s'effectue de façon à tout dissocier, tout séparer mécaniquement comme le ferait une injection forcée avant que se produisent les phénomènes destructifs qui sont ici réguliers et constants sur le point évolué, tandis qu'on les rencontre exceptionnellement ou pas dans la néphrite congestive.

Il est une autre altération du rein qui se comporte tout d'abord à la façon de la néoformation phlegmoneuse, mais qui évolue ensuite d'une manière bien différente : je veux parler de la néoformation leucémique. Dans certains cas de leucémie, on observe dans la substance corticale du rein des foyers d'envahissement par les globules blancs disposés d'une façon tout à fait analogue à celle qui caractérise l'inflammation phelgmoneuse. De larges îlots dont le centre est formé par des globules blancs dissocient les tubes contournés, les écartent mécaniquement les uns des autres, les aplatissent ainsi que les glomérules jusqu'à les effacer complètement. Puis on voit à leur périphérie des prolongements en forme de rubans qui pénètrent dans les espaces intertubulaires en les distendant de moins en moins. Sur sa marge, le point d'envahissement leucémique s'atténue progressivement jusqu'à disparaître, séparant de moins en moins les uns des autres les tubes et les glomérules.

Mais ici les choses se passent tout autrement que dans le phlegmon ; les globules blancs restent toujours vivants, et demeurant longtemps hors des vaisseaux et réunis en foyer dans les surfaces interorganiques, en même temps qu'ils conservent leur vitalité, ils deviennent les agents d'une édification connective particulière : ils construisent du tissu réticulé identique à celui des ganglions lymphatiques ; l'îlot de diapédèse se transforme en un îlot de lymphadénome diffus.

Quand on traite par le pinceau une coupe mince passant

par un foyer d'envahissement leucémique, on dégage le tissu réticulé dont les mailles sont occupées par les globules blancs. Comme le tissu caverneux d'un ganglion lymphatique, ce tissu réticulé se montre avec les travées disposées comme celles de l'épiploon ou du mésopéricarde, les cellules fixes disposées à la surface des travées et largement étalées sur les points nodaux, les réseaux capillaires néoformés et dont chaque vaisseau sert de point de départ et d'appui aux trabécules. Enfin on peut constater un fait intéressant, sur la marge de la lésion l'on reconnaît que les espaces intertubulaires sont cloisonnés par le tissu réticulé dont les travées s'insèrent, d'une part, au capillaire sanguin qui traverse l'espace et, de l'autre, sur la membrane propre des tubes contournés et sur la capsule des glomérules.

La signification connective de ces espaces est ainsi mise hors de doute; les membranes propres des tubes et des glomérules jouent le rôle évident de fibres de tissu conjonctif, puisqu'ils servent d'insertion et de point de départ aux faisceaux d'une forme particulière de ce tissu. On voit en outre que l'augmentation de volume des bandes de tissu réticulé intercalées aux tubes et aux glomérules s'est faite par un élargissement progressif des espaces intertubulaires de plus en plus agrandis, fait qui permet de déduire légitimement, ainsi que nous l'annoncions tout à l'heure, la signification connective initiale de ces espaces.

L'étude du lymphadénome diffus du rein nous montre en outre quelle est l'importance de l'infiltration des espaces interorganique du rein par les globules blancs au point de vue des néoformations connectives ultérieures. M. Chandelux et après lui MM. Larroque[1] et Champeil ont en effet montré que, lorsque des cellules lymphatiques restent longtemps réunies en foyer et conservent sous cette forme leur activité, elles édifient véritablement autour d'elles le tissu connectif sous la forme réticulée. Cette observation permet de formuler cette loi générale que les cellules lymphatiques peuvent exercer sur l'activité formative du tissu conjonctif qu'elles parcourent

[1] LARROQUE, *thèse de doctorat*, août 1880.

une influence que l'on pourrait désigner sous le terme d'*action de présence*, en vertu de laquelle une végétation des tissus peut s'effectuer. Quand il s'agit d'un véritable foyer de cellules lymphatiques, c'est ordinairement le tissu réticulé qui s'édifie. Quand ces mêmes cellules sont disséminées à l'état d'infiltration pure et simple, et non plus sous forme de foyers agglomérés, la néoplasie connective affecte alors la forme de tissu connectif ordinaire.

Ces notions sont extrêmement précieuses pour comprendre l'action sclérosante des foyers d'infiltration lymphatique consécutifs à la persistance des diverses variétés de l'œdème rénal. Souvent le résidu d'une néphrite congestive, et, celui même d'une néphrite catarrhale ou d'une congestion œdémateuse simple du tissu conjonctif rénal, pourront déterminer la mise en train d'un processus interstitiel chronique, dont nous étudions actuellement le point de départ.

Avec les données que nous venons d'acquérir, nous pouvons facilement définir la néphrite congestive : *la néphrite congestive est une infiltration diffuse de globules blancs vivants, sans tendance à la suppuration, facilement résoluble comme l'érysipèle, s'accompagnant d'une albuminurie d'origine non glomérulaire et simplement due à des ruptures des capillaires péritubulaires.* C'est le plus souvent une affection fugace, mais qui cependant, en mettant en activité les propriétés formatives propres du rein, pourrait devenir dans certains cas l'origine de néphrites interstitielles chroniques.

Cette néphrite mérite de conserver le nom de *néphrite congestive* plutôt que celui de néphrite interstitielle qui a été proposé pour la définir ; elle ne conduit pas en effet directement aux néoplasies fixes intertubulaires ; c'est trompé par les apparences que le professeur Kelsch a parlé de la production des bourgeons charnus dans cette affection. Pour que l'on puisse définir un îlot embryonnaire comme un bourgeon charnu, que faut-il en effet ? Il faut que les cellules du bourgeon se soient fixées pour former un tissu : tissu de granulation des auteurs allemands, tissu embryonnaire des auteurs français, dans lequel les cellules indifférentes sont groupées autour de capillaires néoformés et sont emprisonnées dans une substance connective composée de fines fibrilles, noyées au sein d'une substance amorphe, collagène et ne dessinant pas les travées régulières du tissu réticulé. Or dans la néphrite congestive tous les globules blancs sont mobiles, libres les uns par rapport aux autres, jamais réunis par un ciment même quand ils forment des lacs ou des travées épithélioïdes; aussi l'inflammation est-elle variable, facilement résoluble; elle disparaît souvent en quelques jours ou en quelques heures sans laisser de traces appréciables, ce que ne fait jamais l'inflammation qui a édifié des bourgeons charnus et pour laquelle la cicatrisation par formation de tissu inodulaire est absolument inévitable.

De même donc que l'érysipèle, l'affection qui nous occupe est capable de se dissiper avec rapidité; mais en ayant mis en activité les éléments fixes du tissu connectif intertubulaire, elle peut être le point de départ de la véritable néphrite interstitielle, surtout si l'œdème aigu se prolonge ou s'il récidive un certain nombre de fois à intervalles rapprochés. Le parallèle entre l'érysipèle et la néphrite congestive se poursuit alors : on sait que l'érysipèle à répétition donne presque fatalement naissance à la dermite hyperplasique (éléphantiasis, pachydermie simple). Tous les tissus du groupe connectif maintenus dans des conditions d'œdème soutenu obéissent en effet à la loi générale posée par M. Renaut en 1874, à savoir: que l'œdème prolongé produit dans les tissus une excitation formative qui détermine leur végétation exubérante et aboutit en fin de compte à leur cirrhose.

RECUEIL DE FAITS

I

OBSERVATION POUR SERVIR A L'HISTOIRE DE LA MALADIE D'ADDISON ET DES TUBERCULOSES LOCALES

par **J. RENAUT.**

Montrer que, dans un cas clinique donné, la mélanodermie et les troubles généraux classiques qui constituent par leur ensemble une maladie d'Addison typique répondent à une transformation tuberculeuse double des capsules surrénales, serait un travail à peu près dépourvu d'intérêt. Ce serait une observation de plus à ajouter à une multitude d'autres. La corrélation de la maladie bronzée avec une altération tuberculeuse des capsules surrénales est un fait parfaitement connu et devenu pour ainsi dire banal dans la science.

Le but que je me propose en publiant la présente observation est tout différent. Je veux faire voir, par l'analyse anatomo-pathologique d'un cas dont j'ai poursuivi l'autopsie avec le soin nécessaire pour éviter toute erreur, que les capsules surrénales peuvent devenir, dans une économie qui, partout ailleurs, reste indemne du mal, le siège d'une tuberculisation véritable, qui ne s'étend que sur le pourtour de la glande affectée, sans déterminer, pendant la longue évolution des lésions chroniques, le moindre phénomène d'infection ni même de propagation à distance.

Si je puis établir que, dans le cas de maladie bronzée que je vais rapporter, les capsules surrénales (qui seules parmi tous les organes, présentaient des lésions appréciables) constituaient en réalité un double foyer tuberculeux ; s'il est démontré que la mort s'est produite par la seule aggravation de l'état cachectique et avec des phénomènes pulmonaires ultimes sans qu'il ait été possible de trouver, dans le poumon, dans les séreuses et dans les muqueuses, un seul nodule tuberculeux ni une seule granulation grise demi-transparente, la conclusion à tirer du fait sera claire. *La capsule surrénale échappera à la loi de Louis.* Comme les organes génitaux, comme la peau affectée de lupus[1],

[1] Voy. *in Thèse de Larroque* (Th. de Lyon), l'analyse histologique du lupus tuberculeux faite par mon élève et ami, le Dr Chandelux, analyse qui démontre pleinement, je crois, l'identité du nodule du lupus et du follicule tuberculeux au point de vue exclusif, bien entendu, de l'anatomie pathologique.

elle pourra devenir le siège d'une succession d'inflammations d'un mode spécial, capables d'édifier une production anatomiquement identique au follicule tuberculeux légitime, sans que nécessairement la tuberculose locale engendre à distance des lésions pulmonaires similaires, ou détermine l'envahissement de l'organisme entier par diffusion métastatique.

I

Observation. — Recueillie par M. Brizard, interne du service.

La nommée Jeanne-Marie Chabert entre à l'Hôtel-Dieu de Lyon, salle Sainte-Marie, lit n° 20, dans le service de M. le Dr Meynet, suppléé par M. le professeur Renaut, le 9 septembre 1880.

Cette femme, qui est agée de 34 ans, arrive dans un état de faiblesse extrême ; elle nous dit qu'elle est malade depuis trois mois seulement, et que c'est à la suite d'une frayeur que sa santé a été altérée. On ne trouve aucun antécédent héréditaire ; elle a été réglée vers l'âge de 18 ans et ne l'a jamais été normalement ; n'a pas eu d'enfants.

Au début de sa maladie, il y a trois mois, elle a éprouvé en premier lieu des douleurs lombo-abdominales très vives qui, depuis, se sont localisées à l'épigastre. Bientôt après, apparurent des phénomènes gastriques violents ; la malade vomissait tout ce qu'elle prenait : aliments solides ou liquides.

En même temps, la pigmentation de la peau et des muqueuses se montrait, se développait et arrivait en peu de temps à la coloration mulâtre que nous voyons aujourd'hui. La pigmentation est beaucoup plus marquée sur les parties découvertes ; mais c'est la face qui l'emporte sur toutes les autres ; car, outre la coloration d'un beau bronze florentin, on remarque des taches éphélidiennes et de l'acné qui ajoutent encore à cette teinte morbide du tégument. Les muqueuses labiales ne sont pas entièrement recouvertes de pigment, il y a des îlots où celui-ci n'a pas été déposé et qui contrastent vivement avec les parties avoisinantes. Les cheveux ne sont pas devenus plus noirs, mais les ongles ont pris une couleur plus brune. L'asthénie est profonde ; les moindres mouvements ne peuvent s'éxécuter qu'avec la plus grande peine.

La toux est très fréquente ; on ne peut que difficilement ausculter la patiente ; on perçoit cependant dans les deux sommets en arrière des râles humides et, sous les clavicules, des râles nombreux de bronchite. Émaciation extrême : la malade baigne dans une diarrhée incoercible qu'elle a depuis un mois. (Tisane de riz gommée, vin de quinquina ; potion : julep gommeux 125, sous-nitrate de bismuth 15 grammes, laudanum 25 gouttes, sirop de coings, 40.)

Dans le courant de la journée, la diarrhée paraît céder ; à la contre-visite, la malade se trouve mieux ; elle meurt le 11 septembre à une heure du matin.

Autopsie faite le 12 septembre à 3 heures de l'après-midi.

Cadavre très émacié, présentant la coloration bronzée principalement sur les parties découvertes et un aspect fauve sur le reste du tégument. Les pieds ne sont pas bronzés, tandis que les mains, surtout à la face dorsale, ont pris une teinte analogue à celle de la peau de mulâtre. Le pourtour d'un cautère placé au bras droit s'est fortement pigmenté; c'est à ce niveau qu'on prend deux centimètres carrés de peau pour l'examen histologique.

Contrairement à ce que l'on observe ordinairement, la région des organes génitaux ne présente pas de coloration anormale : ces parties sont glabres et montrent l'aspect des parties génitales d'une petite fille de dix ans. Les dents incisives présentent une déformation particulière, leur bord libre est usé en croissant, la face antérieure offre des sillons nombreux superposés qui leur donnent l'aspect conchoïde. Les cheveux, les sourcils et les cils sont bruns, ils ont conservé leur coloration naturelle.

A l'ouverture du thorax, on trouve de chaque côté latéralement trois ou quatre néo-membranes transparentes, minces comme des feuillets séreux, unissant la plèvre à la paroi costale; les deux sommets sont reliés de la même façon à la paroi costale supérieure. Les poumons examinés ne présentent rien que de l'engouement agonique, aucun tubercule ni nodule suspect dans toute leur hauteur, à l'exception d'une petite induration en forme de plaque grosse comme un grain de blé au sommet du poumon droit, et servant d'insertion à l'une des adhérences lamelleuses sus-mentionnées. Les deux cordons du grand sympathique et leurs ganglions ont l'aspect absolument normal jusqu'au niveau du plexus solaire où on les a poursuivis. Le tube intestinal est dans un état d'intégrité absolue, ainsi que le foie et la rate; les ganglions mésentériques ont leur aspect normal; il n'y a point de granulations tuberculeuses dans le grand épiploon. Les reins offrent une notable diminution de l'épaisseur de leur substance corticale; ils peuvent donc être considérés comme ayant subi à un léger degré les lésions de la néphrite atrophique; mais les urines n'ayant pas été examinées, rien de positif ne peut être affirmé à ce sujet.

Les deux capsules surrénales sont enveloppées dans une membrane fortement épaissie, adhérant intimement aux tissus adipeux ambiants dans lesquels il faut les sculpter. La surface de la glande offre un aspect mamelonné; les mamelons sont irréguliers, recouverts de vaisseaux injectés naturellement et se dirigeant vers le centre du mamelon pour s'y effiler et s'y perdre. Les ganglions qui partent des capsules surrénales possèdent des dimensions variables et une apparence normale à l'œil nu; la grosseur d'aucun d'eux ne dépasse celle d'une noisette; ils ont été mis de côté pour l'examen microscopique.

Une coupe pratiquée sur les capsules surrénales du sommet à la base montre ces organes transformés en un tissu translucide, bleuâtre, ayant la consistance du tissu de cicatrice, semé d'une foule d'îlots d'un jaune mat, festonnés sur leurs bords et se réunissant entre eux par leurs prolongements. Le centre de ces îlots caséeux est souvent occupé par une petite fossette qui paraît répondre à un vaisseau sanguin oblitéré. Les pelotons graisseux qui entourent les capsules surrénales ont sur la marge de celles-ci la consistance caractéristique d'un lipome congelé ; on peut donc affirmer déjà que ces pelotons adipeux sont enflammés.

Le système nerveux encéphalique, la moelle allongée ne présentent absolument rien d'anormal. On trouve seulement dans les méninges de nombreuses granulations de Pacchioni.

Les organes génitaux internes sont absolument rudimentaires : les ovaires ne dépassent pas le volume d'un haricot ; l'utérus a à peine $0^{m},03$ de haut. L'ensemble de l'appareil ovarien rappelle celui d'une petite fille.

II

ANALYSE HISTOLOGIQUE DES CAPSULES SURRÉNALES ALTÉRÉES.

La parcelle suspecte du tissu pulmonaire ne présente absolument point de vestige de processus tuberculeux ; la plaque cicatricielle en apparence était constituée par du tissu fibreux stratifié, d'aspect cartilaginiforme, analogue à celui des plaques de périhépatite et de périsplénite. Les ganglions un peu tuméfiés voisins des deux capsules surrénales ne renfermaient pas de granulations tuberculeuses ni de points caséeux. Les granulations de Pacchioni des méninges étaient bien des granulations de Pacchioni légitimes. Ainsi, tous les points reconnus quelque peu suspects à l'autopsie n'ont montré aucune trace de produits tuberculeux ni récents, ni évolués.

Les capsules surrénales semblaient, avons-nous vu, être formées d'un véritable tissu de cicatrice semé de nodules jaunes et entouré d'une atmosphère cellulo-adipeuse enflammée chroniquement, ainsi que l'indiquait bien l'apparence comme congelée et ferme des pelotons adipeux circum-surrénaux. Aussi les fragments plongés dans l'alcool fort se rétractèrent-ils considérablement, à la façon du tissu d'une chéloïde, et devinrent durs comme de la corne, si bien qu'ils ne fournirent tous que de mauvaises préparations. Je dus donc étudier tout spécialement les parties que j'avais conservées à part dans le liquide de Müller. Après les avoir passées successivement par la gomme et l'alcool, j'en ai fait une série de coupes que j'ai ensuite colorées par l'éosine hématoxylique et que je conserve montées dans ce même réactif. Un pareil mode de préparation est tout à fait convenable pour l'étude des tubercules qui se développent au sein d'un tissu fibreux de nouvelle formation. Les noyaux vivants sont teints en violet pur, les fibres élastiques en rouge, les masses protoplasmiques en rose vif, les faisceaux fibreux en gris de lin, et enfin, les vaisseaux, distendus par les globules rouges, montrent ces derniers teints en rouge brique admirable sous l'influence du réactif éosiné. Nous verrons l'importance de cette coloration en étudiant un peu plus loin le mode de formation de certaines *figures géantes* (Riesenzellen) aux dépens des vaisseaux sanguins.

J'examinerai successivement (A) le noyau fibro-caséeux central, (B) la zone corticale d'extension formée aux dépens du tissu cellulo-adipeux circum-surrénal.

(A) Le noyau central se montre constitué par des bandes épaisses ou des îlots empelotonnés de tissus fibreux analogue à celui d'un fibrome. Dans les espaces interfasciculaires, existent des cellules fixes ordonnées par rapport à la surface des faisceaux. D'élégants réseaux de fibres élastiques, disposés en paniers autour des faisceaux fibreux, les relient les uns aux autres. Les gros vaisseaux de distribution englobés dans le tissus fibreux sont souvent atteints d'inflammation interstiticlle et leur membrane interne est bourgeonnante, parfois presque entièrement effacée, principalement dans les branches qui se dirigent vers les grande îlots caséeux et commandent leur nutrition. La caséification de ces larges îlots peut donc être avec vraisemblance attribuée aux progrès de l'endartérite oblitérante.

Entre les grands groupes de tissu fibreux existent des bandes de tissu connectif lâche infiltrées de cellules migratrices nombreuses et parcourues par des vaisseaux le plus souvent perméables. Çà et là, on trouve aussi des traînées caséeuses largement cloisonnées par des tractus anastomosés et renfermant des éléments cellulaires polyédriques, mais dégénérés et devenus informes. Ces traînées sont les seuls vestiges des cordons surrénaux, la glande est totalement effacée. Le tissu fibreux ou connectif lâche a pris la place de ses éléments spéciaux, il n'existe plus trace de sa division en substance corticale et en médullaire, ni de l'arrangement tout spécial et caractéristique des vaisseaux sanguins. En s'altérant, la capsule surrénale s'est transformée à la façon d'un ganglion lymphatique qui va devenir cancéreux ; elle a subi la transformation fibreuse, et c'est au sein du tissu fibreux que vont s'édifier et évoluer les lésions.

Çà et là, au sein du tissu fibreux et occupant soit le centre, soit les bords des nœuds empelotonnés formés par ce tissu, on voit des îlots arrondis caractéristiques, tous ou presque tous de grande dimension. Ce sont des follicules tuberculeux absolument typiques.

Examinons d'abord ceux de ces follicules qui sont situés au centre d'un îlot fibreux bien vivant et se colorent énergiquement avec élection dans toutes leurs parties. Ce sont, en effet, ceux que l'on peut considérer comme présentant l'état de développement parfait, l'état adulte, pour ainsi dire.

Le plus souvent le centre d'un tel nodule est occupé par une *figure géante*, soit contenue dans une petite loge formée par de minces travées connectives entrelacées et montrant des noyaux multiples et des pointes latérales grêles, soit absolument arrondie et présentant sur sa marge une couronne de noyaux. Souvent aussi trois ou quatres figures géantes, distinctes les unes des autres et formées d'une masse de protoplasma polyédrique à un seul ou à deux noyaux, sont rassemblées au centre du nodule, et semblent n'être autre chose que des éléments de la zone éphithélioïde ayant subi une modification spéciale que l'on pourrait caractériser par une sorte de tuméfaction trouble.

En dehors des figures géantes, on voit un anneau formé par des cellules éphithélioïdes à corps prismatique ou polyédrique, logées dans les mailles d'un lacis rétiforme qui les sépare des unes des autres et qui, après l'action du pinceau, se montre composé de travées granuleuses, anastomosées les unes avec les autres et partant manifestement des faisceaux non altérés du tissu connectif périfolliculaire. Il ne s'agit nullement ici, je m'en suis assuré, d'un produit artificiel dû à l'action des réactifs coagulants, mais d'une charpente conjonctive dont nous pourrons bientôt reconnaître pleinement le mécanisme de formation en étudiant les zones d'extension périfolliculaire ou circum-surrénale. Les cellules éphithélioïdes sont de plus en plus granuleuses, leurs noyaux se colorent d'autant moins par l'hématoxyline que l'on se rapproche du centre du nodule. A la périphérie, elles paraissent différer à peine des cellules embryonnaires accumulées dans les espaces interfasciculaires du tissu fibreux.

Bon nombre de follicules ainsi constitués et siégeant en plein dans le tissu fibreux, à une grande distance des traînées de tissu surrénal atrophié et devenu caséeux, sont entourés de toutes parts d'un tissu conjonctif dense qui, à leur pourtour immédiat, présente une zone d'infiltration embryonnaire. Mais, en outre, beaucoup d'entre eux sont environnés de croissants plus ou moins larges ou mêmes de couronnes dessinées par des cellules lymphatiques cellules séparées seulement par de fins faisceaux fibreux rétiformes, ou même qui sont toutes au contact. Si l'on traite de pareils follicules par le pinceau, l'on voit que leurs croissants ou leurs couronnes sont constitués par du tissu réticulé vrai, avec ses travées, ses points nodaux, ses cellules fixes appliquées sur les travées, exactement comme dans le tissu caverneux d'un ganglion lymphatique. Là où ce tissu réticulé existe, on voit sa trame rétiforme se continuer, sur la marge de la zone épithélioïde du follicule adjacent, avec le système réticulé cloisonnant cette dernière, et subir progressivement l'espèce de désintégration moléculaire que j'ai indiquée plus haut. Voici donc un cas à joindre à ceux signalés par mon élève, M. Champeil, dans le dernier numéro des *Archives* [1], cas dans lesquels les follicules tuberculeux évoluant lentement au sein du tissu fibreux du poumon ou de la prostate, s'accroissent laté-

[1] Champeil, *Arch. de physiol.*, n° 2, 1881.

ralement à l'aide d'une zone formée de tissu réticulé identique avec celui des glandes lymphatiques.

C'est dans ces calottes, ces couronnes et ces traînées de tissu réticulé que l'on peut le mieux suivre le mode de formation des corps ou cellules géantes (Riesenzellen). Le tissu réticulé est parcouru par des vaisseaux sanguins dont la paroi est épineuse et se continue latéralement avec les travées en réseau. Ces vaisseaux contiennent des globules rouges teints par l'éosine et offrant la couleur de la brique. Examinons ceux qui sont sectionnés perpendiculairement à leur direction. Certains ont un endothélium plat absolument normal, d'autres ont un épithélium devenu prismatique, granuleux et offrant l'apparence d'un épithélium cubique. Il ne s'agit nullement ici d'une apparence analogue à celle que présentent les vaisseaux sanguins fixés, vides, dans leur forme par l'acide osmique[1], car les cellules ont ici subi la tuméfaction granuleuse, et leur protoplasma, au lieu d'être clair et transparent, est semé de grains. Enfin, sur certains capillaires, l'endothélium est plus tuméfié encore, certaines cellules endothéliales ont deux noyaux, toutes se soudent pour former une sorte de bague homogène autour de la lumière, qui renferme des globules rouges y cheminant lentement, car, à côté d'eux, on voit de nombreux globules blancs. Dans un état plus avancé, la lumière contient une masse grenue, se colorant à la façon de l'hémoglobine, mais n'offrant plus de globules rouges distincts. Le corps géant dû à l'oblitération vasculaire consécutive à l'évolution de l'endothélium (endovascularite de M. Hipp. Martin) est alors formé. Des coupes pratiquées de façon à comprendre une grande longueur du vaisseau en voie de transformation sont encore plus instructives. On voit, sur un certain parcours, la lumière libre, le sang occupant cette lumière, l'endothélium mince et plat sur les bords; puis, cet endothélium forme une bande épaisse, le globules rouges intravasculaires sont moins nombreux; enfin, à partir d'un certain point, le capillaire est comme injecté par une substance grenue, se teignant en rouge brique par l'hémoglobine, montrant d'abord, encore çà et là, un ou deux globules rouges distincts dans sa masse, puis devenant vitreuse, homogène, compacte. Ce sont les coupes transversales de vaisseaux ainsi oblitérés qui donnent les figures géantes d'origine vasculaire[2].

Tout autour des points oblitérés, les cellules embryonnaires contenues dans l'aire des mailles réticulées subissent un certain gonflement analogue à la tuméfaction trouble des épithéliums; elles remplissent les mailles étroites du tissu, viennent au contact et forment ainsi la

[1] J. Renaut, Note sur l'endothélium des capillaires, des artérioles et des veinules. (*Arch. de physiologie*, mars 1881.)

[2] Je ne discute pas ici l'existence de figures géantes formées par l'oblitération de lymphatiques ou par des vaisseaux en voie de formation, je décris ce que j'ai vu dans le cas particulier que je rapporte.

zone épithélioïde d'un nodule tuberculeux d'extension qui vient ainsi s'ajouter à l'autre pour ensuite se confondre avec lui; telle est l'origine des nodules composés, festonnés, entourés d'un cercle de cellules géantes discontinues, dont chacune est le centre d'un petit îlot extensif.

Enfin, certaines cellules des mailles réticulées, adjacentes au vaisseau obturé deviennent énormes, vitreuses et constituent des corps géants véritablement cellulaires. Les cellules disposées en groupe au centre des follicules tuberculeux, à la partie la plus interne de la zone épithélioïde, ne me paraissent pas avoir d'autre origine.

La plupart des follicules isolés et qu'on peut appeler primitifs ne s'étendent pas d'ordinaire latéralement de façon à atteindre leurs similaires et à former des îlots composés. Le plus ordinairement, ils restent isolés au sein des bandes ou des empelotonnements de tissu fibreux et montrent, dans cette situation, une double tendance évolutive : 1° nombre d'entre eux se ramollissent à leur centre et forment un petit point caséeux, mais, à leur périphérie, le tissu fibreux est de moins en moins infiltré de cellules migratrices; il devient compact, il bourgeonne en tendant à effacer le follicule en l'absorbant en même temps qu'il le pénètre. La zone épithélioïde est alors morcelée par des pointes de tissu fibreux qui convergent vers le centre. Le follicule tuberculeux se change progressivement en un nodule cicatriciel identique avec les granulations de Bayle du poumon. Ici, la néoplasie fibro-caséeuse a manifestement tourné vers le type fibreux ; 2° sur d'autres points, les follicules dégénèrent du centre à la périphérie et constituent des îlots caséeux ponctués; mais, le plus ordinairement, la caséification s'effectue en bloc, dans des régions desservies par de gros vaisseaux oblitérés par l'endartérite. Alors, les follicules, les bandes ou les zones réticulées qui en partent, le tissu fibreux dense qui les entoure, tout subit d'emblée la dégénération. Sur les coupes, on ne voit plus qu'un vague dessin des anciens tissus, indiquant à peine les follicules et les bandes fibreuses intercalaires; le tout ne fixe plus l'hématoxyline et se colore en rose uniforme par l'éosine du réactif. Tout autour de ces vastes îlots dégénérés, dans la zone fibreuse vivante et active qui les environne, on voit d'ordinaire une couronne de follicules jeunes, disposés de distance en distance, comme des tours à la périphérie de l'enceinte d'une ville.

(B) La capsule surrénale entière est ainsi transformée en un véritable tubercule géant à stroma fibreux et gros comme un petit œuf de poule. Cette masse tuberculeuse s'étend sans cesse, bien que lentement, aux dépens du tissu cellulo-adipeux circum-surrénal. L'étude de cette zone d'extension offre, je crois, beaucoup d'intérêt. Les pelotons adipeux sont, jusqu'à une assez grande distance du tubercule central, revenus çà et là à l'état embryonnaire ; ils montrent les lésions du pannicule subjacent à une érysipèle par exemple. Entre les vésicules adipeuses existent des bandes de cellules migratrices qui les entourent comme des colliers. J'ai étudié [1] cette lésion avec assez de détails dans mon Mémoire de 1874, sur l'érysipèle, pour n'y pas revenir. Mais ce qu'il y a d'intéressent, c'est que, de distance en distance, au contact du tubercule central, chaque peloton adipeux ovalaire ou arrondi est revenu totalement à l'état embryonnaire. Sur les coupes non traitées par le pinceau, il paraît comme un lac rempli de cellules migratrices et traversé par de nombreux vaisseaux. Si l'on chasse ces cellules en traitant la préparation soigneusement par le pinceau, l'on dégage une nappe du tissu réticulé admirablement régulier dont les vaisseaux sont ou absolument normaux, ou montrent la tuméfaction trouble de leur endothélium, ou enfin sont déjà oblitérés par des corps géants encore teintés d'hémoglobine ou, au contraire, vitreux et parfaits. En même temps, on peut constater qu'au pourtour de l'îlot adipeux transformé en *point réticulé*, les bandes de tissu fibreux qui séparent les lobules de graisse s'épaississent, se multiplient et tendent en fin de compte, à enclore l'îlot lymphatique dans une coque fibreuse. Sur plusieurs de ces îlots, j'ai constaté la présence de jeunes follicules tuberculeux tout à fait caractéristiques. Ici donc encore, l'accroissement de la masse tuberculeuse se fait aux dépens d'une série d'îlots de tissu réticulé qui commencent à se tuberculiser quand ils sont à peine formés, à la façon des follicules de l'écorce d'une glande lymphatique envahie par la tuberculose ordinaire.

L'état de la capsule surrénale était absolument le même à droite et à gauche, il n'y a donc pas lieu de faire une description spéciale des deux glandes altérées.

III

DÉFINITION ANATOMIQUE ET NATURE DE LA LÉSION.

Il résulte, je crois, clairement de ce qui précède, que les capsules surrénales, *et elles seules parmi tous les organes*, étaient le siège d'une transformation tuberculeuse type; l'identité était si parfaite que, dans la description, j'ai dû employer constamment les mêmes termes que si j'avais décrit un foyer tuberculeux d'un point de sclérose pulmonaire, ou de la prostate, ou enfin d'une plaque de lupus vulgaire. Comme dans toutes les tuberculisations évoluant au sein du tissu *fibreux* et du tissu *réticulé*, la granulation grise semi-transparente fait ici défaut. Et ceci n'a rien qui doive étonner; on sait que la granulation grise est surtout caractéristique de la tuberculisation des séreuses, et qu'on ne la rencontre avec ses caractères typiques ni dans le derme, ni dans les follicules des ganglions lymphatiques, ni dans les os; sur ces divers

[1] *Arch. de physiologie*, 1874. Rech. anat. sur l'érysipèle et les œdèmes de la peau.

points, elle est remplacée le plus souvent par un nodule caséeux diffus, ou par le follicule tuberculeux de Koster.

Les follicules de la capsule surrénale obéissent, dans notre cas, à la double tendance formulée si heureusement par mon ami Grancher : tendance à la caséification, tendance à la transformation fibreuse.

La structure des éléments typiques de la lésion, l'évolution de ces éléments sont donc absolument celles du tubercule légitime. La lésion doit être désignée forcément, au point de vue anatomo-pathologique, sous le nom de dégénérescence tuberculeuse, de *tuberculisation des capsules surrénales.*

Et cependant, chez un sujet faible, montrant au plus haut degré par l'état rudimentaire de ses organes génitaux, les caractères de ce que son maître, Lorain, nommait l'*infantilisme,* c'est-à-dire chez un de ces êtres que beaucoup de médecins, avec mon regretté maître et ami, considèrent comme de véritables prédestinés à la tuberculose généralisée ou évoluant sous forme de phtisie, une double lésion tuberculeuse, colossale pour ainsi dire, a évolué dans deux glandes homologues sans présenter, à aucun moment, de tendance à la généralisation ni même à la propagation au poumon : cet organe, *premier atteint* dans toute tuberculisation d'ordre diathésique. La tuberculose des capsules surrénales a marché comme un lupus; la malade est morte du fait de la suppression de ses capsules surrénales, par la cachexie d'Addison, que l'on sait si propre à engendrer la tuberculose quand elle n'en est pas le résultat; et ce, parce qu'elle est au plus haut degré une maladie d'asthénie et de misère organique. Je dirai plus : cette femme est morte par le poumon; elle asphyxiait, sa poitrine était pleine de râles durant les deux jours où je l'ai observée dans mon service. Pourtant, une recherche soigneuse, faite en commun avec mon ami le Dr Barély, qui assistait à l'autopsie, n'a permis de trouver du tubercule nulle part, et l'examen histologique n'en a pas montré dans les points à peine suspects que j'avais enlevés pour les examiner à loisir.

Que faut-il conclure de là, sinon que nous avons eu affaire à une *tuberculose locale?* que, de même que la peau et les organes génitaux, la capsule surrénale, différente en cela du rein qui l'avoisine, peut échapper à la loi générale formulée par Louis et se tuberculiser seule sans devenir le point de départ de la tuberculose des autres organes ?

La question des tuberculoses locales est suffisamment à l'ordre du jour et préoccupe à bon droit assez les esprits pour que je fusse amené à publier le cas que je viens de relater. Le moment n'est peut-être pas non plus éloigné où, de pareils exemples s'accumulant, on pourra arriver à formuler, pour les productions tuberculeuses isolées et non infectantes, une théorie acceptable qui a fait, jusqu'à présent, presque totalement défaut.

Il y a déjà nombre d'années que j'ai cessé de croire à la spécificité absolue des *formes anatomiques.* Dans certaines conditions étiologiques *similaires*, bien que nullement *identiques*, on voit fréquemment les tissus et les organes réagir de la même façon. Une brûlure au premier degré, large et intense, détermine dans le tégument un processus de dermite anatomiquement semblable à celui de l'érysipèle; la phlycène de la brûlure au second degré et celle du pemphigus successif sont identiques. Il ne viendra à l'idée d'aucun clinicien de confondre l'érysipèle avec la brûlure ni celle-ci avec le pemphigus de Gilibert. Serait-il donc hors de propos d'admettre, jusqu'à plus ample informé, que le processus d'où proviennent les follicules tuberculeux, les îlots caséeux, les *lésions tuberculeuses en un mot*, n'est pas un processus vraiment spécifique engendré par une diathèse unique, mais ressortit à une série de causes diverses dans leur nature, bien qu'agissant d'une même façon pour imprimer aux éléments des tissus une tendance évolutive particulière, anatomiquement exprimée par l'édification de ce qu'on est convenu de nommer le follicule tuberculeux? Et, de même qu'il existe un groupe tout entier de maladies très distinctes qui mettent en train la formation du tissu réticulé sur des points divers, de même qu'on voit ce tissu naître et former les tumeurs anatomiquement identiques, des *lymphadénomes :* dans la *leucémie*, dans le *mycosis fongoïde*, dans la *lymphadénie généralisée sans leucémie*, qui diffèrent entre elles à de nombreux points de vue, n'existerait-il pas des agents morbides aptes à créer des FORMES TUBERCULEUSES dont les unes se généraliseraient, comme dans la granulie, envahiraient le poumon, puis une série d'organes, comme dans la phtisie, et dont les autres, comme dans le lupus, resteraient ou pourraient rester indéfiniment locales? Ne pourrait-on pas, en un mot, proposer la création du *groupe purement anatomo-pathologique des inflammations phymatogènes* [1]?

C'est une question qu'on aurait peut-être peine à me pardonner de poser aux anatomo-pathologistes et aux cliniciens à l'occasion d'un petit travail tel que celui qui précède, mais qui cependant, à mon sens, mériterait d'être discutée. Elle semble même se présenter tout naturellement aux esprits depuis que mon ami, le Dr H. Martin, a réussi à reproduire, autour de grains de poudre inertes, des follicules tuberculeux *vrais* au point de vue anatomique, *faux* au point de vue diathésique et en tant qu'agents d'infection, puisqu'ils ne se reproduisent pas par l'inoculation en série, bien loin de donner naissance à la tuberculose légitime, généralisable ou extensive. Ce ne serait pas la première fois, du reste, qu'on séparerait la maladie spécifique de son expression anatomique, qui peut être commune. Dans cet ordre d'idées, l'on se redirait que la lésion anatomiquement définie peut rester identique alors même qu'elle est le résultat d'actions morbigènes totalement diverses,

[1] En réservant, bien entendu, au mot *phyma* le sens d'une *forme anatomique* pure et simple et en retirant à cette forme le nom de *tubercule*, qui serait réservé au produit infectieux de la tuberculose, dont la spécificité comme diathèse et dont l'unité ne peuvent plus désormais être mises en question.

et qu'en un mot, en pathologie, il n'est pas davantge permis de conclure, *dans tous les cas*, de la lésion à la maladie, qu'il ne l'est, en histologie normale, de passer toujours de la forme d'un élément anatomique à sa fonction[1].

[1] On ne peut conclure, en effet, de la forme à la fonction que dans des cas tout à fait particuliers. On sait, par exemple. qu'une cellule caliciforme est une glande mucipare monocellulaire ; quand on voit cette forme, on peut en déduire la sécrétion d'un mucus au point où elle a été observée, mais nullement préjuger des qualités de ce mucus ; pour prendre un exemple, les cellules mucipares de la muqueuse pylorique et celles des plis de l'arbre de vie du col utérin sont identiques anatomiquement. Il serait hasardeux de conclure de là qu'elles sécrètent deux mucus doués de propriétés chimiques ou fonctionnelles identiques.

II

NOTE SUR LE RETARD APPARENT DU POULS ARTÉRIEL DANS L'INSUFFISANCE AORTIQUE,

par **J. RENAUT.**

I.

En 1877[1] M. Raymond Tripier, dans un mémoire intéressant, a de nouveau appelé l'attention des observateurs sur un signe clinique de l'insuffisance aortique autrefois indiqué par William Henderson. Dans 26 cas de maladie de Corrigan bien affirmée, il constata l'existence du retard exagéré de la pulsation carotidienne sur la systole cardiaque. Ceci revient à dire que si l'on comptait, à partir du choc précordial indicateur de la systole, le temps écoulé entre le début de cette dernière et celui de la diastole artérielle des vaisseaux du cou, le *temps perdu* par les artères paraissait considérablement exagéré dans les cas d'insuffisance aortique.

[1] *Revue mensuelle de médecine et de chirurgie*, 1877, nº de janvier, p. 19-48.

Pour expliquer ce phénomène, M. R. Tripier proposa l'interprétation suivante : « Je supposerais (dit-il) qu'au commencement de la systole « la première onde produite rencontre le courant sanguin en retour « dont la force est d'autant plus grande que l'insuffisance est plus « prononcée et que les parois artérielles ont une force élastique plus « grande, d'où un retard plus ou moins marqué dans la vitesse de « transmission de cette onde qui s'accuse immédiatement à son entrée « dans le système artériel [1]. »

Dans cette conception, considérée d'ailleurs simplement comme une hypothèse rationnelle par l'auteur, le retard viendrait du ralentissement du cours du sang lancé par le cœur, ralentissement produit luimême par la collision de la première onde systolique avec les dernières portions de l'ondée diastolique rétrograde, rentrant dans le ventricule à travers l'orifice insuffisant.

Depuis, M. François-Franck constata au contraire que, chez les sujets atteints d'insuffisance aortique large, le retard du pouls artériel est moins considérable que dans les conditions normales [2] et il fit observer que le résultat inverse obtenu par M. R. Tripier lui paraissait s'expliquer d'une façon satisfaisante en tenant compte de ce fait : « Qu'il a pu prendre pour évaluer ce retard une phase de la révolution « cardiaque précédant le début systolique et coïncidant avec l'instant « du reflux de l'aorte dans le ventricule. »

Actuellement donc, à propos du problème intéressant de physiologie pathologique qui nous occupe, il existe deux faits positifs et deux hypothèses.

Les deux faits positifs sont : 1° l'existence réelle du signe de Henderson et de Tripier, c'est-à-dire du retard de la pulsation carotidienne sur le début du choc précordial; 2° la diminution du retard vrai des carotides sur le début réel de la systole, constatée expérimentalement par F. Franck.

Les deux hypothèses viennent d'être exposées et l'on voit que celle de Tripier, contradictoire avec l'un des deux faits positifs observés, ne peut-être soutenue. La présente note a pour objet de montrer que celle de Franck est l'expression pleine et entière de la vérité. Cette démonstration était nécessaire, car Fr. Franck n'a pas jusqu'ici publié de tracés pris sur l'homme malade et venant à l'appui de l'explication qu'il donne du phénomène de Henderson. Ceux que je fais connaître aujourd'hui ne laissent, je crois, au contraire, aucun doute sur la façon dont il convient d'interpréter ce phénomène.

[1] TRIPIER. *Mémoire cité*, p. 43.

[2] FRANÇOIS-FRANCK. Recherches sur le diagnostic des anévrismes de l'aorte. *Journal de l'anatomie*, 1879, p. 105, et *Société de biologie*, avril 1878. *Compt. rend. de l'Académie des sciences*, août 1878. *Thèse de Debord*, avril 1878.

II

Le nommé Lugan [1], mineur et employé depuis douze ans à Rive-de-Gier aux travaux les plus pénibles de sa profession, est âgé de 27 ans. Il entre le 26 avril 1881 à l'Hôtel-Dieu, salle Saint-Augustin, n° 15, dans le service de mon collègue, M. le professeur Bondet, que j'avais l'honneur de suppléer. La mère de ce malade est morte d'une maladie du cœur, lui-même a contracté son affection cardiaque en 1879, à la suite d'un rhumatisme polyarticulaire aigu. Au commencement du mois d'avril 1881, nouvelle attaque légère de rhumatisme (arthrite du poignet et du coude droit) à la suite de laquelle les mouvements cardiaques deviennent tumultueux ; bientôt les œdèmes se montrent aux membres inférieurs, des douleurs épigastriques, du caractère gastralgique se produisent en même temps que paraissent le gonflement du foie et une ascite légère. Le malade est haletant, sa face est d'une pâleur cendrée toute particulière, les carotides et les temporales sautent à chaque systole cardiaque, le cœur est énorme, cylindroïde ; il bat irrégulièrement des séries de pulsations géminées séparées par d'autres séries de pulsations équidistantes ; à la base du cœur existe un double souffle systolique et diastolique. Le souffle diastolique prédomine de beaucoup sur le souffle bref du premier temps; il est aspiratif et très intense. A la pointe, c'est au contraire le souffle systolique qui domine; on n'entend le diastolique que par retentissement.

Le choc précordial est d'une énorme intensité, il soulève le doigt d'un coup, dans le sixième espace intercostal, un peu en dehors de la ligne mamelonnaire. Le début de ce choc antécède considérablement sur celui de la diastole carotidienne, et, si l'on ausculte la pointe, *le souffle systolique qu'on y entend est manifestement postérieur au choc*, si bien qu'il faut la plus grande attention pour ne pas le prendre pour un souffle diastolique.

Si l'on place, sur le lieu où bat la pointe, le pavillon du stéthoscope de Constantin Paul, et si l'on met les doigts indicateurs des deux mains sur la carotide et la fémorale, on constate que *le retard de la pulsation carotidienne sur le choc est très considérable, tandis que le retard de la* carotide *sur la* fémorale *est aussi bref au moins qu'à l'état normal.*

Le pouls de Corrigan est extrêmement marqué, on entend, à la fémorale, le double souffle de Durosiez.

[1] Observation recueillie par M. Gauch, interne de service.

Le poumon présente aux bases des râles d'œdème; à gauche, dans toute la hauteur et en arrière, les vibrations thoraciques sont abolies et il existe de la submatité. Cette submatité existe aussi à droite, moins accusée qu'à gauche et sans diminution des vibrations vocales. De ce dernier côté, dans l'aisselle et sous la pointe de l'omoplate: souffle profond, voilé, principalement expiratoire avec retentissement légèrement œgophonique de la voix. On diagnostique de ce côté une symphyse pleuropulmonaire avec affaissement atélectasique du poumon derrière le cœur hypertrophié.

Jusqu'au 3 mai, le malade reste dans cet état, soumis au traitement par la digitale, le lait, la poudre de Dower. Mais à partir de ce moment, l'état s'aggrava et la mort eut lieu le 4 mai, précédée de cyanose, d'oppression considérable et de subdélirium continu.

L'autopsie, que je ne fais que résumer, montra une énorme hypertrophie cardiaque avec symphyse cardio-péricardique. La pointe avait son extrémité inférieure adhérente à l'espace intercostal, dans le sixième espace, directement derrière l'angle de la septième côte. Derrière le cœur énorme et occupant tout l'hypochondre gauche, le poumon était refoulé, réduit à l'état d'affaissement qu'il présente quand il est aplati par un épanchement pleurétique, et il était soudé à la plèvre par une nappe de néomembranes calleuses formant une coque épaisse de tissu fibreux semé de plaques cartilaginiformes analogues à celle de la périsplénite.

La valvule mitrale était saine, l'endocarde de l'oreillette gauche était épaissi et semé de plaques laiteuses. Les sygmoïdes aortiques avaient leur bord libre épaissi, et rassemblaient chacune à une paupière déformée par la blépharite chronique; sur ce bourrelet du bord libre existaient de petites végétations verruqueuses. L'épreuve par l'eau montra une insuffisance large de l'orifice aortique. L'aorte n'était pas indurée mais seulement semée de petites plaques jaunes, souples, comme chez un sujet sain de 25 à 30 ans.

La tricuspide est insuffisante, elle admet les cinq doigts de la main. Le foie est un foie cardiaque.

Les poumons sont légèrement anthracosiques et ne renferment aucun tubercule.

III

Le malade dont je viens de rapporter l'observation et l'autopsie était on ne peut plus favorable à la solution du problème que je m'étais posé. En effet le choc précordial était intense au point de donner au doigt la sensation d'un coup de marteau; les carotides et les radiales avaient une diastole d'un extrême amplitude, et, dans ces conditions, le phénomène de Henderson, c'est-à-dire le retard de la diastole artérielle sur le début du choc précordial, était si marqué qu'il ne pouvait rester douteux, même pour aucune des personnes qui assistaient chaque matin à ma visite. Au bout de quelques jours, l'action de la digitale et celle du repos avaient restitué aux révolutions cardiaques leur régularité primitivement troublée par la fatigue et le début d'asystolie. Je pris alors simultanément, avec l'aide de mon élève et ami le Dr Garel, les tracés de la pointe du cœur, de la carotide

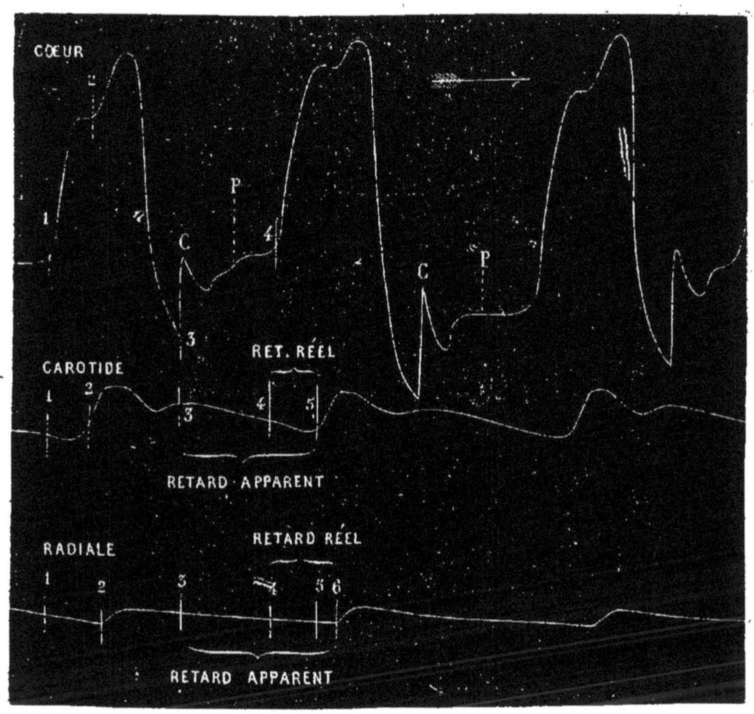

1. Systole ventriculaire.
2. Battement carotidien.
3. Choc diastolique précordial C. Présystole (systole auriculaire) P.
4. Systole ventriculaire.
5. Battement carotidien.
6. Battement radial.

(1–2 : Retard réel ; 4–5 : Retard réel ; 3–6 : Retard apparent.)

gauche, de la radiale droite, et d'un diapason battant cent fois par seconde.

Les trois styles répondant au cœur et aux vaisseaux étant égaux et se mouvant de façon que l'arc de cercle décrit par eux fût tangent à une même ordonnée au point intercepté par le concours de cette ordonnée et des abscisses, on place le sphygmographe à transmission sur la radiale, et des explorateurs ordinaires à bouton sur la pointe du cœur et la carotide primitive.

Le tracé de la pointe a montré alors les phases suivantes :

1° Contraction présystolique ;

2° Ascension systolique.

3° Tension soutenue répondant à la durée de la systole ventriculaire.

4° Décontraction ventriculo-auriculaire ;

5° Diastole : *à son début, crochet* dépassant en amplitude le début de la systole ventriculaire dont il est séparé par la présystole ; et retour de la série.

Le *début du choc précordial*, pris pour point de repère pour calculer la durée du retard des artères est ainsi, à n'en pas douter, un *accident diastolique*. Il répond au début de la diastole puisqu'il est intercalé, sur les tracés, à la ligne de décontraction générale du cœur qu'il suit immédiatement, et au début de la présystole qu'il précède.

Le retard indiqué par Henderson et par R. Tripier est donc seulement *apparent*, le début du choc précordial ne répondant pas à celui de la systole, mais à celui de la diastole cardiaque.

IV

Si maintenant nous traçons des repères convenables au début de la systole ventriculaire, de la diastole carotidienne et radiale, et du crochet diastolique interposé entre la décontraction ventriculaire et la présystole, nous pourrons calculer, en le rapportant au tracé du diapason vibrant cent fois par seconde, la valeur du retard vrai des artères sur la systole et celle du retard apparent de ces mêmes artères sur le début diastolique du choc précordial.

Dans le cas ou le choc diastolique s'effectue, comme chez notre malade, de façon à dépasser en amplitude l'accident qui marque le début de la systole ventriculaire, le commencement de la révolution cardiaque paraît reporté en pleine diastole ; le retard vrai ne peut être aucunement soupçonné, quant à sa valeur, par la simple exploration digitale ; c'est ce qui devient évident quand on jette les yeux sur le schema suivant qui résume et explique les phases des tracés.

Retard normal

Soulèvement diastolique ... Présystole ... Systole ventriculaire... Pouls artériel.

Choc précordial soutenu.

Retard apparent.

On peut aisément concevoir de combien se trouve faussée dans ces conditions la notion du point de départ de la révolution cardiaque, puisque le choc diastolique fait croire que cette révolution commence tandis qu'en réalité elle ne débutera que beaucoup plus tard, lorsque la phase diastolique sera terminée et que la phase présystolique se sera effectuée.

Dans notre cas d'insuffisance aortique, le retard normal étant mesuré par 13/100 de seconde, le retard apparent l'était par 42/100 de seconde; il trompait donc en réalité de 29/100 de seconde l'observateur qui tâtait simultanément la pointe du cœur et la carotide, c'est-à-dire de près des 2/3.

En résumé, dans l'insuffisance aortique avec retard exagéré du battement artériel sur le choc précordial, *la pointe du cœur trompe l'observateur*, un choc diastolique intense fait croire au départ du ventricule; mais ce n'est là qu'un *faux départ*, auquel le départ réel est très postérieur.

Ce choc diastolique, synchrone au souffle aspiratif, est vraisemblablement dû à la régurgitation brusque du sang de l'aorte dans le ventricule à travers l'orifice insuffisant, comme l'a indiqué François-Franck. Dans tous les cas nous venons de voir qu'il est assez intense dans certaines circonstances pour dominer absolument la présystole et le début de la systole ventriculaire.

Bien que le phénomène de retard observé par Henderson et par Tripier doive, je crois, recevoir une autre explication que celle proposée d'abord par le dernier de ces auteurs, sa valeur comme signe clinique de l'insuffisance aortique ne peut pas être mise en discussion. Au point de vue séméiologique, sa constatation devra donc être désormais recherchée, et le nouveau signe devra être adjoint à la nomenclature de ceux que l'on considère comme caractéristiques de la maladie de Corrigan.

Le Gérant, G. MASSON.

TABLE DES MATIÈRES

MÉMOIRES

RECUEIL DE FAITS

Paris. — Société d'imprimerie PAUL DUPONT, 41, rue J.-J.-Rousseau (Cl.) 91.9.81.

Tome I. Pl. I.

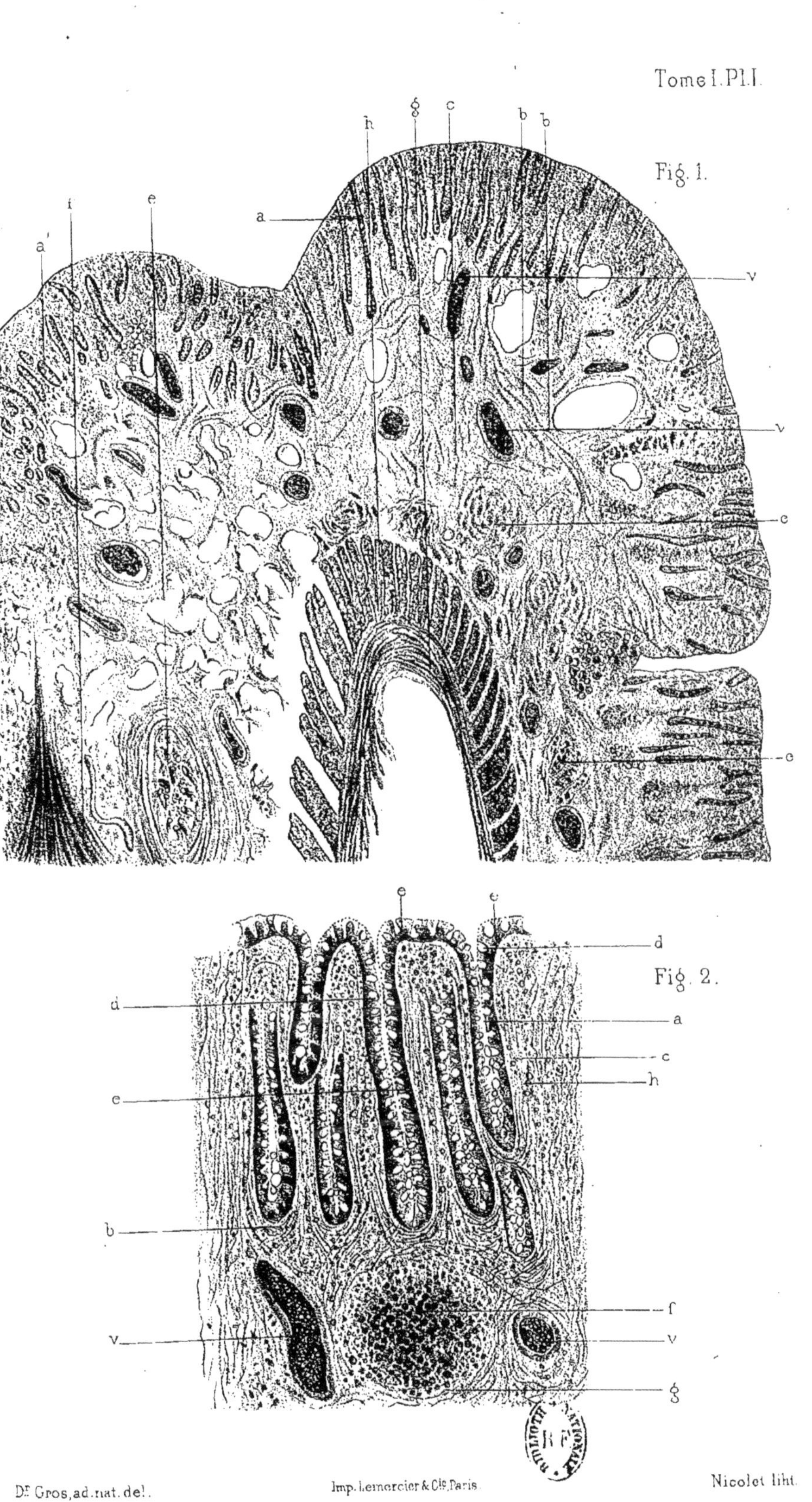

Dr Gros, ad. nat. del.

Imp. Lemercier & Cie Paris.

Nicolet lith.

Tome I. Pl. 2.

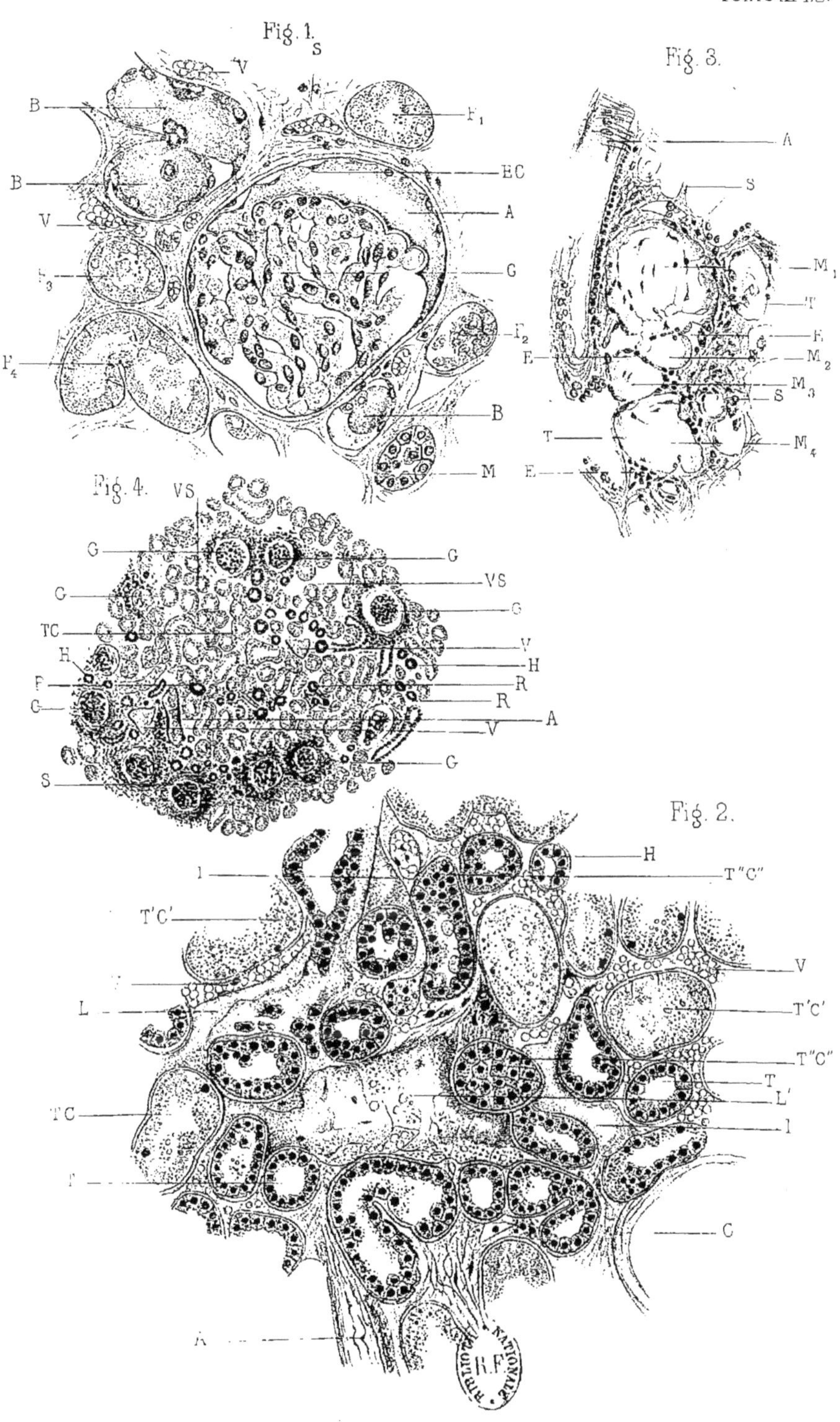

J. Renaut ad nat. Camerâ Lucidâ del. Imp. Lemercier & Cie Paris. Nicolet lith.

Tome 1, Pl. 3.

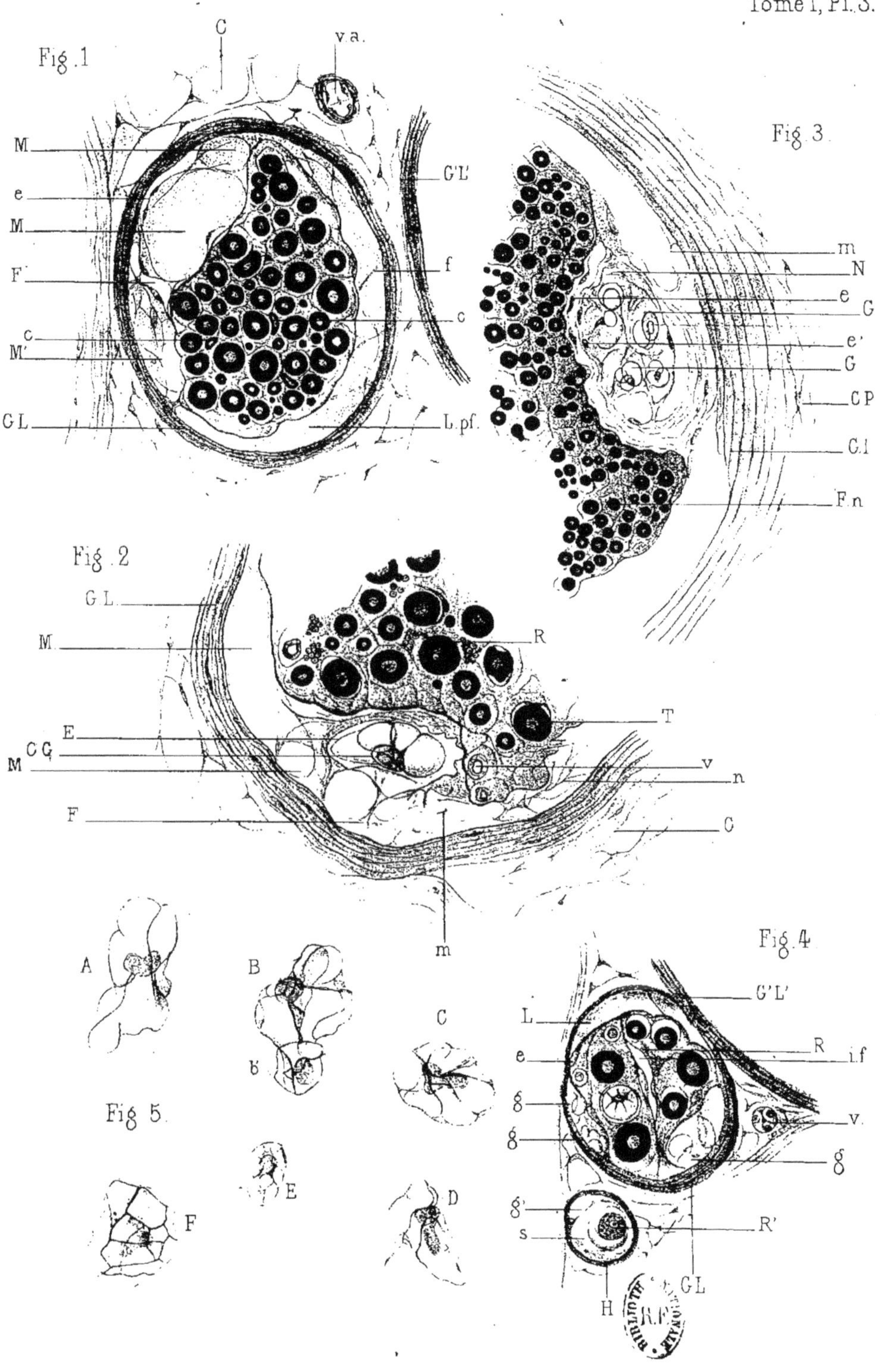

L. A. ad nat. del.

Imp. Lemercier & Cie, Paris

Karmanski lith.

G. Masson éditeur

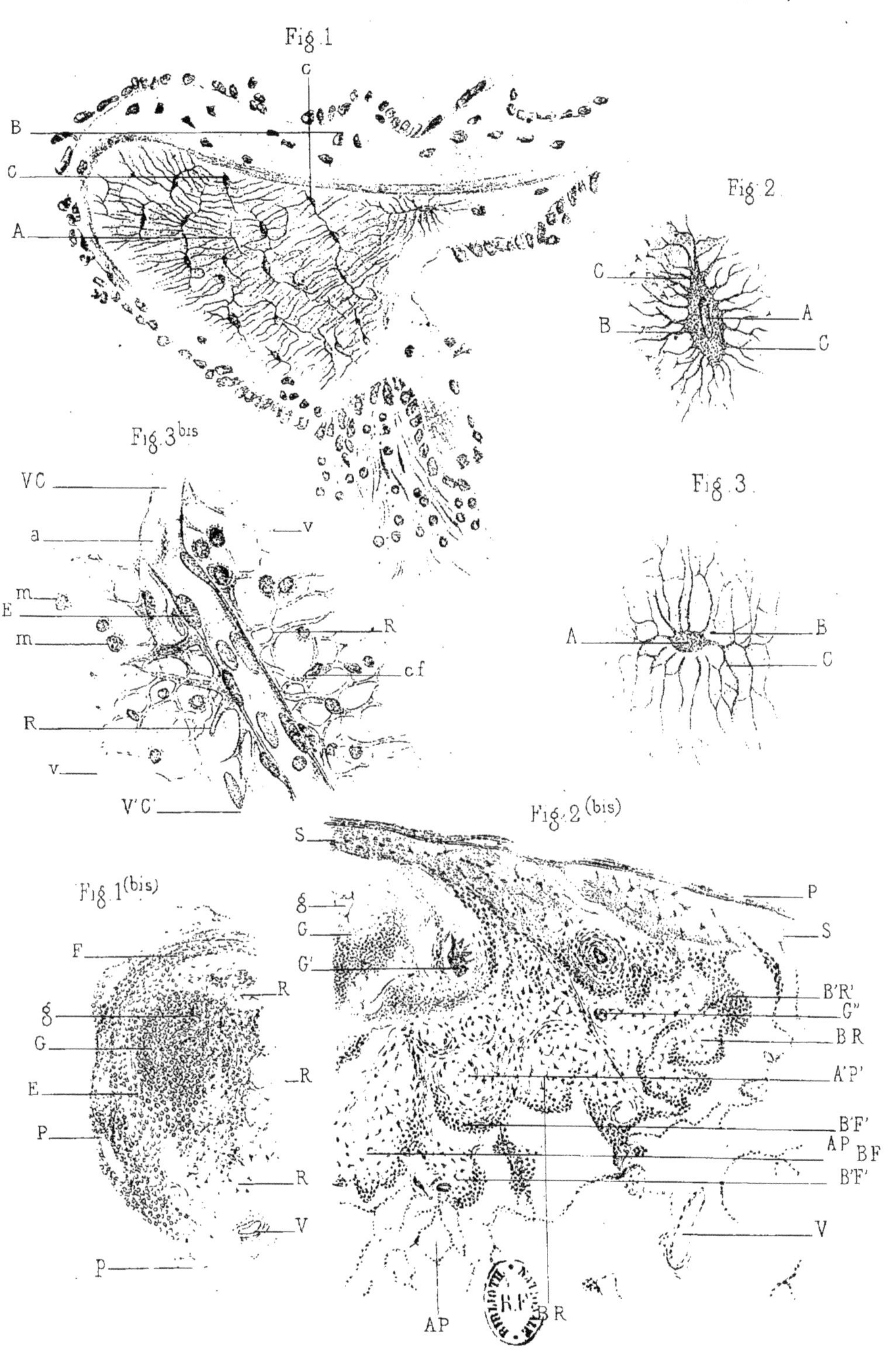

Dr Garel et L. A. ad nat. del. Imp. Lemercier & Cie, Paris. Karmanski lith.

Tome I. Pl. 5

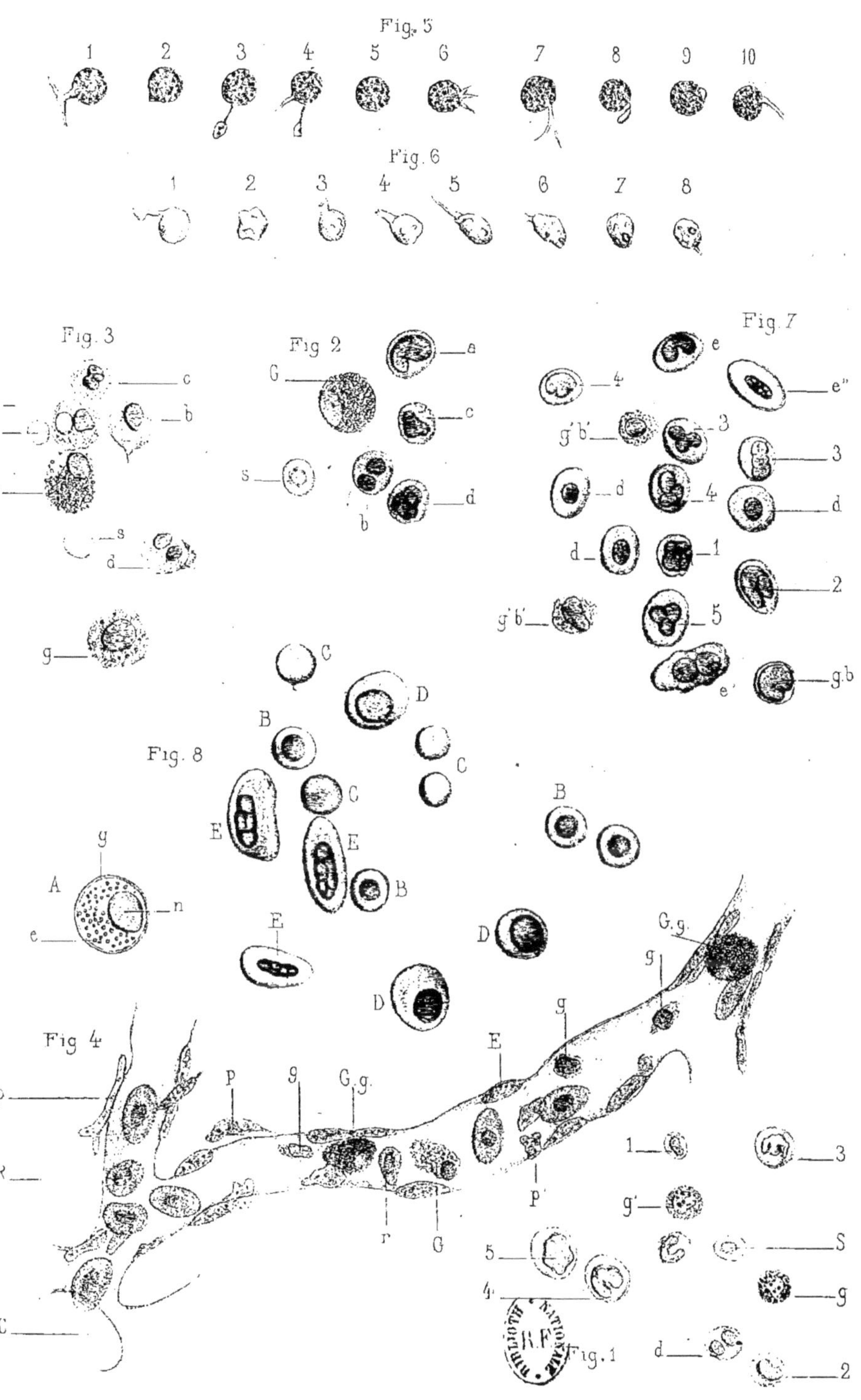

J. Renaut del.   Imp. Lemercier & Cie Paris

Tome 1, Pl. 6.

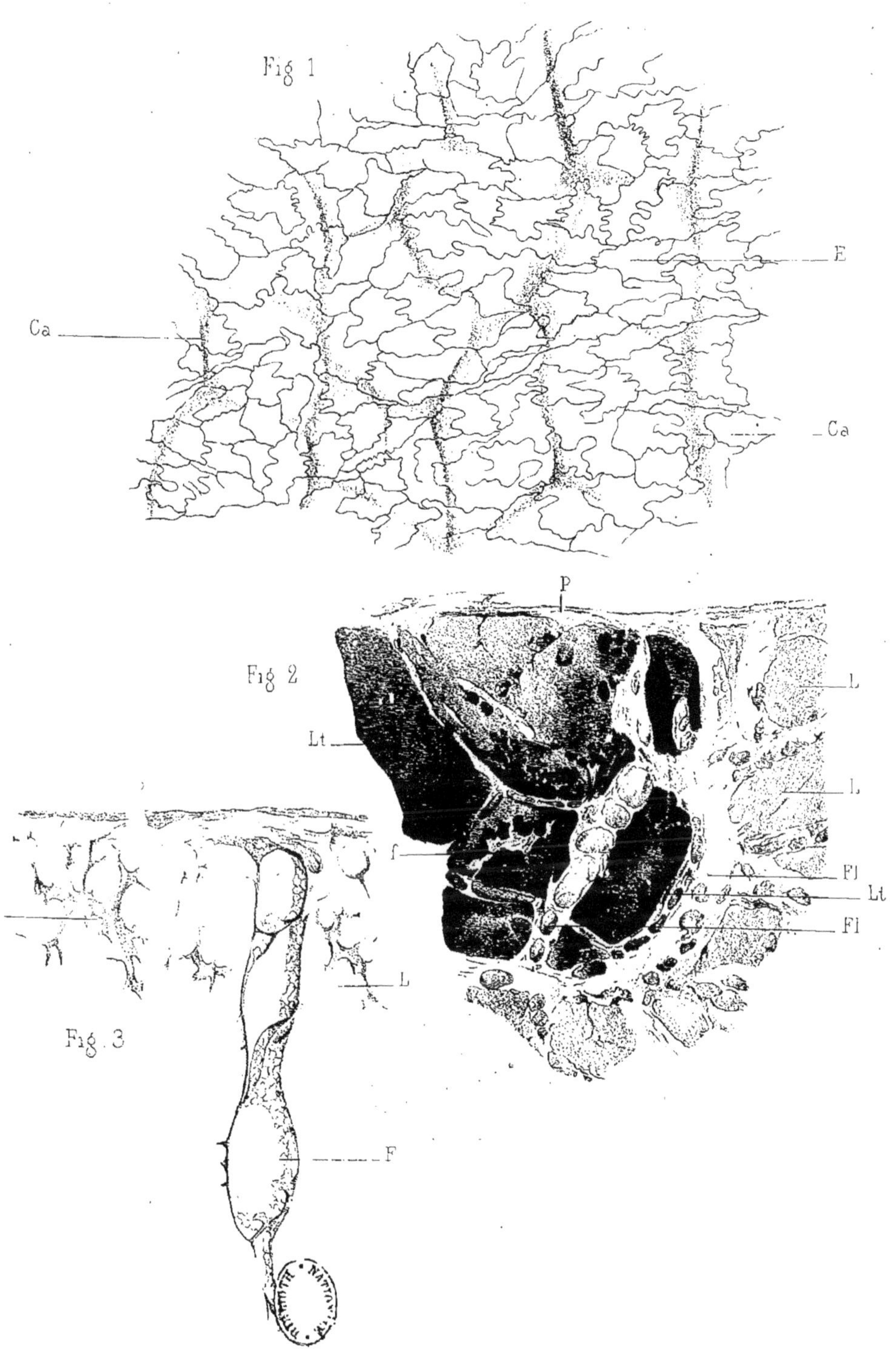

Pierret et Renaut ad nat. del

Imp. Lemercier & Cie Paris

Nicollet lith

G. Masson, éditeur

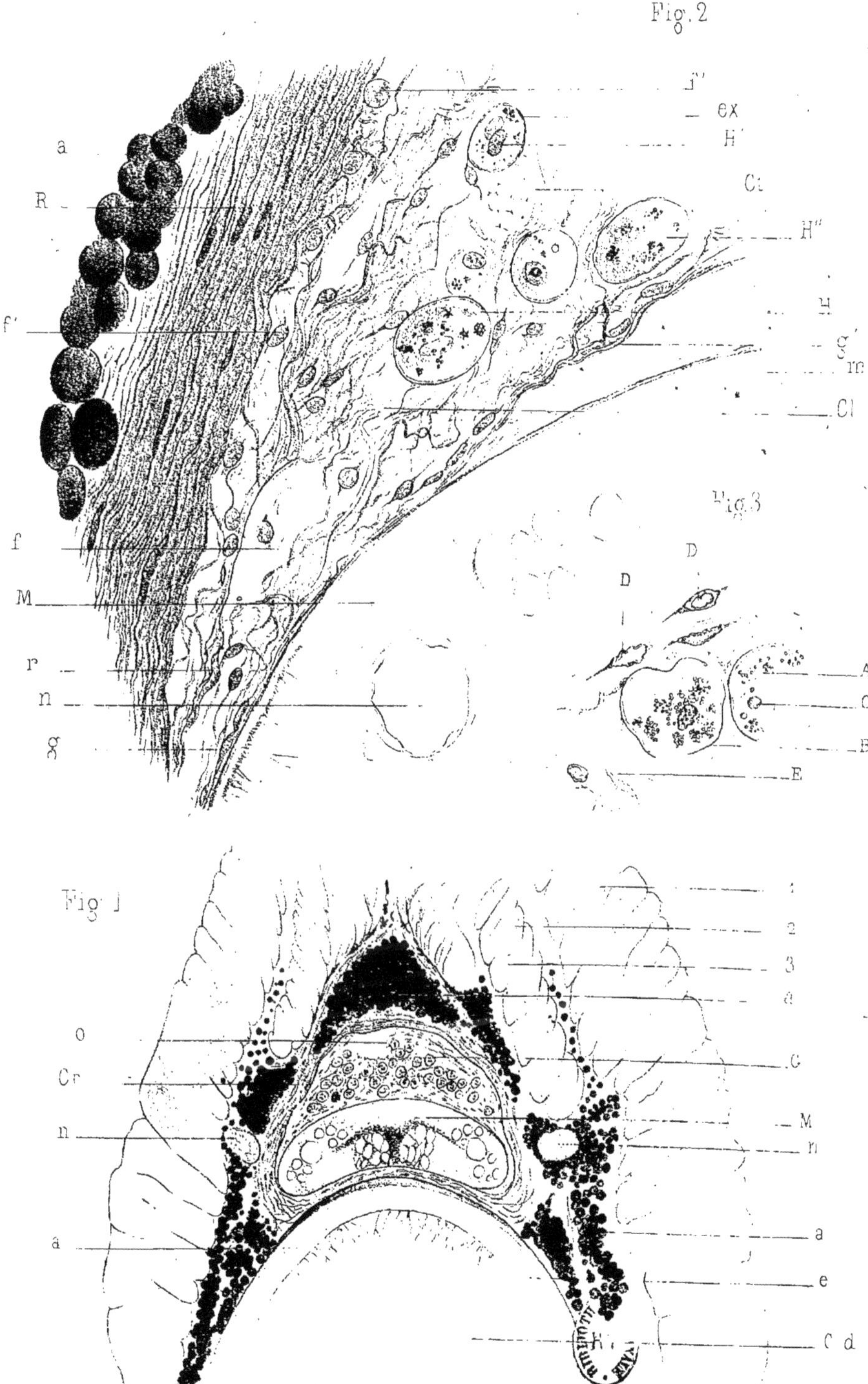

Fig. 2
a
R
f'
f
M
r
n
g
i''
ex
H'
Ct
H''
H
g'
m
Cl
Fig. 3
D
D
A
C
B
E
Fig. 1
o
Cr
n
a
1
2
3
a
G
M
n
a
e
C d

G. MASSON, ÉDITEUR

PUBLICATIONS PÉRIODIQUES MÉDICALES

Annales de dermatologie et de syphiligraphie. Deuxième série, publiée par MM. [illegible] Besnier, Doyon, [illegible], Gailleton, [illegible] Horteloup, [illegible], Renaut, [illegible], Trasbot. — *Les Annales de dermatologie et de syphiligraphie* paraissent par cahiers trimestriels, les 25 janvier, 25 avril, 25 juillet et 25 octobre dans le format gr. in-8° avec planches et figures. — Prix de l'abonnement : Paris, 20 fr. — Départements et Union postale, 22 fr.

Annales de démographie internationale. Recueil trimestriel de travaux originaux et de documents statistiques, publiés sous la direction de M. le Dr Arthur Chervin. Secrétaire de la rédaction M. [illegible] Bertillon. — *Les Annales de démographie* paraissent par cahiers trimestriels et forment chaque année un volume de 650 pages environ. — Prix de l'abonnement annuel : 30 fr.

Annales des maladies de l'oreille et du larynx (Otoscopie, Laryngoscopie, Rhinoscopie) **et des organes connexes.** — Fondées et publiées par MM. [illegible] Ladreit de Lacharrière, [illegible] Haber, paraissent depuis 1875, par fascicules in-8°, publiés tous les deux mois. — Prix de l'abonnement annuel : Paris, 12 fr. — Départements, 14 fr.

Archives de physiologie normale et pathologique, dirigées par MM. Brown-Séquard, Charcot et Vulpian. Directeur-adjoint, M. Joffroy. — *Les Archives de Physiologie* paraissent tous les deux mois par fascicules gr. in-8 avec planches noires et en couleur. — Prix de l'abonnement annuel : Paris, 20 fr. — Départements, 22 fr.

Annales médico-psychologiques. — Journal destiné à recueillir tous les documents relatifs à l'aliénation mentale, aux névroses et à la médecine légale des aliénés, par MM. [illegible] Lunier. 5e série, commencée en 1869, publiée par cahiers paraissant tous les deux mois, et formant chaque année 2 volumes in-8°. — Prix de l'abonnement annuel : Paris, 20 fr. — Départements, 23 fr.

Archives vétérinaires, publiées à l'école d'Alfort, par MM. Goubaux, directeur de l'École d'Alfort, Baron, Nocard, Raillet, Trasbot, professeurs à l'École, Vignardou, chef de service, [illegible] rier, professeur à l'École de Toulouse. — *Les Archives vétérinaires* paraissent le 10 et le 25 de chaque mois depuis le 10 avril 1876, par cahiers in-8° de 48 pages chacun. — Prix de l'abonnement annuel : Paris, 14 fr. — Départements, 15 fr.

Bulletin de l'Académie de médecine. — Publié par M. le secrétaire perpétuel et M. le secrétaire annuel. Nouvelle série commencée en janvier 1872. — Le *Bulletin de l'Académie de médecine* paraît le dimanche de chaque semaine, donnant ainsi, dans l'intervalle de deux séances, le compte rendu complet de la séance du mardi précédent. — Il forme chaque année un volume in-8°, de plus de 1000 pages. — Prix de l'abonnement annuel : Paris, 15 fr. — Départements, 18 fr.

Bulletins de la Société d'anthropologie. — 3e série, commencée en [illegible]. Chaque année 1 vol. in-8° publié en quatre fascicules. — Prix de l'abonnement annuel : Paris, 10 fr. — Départements, 12 [illegible].

Bulletins et mémoires de la Société de Chirurgie. — Publiés par les soins de MM. les secrétaires de la Société, paraissant le 1er de chaque mois depuis 1875. Ce recueil forme chaque année un volume grand in-8° d'environ 800 pages. — Prix de l'abonnement annuel : Paris, 18 fr. — Départements, 20 fr.

L'Encéphale. — Journal des maladies mentales et nerveuses, publié sous la direction de MM. Ball, professeur à la Faculté de médecine, et Luys, médecin de la Salpêtrière. Secrétaire de la Rédaction, M. le docteur Chambard. Nouvelle publication périodique trimestrielle. — Le premier numéro a paru le 25 mars 1881. — Prix de l'abonnement annuel : Paris, 18 fr. — Départements, 20 fr.

Gazette hebdomadaire de médecine et de chirurgie. — Comité de rédaction : Dr A. Dechambre, Dr Blachez, Dr Dieulafoy, Dr Dreyfus-Brisac, Dr François Franck, Dr Hénocque, Dr Lereboullet, Paul Reclus. — La *Gazette hebdomadaire* paraît le vendredi de chaque semaine, dans le format in-4°, sur deux colonnes. Chaque numéro contient 32 colonnes. Elle forme, chaque année, un beau volume de près de 1000 pages. — Prix de l'abonnement annuel : Paris, 24 fr.

Journal de pharmacie et de chimie, 5e série, commencée en 1860, rédigé par MM. Bussy, Frémy, [illegible] Soubeiran, Regnauld, Jules Lefort, Planchon, Riche, Coulier, Jungfleisch, [illegible]. — Le *Journal de pharmacie et de chimie* paraît tous les mois, par cahiers de 5 feuilles [illegible] forme chaque année 2 volumes in-8°. — Prix de l'abonnement annuel : Paris, 15 fr. — Départements, 15 fr.

Journal de thérapeutique de A. Gubler, professeur de thérapeutique à la Faculté de médecine. Comité de rédaction : les Drs Bordier, Landowski, Leblanc, Martins, [illegible]. Secrétaire de la rédaction Dr Bordier. — Le *Journal de thérapeutique* paraît depuis 1874, le 10 et le 25 de chaque mois dans le format in-8°. — Prix de l'abonnement annuel : Paris, 18 fr. — Départements, [illegible].

Revue des sciences médicales en France et à l'étranger, publiée sous la direction du Dr Hayem, professeur à la Faculté de médecine de Paris. Comité de rédaction : MM. [illegible] Berger et Rendu ; secrétaire de la rédaction Dr Cartaz. — La *Revue des Sciences médicales* paraît trimestriellement par fascicules de 500 pages chacun, format grand in-8°. Chaque année [illegible] avec table analytique. — Prix de l'abonnement annuel : Paris, 30 fr. — Départements, [illegible].

Revue d'anthropologie, fondée par Paul Broca ; Directeur de la rédaction, M. Paul Topinard. — La *Revue d'anthropologie* paraît tous les trois mois (janvier, avril, juillet, octobre) par fascicules de 12 feuilles grand in-8° (environ 200 pages) avec figures dans le texte, cartes, planches, tableaux. — Prix de l'abonnement annuel : Paris, 25 fr. — Départements, 27 fr.

Revue d'hygiène et de police sanitaire. — Rédacteur en chef, M. E. Vallin, professeur d'hygiène à l'école du Val-de-Grâce, secrétaire du comité consultatif. — La *Revue d'hygiène* paraît le 15 de chaque mois, depuis 1879. Elle publie les travaux de la *Société de médecine publique*, dont elle est l'organe officiel. Chaque numéro contient 88 pages imprimées avec soin sur papier teinté. — Prix de l'abonnement annuel : Paris, 20 fr. — Départements, 22 fr.

Paris. — Société d'imprimerie PAUL DUPONT, 41, rue J.-J.-Rousseau. (Cl.) 243.11.81.

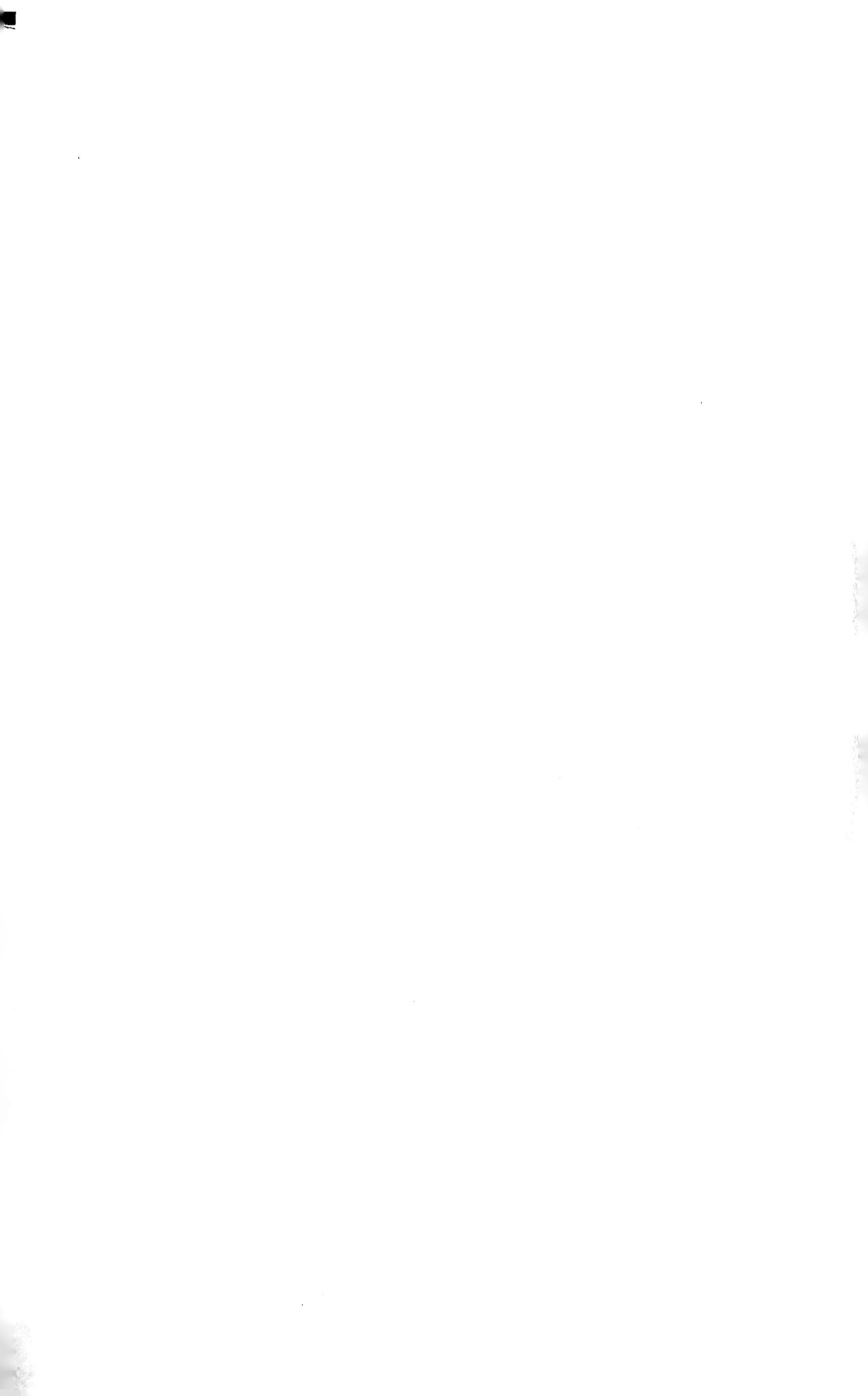

www.ingramcontent.com/pod-product-compliance
Ingram Content Group UK Ltd.
Pitfield, Milton Keynes, MK11 3LW, UK
UKHW020440200726
13857UKWH00002B/512

9 782012 999985